超声引导下的神经阻滞技术

Atlas of Ultrasound-Guided Nerve-Targeted Procedures for Spasticity

QUINTESSENCE PUBLISHING

Berlin | Chicago | Tokyo
Barcelona | London | Milan | Paris | Prague | Seoul | Warsaw
Beijing | Istanbul | Sao Paulo | Sydney | Zagreb

超声引导下的神经阻滞技术

Atlas of Ultrasound-Guided Nerve-Targeted Procedures for Spasticity

通过最佳肌肉选择来最大限度地改善痉挛患者的预后

Maximizing Outcomes for the Patient with Spasticity through Optimal Muscle Selection

[加]保罗·温斯顿(Paul Winston)
[加]丹尼尔·文森特(Daniel Vincent) 主编
[美]李　胜　主审
李建华　周谋望　主译

北方联合出版传媒(集团)股份有限公司
辽宁科学技术出版社

图文编辑

张　浩　刘玉卿　肖　艳　刘　菲　康　鹤　王静雅　纪凤薇　杨　洋　戴　军　张军林

图书在版编目（CIP）数据

超声引导下的神经阻滞技术 / (加) 保罗・温斯顿 (Paul Winston), (加) 丹尼尔・文森特 (Daniel Vincent) 主编 ; 李建华, 周谋望主译. -- 沈阳 : 辽宁科学技术出版社, 2025. 6. -- ISBN 978-7-5591-3993-1

Ⅰ. R614.4

中国国家版本馆CIP数据核字第2024PJ3638号

出版发行：辽宁科学技术出版社
（地址：沈阳市和平区十一纬路25号　邮编：110003）
印 刷 者：深圳市福圣印刷有限公司
经 销 者：各地新华书店
幅面尺寸：235mm × 305mm
印　　张：21.5
插　　页：4
字　　数：430 千字
出版时间：2025 年 6 月第 1 版
印刷时间：2025 年 6 月第 1 次印刷
出 品 人：陈　刚
责任编辑：杨晓宇
封面设计：袁　舒
版式设计：袁　舒
责任校对：李　硕

书　　号：ISBN 978-7-5591-3993-1
定　　价：298.00 元

投稿热线：024-23280336
邮购热线：024-23280336
E-mail: irisin0120@163.com / cyclonechen@126.com
http://www.lnkj.com.cn

主审简介 Reviewer

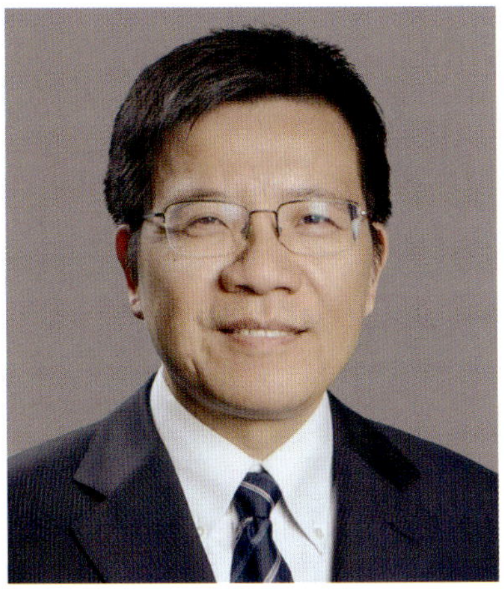

李胜，MD，PhD

美国得克萨斯大学休斯敦麦戈文（McGovern）医学院康复医学系教授

TIRR赫尔曼康复医院专业医师

TIRR卒中康复研究室主任、神经康复研究室主任

曾任美国国立卫生研究院专家评审组常驻专家

《Frontiers in Neurology》等多家杂志副主编

2017年被美国康复医师协会（AAP）评为“年轻院士”（Young Academician）

主译简介 Translators

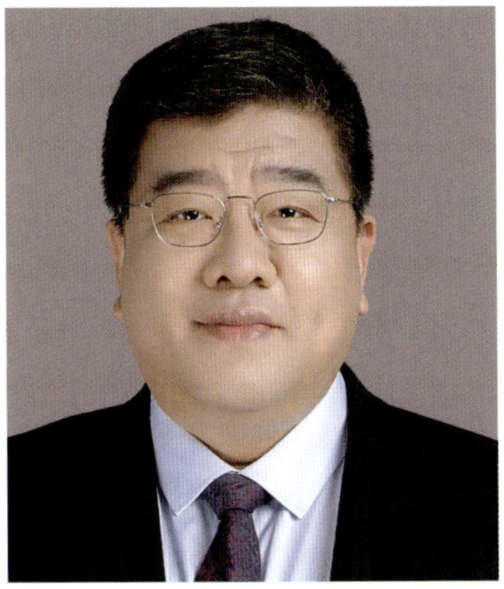

李建华，主任医师

浙江大学医学院附属邵逸夫医院康复医学中心主任

中华医学会物理医学与康复学分会副主任委员

中国医师协会康复医师分会常务委员兼总干事

中国康复医学会常务理事

中国康复医学会运动康复专业委员会主任委员

浙江省医学会物理医学与康复学分会主任委员

浙江省医师协会康复医师分会副会长

浙江省残疾人康复协会副理事长

《中华物理医学与康复杂志》编委

《中国康复医学杂志》编委

《中国运动医学杂志》编委

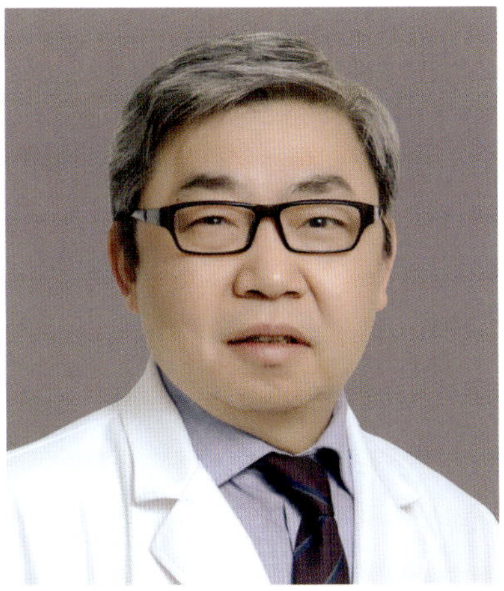

周谋望，北京大学二级教授，博士研究生导师

北京大学第三医院康复医学科主任

北京大学医学部康复医学系主任

国家康复医学质控中心主任

中国医师协会康复医师分会会长

中华医学会物理医学与康复学分会候任主任委员

《中国康复医学杂志》副主编

《中华物理医学与康复杂志》副总编辑

审译者名单 Reviewer & Translators

主　审

李　胜　美国得克萨斯大学休斯敦麦戈文（McGovern）医学院

主　译

李建华　浙江大学医学院附属邵逸夫医院

周谋望　北京大学第三医院

副主译

阳筱甜　浙江大学医学院附属邵逸夫医院

吴　涛　浙江大学医学院附属邵逸夫医院

宋海新　浙江大学医学院附属邵逸夫医院

吴方超　浙江大学医学院附属邵逸夫医院

译　者（按姓氏笔画排序）

王士源　浙江大学医学院附属邵逸夫医院

王凤怡　四川大学华西医院

王艳琴　山东大学齐鲁医院

边仁秀　浙江大学医学院附属邵逸夫医院

阳筱甜　浙江大学医学院附属邵逸夫医院

李　放　复旦大学附属华山医院

李建华　浙江大学医学院附属邵逸夫医院

吴方超　浙江大学医学院附属邵逸夫医院

吴　涛　浙江大学医学院附属邵逸夫医院

吴锋锋　湖州市中心医院

何红晨　四川大学华西医院

宋海新　浙江大学医学院附属邵逸夫医院

张元鸣飞　北京大学第三医院

张　杨　山东大学齐鲁医院

周谋望　北京大学第三医院

施　明　嘉兴市第二医院

闻君彦　复旦大学附属华山医院

袁　华　空军军医大学西京医院

顾旭东　嘉兴市第二医院

彭彦孟　陆军军医大学西南医院

戴　洁　浙江大学医学院附属邵逸夫医院

编者名单 Author List

Allart, Etienne, MD, PhD
Physical Medicine and Rehabilitation
Université de Lille, CHU de Lille
Lille, France

Angioni, Florence, MD
Physical Medicine and Rehabilitation
University of Paris, APHP
Paris, France

Bini, Nathalie, MD
Orthopedic Surgeon
Ospedale Infantile Regina Margherita
Turin, Italy

Brar, Arman, BSc
Medical Student
University of British Columbia
Vancouver, Canada

Boissonnault, Eve, MD, FRCPC
Physical Medicine and Rehabilitation
University of Montreal
Montreal, Canada

Cambon-Binder, Adeline, MD, PhD
Orthopedic and Trauma Surgery
Sorbonne University
Paris, France

Deltombe, Thierry, MD
Physical Medicine & Rehabilitation
CHU UCL Namur site Godinne
Yvoir, Belgium

François, Genêt, MD, PHD
Physical Medicine and Rehabilitation
Université Paris Saclay, APHP
Garches, France

Ghuman, Jaskiran, DO
Brain Injury Medicine & Physical Medicine & Rehabilitation
Icahn School of Medicine at Mount Sinai
New York, NY, USA

González-Buonomo, Javier, MD
Physical Medicine & Rehabilitation & Brain Injury Medicine
Ponce Health Sciences University
Ponce, Puerto Rico

Hashemi, Mahdis, MD
Physical Medicine and Rehabilition
Vancouver Island Health Authority
Victoria, Canada

Keenan, Mary Ann, MD
Neuro-Orthopedic Surgery
MossRehab Hospital
Elkins Park, PA, USA

Kim, Heakyung, MD
UT Southwestern Medical Center
Dallas, USA

Kivi, Anatol, MD
Neurology and Neurorehabilitation and Physical Therapy, Department of Neurology with Stroke Unit and Neurorehabilitation
Vivantes Hospital Spandau
Berlin, Germany

Lagnau, Philippe, MD
Physical Medicine and Rehabilitation
Hopital Casanova
Saint-Denis, France

Leclercq, Caroline, MD
Consultant Hand Surgeon
Institut de la Main, Clinique Bizet
Paris, France

Sheng, Li, MD, PhD
Physical Medicine and Rehabilitation, & Brain Injury Medicine, McGovern Medical School The University of Texas Health Science Center-Houston
Houston, TX, USA

Lo, Alto, MD, FRCP
Physical Medicine and Rehabilitation
University of Alberta
Edmonton, Canada

Mahan, Mark A., MD, FAANS
Neurosurgery,
University of Utah
Salt Lake City, UT, USA

Merlini, Lorenzo, MD
Hand and Upper Limb Surgery
Institut de la Main, Clinique Bizet
Paris, France

Munin, Michael C., MD
Physical Medicine and Rehabilitation
University of Pittsburgh School of Medicine
Pittsburgh, PA, USA

Nielsen, Jens Bo, MD, Phd, D, M, Sci
Neuroscience, Department of Neuroscience
University of Copenhagen
Copenhagen, Denmark

Pandyan, Anand D., PhD
Bioengineer,
Bournemouth University
Bournemouth, UK

Parot, Catalina, MD
Pediatric Orthopedic and Trauma Surgery
Hospital Luis Calvo Mackenna,
Instituto Teleton Santiago
Santiago, Chile

Paulos, Renata, MD, PhD
Hand surgeon
Faculdade de Medicina da Universidade de São Paulo
São Paulo, Brazil

Picelli, Alessandro, MD, PhD
Physical Medicine and Rehabilitation
University of Verona
Verona, Italy

Reebye, Rajiv, MD, FRCPC
Physical Medicine and Rehabilitation
University of British Columbia
Vancouver, Canada

Ri, Songjin, MD
Neurorehabilitation
Charité Medical University
Berlin, Germany

Schramm, Axel, MD
Neurologist
NeuroPraxis Fuerth
Fuerth, Germany

Schnitzler, Alexis, MD, PhD
Physical Medicine and Rehabilitation
Hôpital F. Widal-Lariboisière
Université de Paris
Paris, France

Sturbois-Nachef, Nadine, MD
Orthopedic Surgery
Institut de la Main, Clinique Bizet
Paris, France

Tenaglia, Amy Lynn, MD
Irving Medical Center
Columbia University
New York, USA

Vincent, Daniel, BScMed, MD, FRCPC
Anesthesiology and Interventional Pain Management
University of British Columbia
Victoria, British Columbia, Canada

Winston, Paul, MD, FRCPC
Physical Medicine and Rehabilitation
University of British Columbia
Victoria, British Columbia, Canada

Wissel, Jörg, MD
Neurological Rehabilitation and Physical Therapy, Vivantes Klinikum Spandau, Berlin and University of Potsdam, Rehabilitation Science, Health Campus Brandenburg, Germany

中文版序言 Foreword

肌痉挛是脑和脊髓外伤或疾病发生引起的一种常见后遗症。它是康复科临床医生、护士和治疗师经常遇到的但也比较难以处理的一种临床症状。肌痉挛患者通常有关节畸形、姿势与步态等异常。如不及时加以纠正，可导致局部关节处受压造成压疮，甚至造成进一步感染等并发症。

除了药物以外，神经阻滞术是20世纪60至70年代治疗肌痉挛的一种主要手段，并于20世纪80年代在美国康复治疗中得到普及。当时的神经阻滞术，主要用的是苯酚（Phenol）/乙醇（Ethanol），依据解剖定位或皮外神经电刺激来定位。由于技术所限，应用范围也有限。阻滞的神经主要包括肌皮神经、闭孔神经和胫神经等大神经，并且并发症较多，尤其是感觉神经阻断后的并发症。据报道，术后神经性疼痛高达30%。在20世纪90年代，随着肉毒毒素的临床使用，特别是其操作简单、安全性高、副作用小等优点，临床医生逐渐转向把肉毒毒素作为肌痉挛治疗的首选。然而，随着超声技术的发展和临床应用的推广，神经阻滞术在近10年迎来了新的发展机遇。在超声影像下，主要的神经及其运动分支皆清晰可见。结合经皮电刺激，就可以在肢体内三维空间里精准定位目标神经及其主要的运动分支。也就是说，我们可以精准地阻滞特定的运动分支（例如正中神经到拇长屈肌的运动分支）来治疗相应的肌痉挛（拇长屈肌痉挛）。同时，也大大降低了由感觉神经阻滞所带来的副作用，例如神经痛。近年来，苯酚神经阻滞术的使用大幅增加。有报道显示，在超声和经皮电刺激双重引导下的神经阻滞术，此类并发症低于4%。

近年来，临床技术发展迅速，神经冷冻阻滞术（Cryoneurolysis）是最新临床技术在肌痉挛治疗方面的应用。现在的神经冷冻阻滞设备是一个由充电电池支持的、可手持的独立机器。临床医生在诊室就可以操作。神经冷冻阻滞术用于治疗疼痛已经有几十年了，主要是阻滞感觉神经，常用于膝关节置换术后的疼痛管理。几年前，加拿大康复医生保罗·温斯顿（Paul Winston）和丹尼尔·文森特（Daniel Vincent）一起合作，尝试用神经冷冻阻滞术阻滞运动神经来治疗肌痉挛，并取得了不错的效果。他们进一步的临床实践累积了大量的病例，证明了其临床疗效。由于神经冷冻阻滞术不使用任何药物，因此临床疗效好且副作用小。他们的实践在北美、欧洲等地引起了强烈的反响。神经冷冻阻滞术随之推广开来。

在市场上有许多关于肉毒毒素注射方面的图书，这些文献已经成为重要的临床参考资源。为了进一步推广神经阻滞术和推动肌痉挛治疗方面的国际交流与合作，保罗·温斯顿（Paul Winston）和丹尼尔·文森特（Daniel Vincent）合作，邀请了国际知名专家与学者来分享他们的经验和技术。这些专家与学者来自不同的国家，包括美国、加拿大、德国、法国、意大利、丹麦、比利时、智利和巴西。他们来自不同的领域，包括康复科、骨科、神经内科、麻醉科、疼痛介入科、神经科，以及生物工程。本书详尽介绍了超声技术及其在神经阻滞技术上的应用，以及相关的外周神经解剖。大量的超声图谱让读者熟悉如何在超声图像中确认这些神经及其分支。本书也对不同的神经阻滞技术（苯酚和冷冻神经阻滞）进行了详尽的临床病例报道。同时，还强调了利用利多卡因注射作为诊断性神经阻滞在肌痉挛治疗方面的价值，值得借鉴。由于本书各章节由各位专家独立编写，难免有些重复之处，请读者留意。

翻译本书的初衷是推荐一本关于神经阻滞技术的参考书，以便推动此技术在中国的应用和推广。在本书中文版的出版过程中，得到了李建华教授和周谋望教授的大力支持，并邀请和组织国内肌痉挛管理领域的众多专家参与。感谢他们付出的宝贵时间和努力，希望中文版早日与大家见面。

李胜
2025年1月于美国得克萨斯大学

目录 Table of Contents

缩写

在本书中使用了以下缩写：

AFO 踝-足矫形器
AIN 骨间前神经
ASP 上肢痉挛体位
BI Barthel指数
BoNT 肉毒毒素
CNS 中枢神经系统
CRPS 复杂性区域疼痛综合征
DBUN 尺神经深支
DIO 背侧骨间
DNB 诊断性神经阻滞
ECRB 桡侧腕短伸肌
ECRL 桡侧腕长伸肌
ECU 尺侧腕伸肌
EDC 指总伸肌
EDB 指短伸肌
EI 回声强度
EMG 肌电图
EPB 拇短伸肌
EPL 拇长伸肌
FCR 桡侧腕屈肌
FIM 功能独立性量表
FPB 拇短屈肌
FDP 指深屈肌
FDS 指浅屈肌
FPL 拇长屈肌
HSN 超选择性神经切除术
HSP 偏瘫肩痛
LPN 胸外侧神经
MAS 改良Ashworth量表
MSCN 肌皮神经
MPN 胸内侧神经
PMM 胸大肌
PSS 卒中后痉挛
ROM 活动范围
SCI 脊髓损伤
SEMLC 单次多水平化学神经溶解术
SEVF 痉挛性马蹄内翻足
SMD 痉挛性运动障碍
SMO 痉挛性肌肉过度活动
TBI 创伤性脑损伤
TEL 通髁线
TIP 拇指内扣于掌内
UMN 上运动神经元
UMNS 上运动神经元综合征
US 超声

扫一扫即可浏览
参考文献

1 序言
Foreword

1.1 主编简介

保罗·温斯顿（Paul Winston）博士是加拿大物理医学和康复协会前任主席，加拿大不列颠哥伦比亚省维多利亚市岛健康中心康复和过渡项目医学主任，加拿大不列颠哥伦比亚大学临床副教授。他与不列颠哥伦比亚大学Rajiv Reebye博士共同创办了加拿大神经–骨科痉挛进展学会（Canadian Advances in Neuro–Orthopedics for Spasticity Congress，CANOSC）。在看到不同国家各自取得的进展后，他因希望增加在痉挛治疗方面的国际合作而构思了本书。

丹尼尔·文森特（Daniel Vincent）博士是加拿大不列颠哥伦比亚大学的介入麻醉师。他制订了本书中所有诊断性神经阻滞定位的超声方案，并负责冷冻神经溶解方案的初步开发。

本书中的图片由平面设计师Brad Duffy制作、标记和修改。

1.2 致谢

本书包含许多杰出专家的努力，他们是这个领域真正的领导者。感谢Mary Ann Keenan博士、Caroline Leclercq博士、Thierry Gustin博士和Phillipe Denormandie博士等外科医生在该领域所做的开创性工作，以及物理医学专家包括Alain Yelnik博士、Thierry Deltombe博士、François Genêt博士、Alessandro Picelli博士和神经学家Jörg Wissel博士的开创性工作。本书所有编者都慷慨地分享了他们的知识。感谢Arman Brar的基础工作和贡献。感谢精萃出版集团和Wolfgang Jost教授为本书框架提供灵感。感谢Merz Pharmaceuticals的资金支持，特别是Yannick Grosskreutz，其与Merz一起，致力于为医生和患者提供更好的教育资源。感谢Ipsen的Amandeep Mann对最初的国际工作小组的支持。感谢Victoria Hospitals Foundation对我们超声设备的支持，感谢Island Health Research与我们建立了牢固的伙伴关系。感谢CANOSC的Heather Dow女士为全球教育运动奠定了基础。感谢Reebye博士与我们合作共同完成我们的教育使命。最重要的是感谢Williame和Kieran给予的无尽支持。

1.3 如何使用本书

Paul Winston

Wolfgang Jost教授的《Atlas of Botulinum Toxin Injection》于2008年首次出版，提供了针对痉挛性肌肉的肉毒毒素（BoNT）注射详细解剖指南。再版时添加了关键的临床心得和超声（Ultrasound，US）肌肉图像。该书已成为重要的临床参考资料。本书继续使用已经熟悉的图像及肉毒毒素注射定位标准。

痉挛需要多模式干预。这包括从口服到肉毒毒素和苯酚/乙醇的药物制剂。然而，神经切断术、肌腱延长术、石膏支具等外科干预措施以及经皮冷冻神经溶解术等新技术正受到关注。为了最大限度地提高疗效，有必要了解痉挛性肌肉过度活动的不同表现。痉挛姿势可能归因于可完全复位的畸形。这意味着关节可以被动甚至主动地在全范围内活动。通常，缓慢的被动活动阶段可以实现这一点，而快速活动会导致突然停顿，随后运动的流畅度降低，并可能出现硬性终点。肌腱收缩是另一种极端情况，即肌肉不能进一步伸展以达到全活动范围。虽然挛缩是一种可能，但仅凭体格检查无法确定关节是否可完全还原。痉挛性肌肉的过度活动可能只是阻止肌肉伸展到完整的长度。患者可能会注意到手在早晨或晚上张开，但不能在白天强行张开。本书提供了实施麻醉运动诊断性神经阻滞（Diagnostic nerve blocks，DNBs）技术。DNB用于阻断肌肉活动，从而阻碍痉挛性肌肉活动，区分真正的复位和挛缩。痉挛性肌张力障碍是治疗痉挛时必须探索的另一种模式。最常见的肢体痉挛位置由Jörg Wissel博士在简介部分描述。Anand D. Pandyan教授和Jens Bo Nielsen教授回顾了诊断痉挛的挑战以及大多数评估与结局测量方法的不足。

大多数关于DNB的文献来自法语国家，依赖于体表解剖定位和经皮电刺激（e-stimulation，e-stim）。本书为有效进行靶向超声引导下DNB提供了一个框架，提供了神经及其分支的体表定位、标志和图像。显示与神经邻近的血管结构，从而快速识别目标神经。彩色多普勒超声可以增加经验，有助于避免刺穿血管。传统的线图不能反映神经束状排列的空间关系，不能显示神经分支的邻近性，也不能显示神经分支在体内的广泛变异。因此，我们提供由Axel Schramm博士进行的三维（Three-dimensional，3D）神经重建，以及由Caroline Leclercq博士和Mark A. Mahan博士提供的手术图像。

DNB可被视为痉挛管理的新基石。例如，对肱肌分支进行DNB表明肉毒毒素注射只需要治疗该肌肉，因为患者可以在该肌肉瘫痪的情况下实现主动全范围活动。肘关节痉挛的处理由François Genêt博士和Paul Winston博士在本书中介绍。同样，腓肠肌或比目鱼肌胫骨分支的DNB可以显示哪些肌肉受到影响。Thierry Deltombe博士和Alessandro Picelli博士通过超声定位提供了详细信息。因此，DNB可以通过精确靶向参与痉挛的关键肌肉最大限度地利用肉毒毒素或苯酚。DNB也建议是否可以提供更明确的操作（例如神经切断术/冷冻神经溶解术），以提供持续时间更长和更显著的阻滞。著名的骨科医生Caroline Leclercq博士将讲述神经靶向手术的作用。Heakyung Kim博士和Michael Munin博士将展示苯酚在痉挛中的作用。Sheng Li博士将展示苯酚对腕和指神经的作用。来自多国的许多专家为本书内容做出了贡献，这是几十年经验的结晶。Rajiv Reebye博士将探索超声技术和肌肉纤维化的挑战。

无论你是神经靶向技术方面的新手还是经验丰富的专家，本书提供的指导、演示、临床场景、治疗方案和相关视频都能帮助提升治疗效果。对于表现出复杂症状和体征的患者，需要多模式干预和专家之间的合作来处理。本书体现CANOSC和SNOV成员的理念，旨在全球范围内为痉挛干预提供先进的无障碍教育。

本书由CANOSC和SNOV医生合作构思

1.4 改变痉挛的临床测量方法

Anand D. Pandyan, Jens Bo Nielsen

引言

“痉挛”是神经康复领域实践和研究中的一个常见术语[1–3]。约30%的相关文献在使用该术语时没有提供定义。即使提供了定义，这些定义也缺乏一致性[3–4]。定义所面临的难题此前已经讨论过，在此不再赘述[3–5]。然而，让我们提出一个第一性原理（哲学概念）论证，而不是定义，这可能有助于建立衡量框架并因此有助于治疗。

什么是痉挛?

在尝试探索“痉挛”这个术语之前，有必要回顾一下正常运动控制的进化过程。我们生来就很少有自主控制或目的性的运动。这是随着时间的推移而获得的，这种控制的获得是由必需肌肉的兴奋和非必需肌肉的抑制相结合所支持的。正常的趋势是当一个人第一次学习一个动作时，他会使用比正常需要更多的肌肉，然后随着能力的提高，他会学习关闭那些不需要有效动作的肌肉（例如学习舞蹈或武术）。兴奋和抑制的过程都是中枢神经系统（Central nervous system，CNS）内的活跃过程，运动控制随练习水平、个人能力（例如力量、体能）和环境而演变。

本章将重点关注中枢神经系统内（上）运动神经元通路的损伤。中枢神经系统具有惊人的韧性，损伤后的症状和体征不仅反映了损伤的部位及大小，还反映了中枢神经系统对原发性损伤的代偿能力。在受伤后，人会失去兴奋和抑制的能力。兴奋的丧失，严重时表现为瘫痪，较轻时表现为无力和灵活性丧失的结合。抑制的丧失主要表现为α运动神经元对外部（例如寒冷）或内部（例如疼痛）刺激的不自主激活（痉挛）。如果一定要做到技术性和准确性，描述CNS损伤最初表现的最佳方式是痉挛性瘫痪[5]。根据这一理论论点，我们可以推断大多数CNS损伤的成年患者可能表现出痉挛的迹象（即肌肉在本该安静的情况下却处于活动状态）。

痉挛和挛缩的临床表现及其发展的时间进程

由于大多数研究痉挛的临床表现及其时间进程的文献使用的是未经验证、不可靠和令人困惑的临床量表来测量痉挛，因此我们不能从中学到太多知识[4–5]。根据使用直接测量指标的研究，总结临床表现如下[5]：

- 休息时的肌肉活动（痉挛性肌张力障碍）。
- 静息肌肉被拉伸时的肌肉活动，这种活动可以表现为速度依赖性*和/或位置依赖性**（牵伸诱发的肌肉活动）***。
- 可以呈现为折刀样表现，即阻力的积累使运动停止；然而，如果继续这个动作就会感觉到突然的释放。
- 痉挛和/或阵挛。
- 肌肉、肌腱、关节和结缔组织的继发性变化导致被动僵硬增加，最终挛缩（**是否应该将这些改变与痉挛相分离是存在争论的，可能是由于它们本身就像痉挛性肌强直，或者这包括在痉挛的标题下，反映出在临床上将这些改变与痉挛的其他体征及症状相分离的困难**）。

在一个主动的、有目的或费力的运动中，很难评价异常的运动模式和协同收缩是否由痉挛引起，因为这可能是虚弱患者的正常生理反应。

在使用直接测量而不是临床评估的研究中，痉挛的报告频率存在显著差异。使用客观测量的研究报道，大约79%的脑卒中人群可能在脑卒中后3周内出现痉挛[9–10]。相比之下，使用临床量表的研究报道，只有大约37%的人群出现痉挛，并且直到脑卒中后6个月才出现显著的痉挛[11–13]。这种差异最可能的原因是临床量表往往只在被动运动的阻力明显增加时才认为痉挛存在，这种增加更可能是肌肉和肌腱弹性特性改变（挛缩）的反映，而不是神经过度活动。

---

* 随着被动牵伸速度的增加，运动范围中肌肉活动的角度出现得更早和/或肌肉活动得幅度增加。

** 肌肉被动延长/牵伸时，肌肉活动成比例地增加。

*** 这种现象与Lance对痉挛的定义是一致的[5]。

患者对痉挛的看法是什么?

外行人通常对“痉挛”这个术语是不感兴趣的（除非这个术语被贬义地使用！）。当临床医生告知患者（或其家人）可能存在痉挛这种情况时，他们才第一次遇到这个术语。因此，询问患者对该术语本身的理解可能会令人困惑。然而，如果有人询问那些去痉挛诊所就诊的患者，则有可能了解那些痉挛患者所面临的困扰。在最近完成的服务评估中[17]，我们发现这些患者很少想要治疗痉挛本身。他们希望治疗能够帮助解决一系列问题：

- 肢体僵硬和活动困难。
- 疼痛。
- 痉挛（经常中断睡眠和日常生活所需的活动）。
- 皮肤瘙痒（挛缩和肢体畸形，由于无法清洁收缩的手掌而产生的气味）。
- 压疮（经常进展为重度感染）。
- 虚弱。
- 无法有效行走或平衡不佳。
- 无法使用手进行日常生活所需的活动。
- 无法使用辅助技术（夹板、座椅系统）。

我们不能忘记护理人员，特别是那些照顾严重神经损伤患者的护理人员。护理人员发现对存在肢体畸形、压疮和疼痛的患者提供护理更加复杂，他们寻求治疗的动机是预防这些并发症的发生。

关于如何治疗痉挛的思维模式转变

如果从痉挛患者的需求出发，那么问题是痉挛是否为这些问题的根源。如果是，我们需要同时测量和治疗痉挛。如果不是，我们为这种现象的患者提供治疗[1-2]则是在浪费时间。这个争论并不新鲜，人们怀疑答案介于这两个极端之间。为了解决这个问题，总结目前已知的文献可能会有所帮助*。

目前常规用于测量痉挛的临床量表既无效或不可靠，又不能告诉我们任何与痉挛存在有关的信息[3-5]。痉挛的测量有可能有用。然而，尽管存在有用的测量方法，但很少以一致的方式报告[19]。使用有效和客观的测量方法对痉挛进行直接测量是可能的，但由于人们认为这些方法很复杂，因此这些方法很少用于临床实践[3-5]。

如果对痉挛进行适当而直接的测量，有充分的证据表明痉挛的存在并不一定是功能恢复的障碍[9]，也有证据表明没有恢复上肢功能并出现痉挛的患者（通常在急性事件发生后的几天内）更有可能出现挛缩和肢体畸形（与无痉挛的患者相比）[10]。

在干预方面，一项关于药物治疗的Cochrane系统评价得出结论，根据痉挛（主要是临床量表）、活动（例如步行测量）和患者报告的测量，没有一种治疗方法是有效的[20]。鉴于有证据表明，许多系统性药物治疗往往会抑制神经系统并阻碍（运动）学习的潜力[20-21]，我们应该质疑在主动康复期间同时使用这些治疗方法。也有证据表明，对于无法恢复有用功能的患者，早期（即发病时）使用电刺激或肉毒毒素（A型）治疗痉挛可以降低痉挛程度、挛缩形成的速率、对挛缩矫正装置的需求以及减少对止痛药的使用[22]。有病例研究表明，一旦患者出现挛缩，特别是上肢挛缩和疼痛，上述两种疗法的有效性均会降低[23]。

总之，如果痉挛得到适当的识别和治疗，痉挛和一些继发性并发症都是可以预防的。然而，面临的挑战是改变评估实践，以确保使用之前提出的直接方法适当、“及时”地识别需要治疗的患者[24-25]。本书将提供一系列治疗痉挛的选项。然而，如果要证明这些选项的有效性，首先要考虑有效的测量方法，以确保适当地选择正确的患者，并将可用的治疗与患者的需求相匹配，这是至关重要的。这样就有可能进一步阐明所提供的治疗是否减少了痉挛，更重要的是预防了患者通常报告的“医院获得性”继发性并发症。

---

* 我们犹豫是否使用“最先进的技术”一词，因为所有的技术都基于第一性原理论证，并受到20世纪初开创性文献的影响。

2 简介
Introduction

2.1 诊断性神经阻滞简介

Paul Winston, Daniel Vincent

痉挛是上运动神经元（UMN）病变引起的感觉运动控制障碍，表现为肌肉间歇性或持续性不自主收缩[1]。大多数用于痉挛的医疗干预措施都是针对神经传导和牵拉反射的抑制，而不是作用于肌肉本身，包括巴氯芬（Baclofen）与替扎尼定（Tizanidine）等口服药物、苯酚与乙醇等化学溶解剂、肉毒毒素以及外科神经切除术。

人们对定位手术的兴趣与日俱增，这种手术可以将局部神经分支及其筋膜分支定位到相应肌肉上[2-8]。1964年，Tardieu和Harriga[9]的研究中提出，痉挛治疗中可以使用乙醇，并通过使用麻醉神经阻滞对患者进行预检[9]。30位有痉挛性马蹄内翻足的成人偏瘫患者受益于诊断性神经阻滞（DNB），随后在胫神经的同一运动神经分支水平进行了选择性胫神经切除术[10]。2019年，《French clinical guidelines for peripheral motor nerve blocks in a PRM setting》出版，该指南借鉴了主要来自法语国家的大量文献，描述了DNB的最佳实践[11]。该指南指出，目前尚无文献证明超声引导神经阻滞在痉挛方面优于电刺激引导的神经阻滞，同时指出法国麻醉师协会“建议使用超声引导来实现局部麻醉等”，并获得了1+级的证据支持[12]。

DNB是一种临时且可逆的治疗方法。事实早已证明，神经的精确定位是关键所在。Wood于1978年指出，使用苯酚/乙醇对周围神经阻滞具有非选择性破坏作用；破坏程度与浓度和使用总量呈直接相关性[13]。1990年，Keenan介绍了将肌皮神经分支定位到肱二头肌、肱肌和肱桡神经的技术[7]。近年来，有研究者介绍了使用超声引导下定位肌皮神经、胫神经和闭孔神经的方法治疗肌痉挛[4-5,14-15]。Matsumoto指出，在使用超声引导结合电刺激时，苯酚的用量比单独使用电刺激时要少[16]。对于解剖结构特殊或难以配合的患者，如果从内收状态的肩关节外侧手臂去探查肌皮神经，患者可能无法完成理想的外展位置，这时超声引导是有优势的[5]。

除乙醇神经溶解术外，还有其他利用精确神经定位的经皮神经手术案例。例如冷冻神经溶解术/冷冻神经切除术[17-19]、选择性射频神经切除术和激光[20]。虽然麻醉剂和乙醇等液体制剂可能会因其性状而导致在组织间扩散[16]，但这些介入技术的使用都是以精确定位为基础的。这些介入技术需要在避开不必要的感觉和运动分支神经以及血管结构的基础上进行精确定位。使用超声引导可以减少麻醉剂的用量[21]。低温镇痛领域的先驱Andrea Trescott在2003年写道：“准确的诊断、小剂量局部麻醉药的诊断性注射以及对神经的精准定位是取得成功的关键[22]。”2019年，Picelli提出：“在日常临床实践中，超声引导应与电刺激相结合，以最大化地实现精确定位。对神经进行选择性微筋膜解剖以选择其运动分支的能力意味着卓越的定位技术将越来越多地发挥作用。”

经验丰富的超声技师可以利用痉挛文献中描述的解剖标志快速识别神经位置。麻醉相关的文献研究时限更长，通常以感觉阻滞为目标，使用的麻醉剂剂量也更高，因此不具有可比性。众所周知，靶神经在静脉-动脉-神经丛中走行，所以大血管往往直接与靶神经相邻。此外，反复使用肉毒毒素和乙醇/苯酚进行化学性去神经支配，可能会加重痉挛性肌肉的自然病程、脂肪萎缩和纤维化。

目前还没有足够的证据来支持在痉挛性疾病的神经靶向手术中使用超声引导的优越性。一项针对麻醉阻滞的文献荟萃分析得出结论，在使用外周神经刺激和超声引导下进行神经定位的比较中，超声引导外周神经阻滞的成功率更高、手术时间更短、起效更快、阻滞持续时间更长。超声引导还降低了在进行阻滞时不慎穿刺血管的风险。最近的一项荟萃分析还指出，与电刺激相比，用超声定位神经可提高外周阻滞的成功率，并降低血管穿刺率。麻醉相关的文献还介绍了一种高效的技术，例如肱骨中段麻醉法。该技术最早是由Dupre于1994年提出的。它以肱动脉为主要解剖标志，在手臂水平进行一次皮肤穿刺就可以选择性刺激正中神经、尺神经、桡神经和肌皮神经。超声能直接观察所有结构而进一步提高效率。

DNB可以判断痉挛能否暂时缓解，也可以判断固定的畸形是否为导致关节活动范围缩小的原因。进行DNB时，最好使用起效迅速的短效局部麻醉药，例如利多卡因。使用超声引导与电刺激相结合的方法，每次神经阻滞建议使用2%的利多卡因1～1.5mL。这样利多卡因的剂量为20～30mg，远低于5mg/kg的利多卡因毒性剂量，建议最大剂量为300mg。注射后5秒内，可以通过观察目标肌群的肌腹和超声引导下的肌肉收缩消失。浸泡10～15分钟后，即可评估DNB的疗效。利多卡因的神经阻滞持续时间一般为1～3小时。

解剖尸体和手术研究表明，从神经到肌肉的各个神经分支存在已知的解剖学变化。Yang的研究描述了肱二头肌神经支配的3种变化和肱肌神经支配的两种变化，包括肌肉的第2分支。通过超声可以很直观地观察到神经分支从各自神经干分出的情况。电刺激引导已被广泛使用，建议尽可能低地刺激（1mA以下），以确保刺激神经而非周围肌肉。在超声引导下，还可以确认所需的肌肉（如内侧腓肠肌）是否正在搏动，而不是下面的比目鱼肌。本书由一支拥有数十年经验的国际痉挛专家团队编写。将体表解剖标志专家的知识与超声引导专家以及神经阻滞、靶向神经溶解术和周围神经手术专家的共识结合起来。其目的是编写一本教科书，针对最常用的靶向神经及其分支的方法提供专家意见，为临床工作者提供指导，并为临床和研究方案提供框架。

随着本书的出版，国际上对DNB的认知迅速扩展。肌肉内（IM）DNB技术取得突破性进展。这一创新性、超选择性技术由法国Bernard Parratte博士、Philippe Denormandie博士及Romain David博士共同开发。该技术基于周围神经阻滞原理，结合超声与电刺激，精准定位并靶向肌肉内的神经通路。

肌肉内麻醉阻滞的关键优势

操作便捷性：在扎实的解剖学知识基础上，该技术易于实施。肌肉靶点是那些肌肉内注射肉毒毒素或使用苯酚/乙醇进行运动点阻滞的医生所熟悉的。

超选择性：可精确阻滞特定肌肉，确认其在病理性过度活动中的参与。如Caroline Leclercq博士在本书中所述，IM技术更贴近超选择性神经切断术，即逐一对单个肌肉的神经支配进行靶向干预。通过逐步添加单个肌肉，提供对患者功能能力的快速、临时评估，改善临时功能评估。例如，按顺序评估桡侧腕屈肌、旋前圆肌、掌长肌或指浅屈肌（见5.13～5.17）。通过揭示因痉挛而隐藏的拮抗肌运动控制来协助拮抗肌分析。例如，靶向阻滞股直肌后，可逐步添加腘绳肌单个肌肉来评估协同收缩，或者增加股四头肌（例如股中间肌）。最重要的是，理论上可避免不必要的感觉DNB发生。

超声引导能够精准定位神经分支进入肌肉的位置，并追踪其穿过肌间隔的路径。Filippetti等研究了48例胫神经分支DNB患者，使用Heckmatt评分评估纤维化。在超声引导下，可将针尖移动到可疑的肌肉内靶点，并从低于0.5mA开始以非常低的强度刺激。在到达正确的分支后，应观察到局部或部分肌肉收缩，以尽量减少周围肌肉误麻痹或感觉异常的风险[31]。

实践注意事项

肌肉毒性：文献中已有明确记载，局麻药对肌肉存在剂量依赖性毒性。在缺乏肌肉内阻滞正式指南的情况下，患者教育和遵循法国2018年周围神经阻滞建议是必须的。将临床专业知识与最佳实践相结合的方法对于确保阻滞的安全性及有效性至关重要。

视频1. 胸外侧神经阻滞

视频2. 胫神经腓肠肌内侧支诊断性神经阻滞

视频3. 股神经阻滞提示支配股直肌的股神经分支冷冻神经溶解术可改善膝关节僵硬步态

视频4. 腕部明显的挛缩被诊断性神经阻滞缓解；因此，对正中神经进行了冷冻神经溶解术

视频5. 一例患者接受正中神经指浅屈肌分支诊断性神经阻滞

2.2 法国运动神经阻滞的历史和建议

Alexis Schnitzler, Florence Angioni

法国物理医学和康复学发展史

在法国，物理医学与康复学是一个历史悠久的专业，开始于20世纪20年代，第一次世界大战后。骨科医生Gabriel Bidou及其同事，在因战争而截肢的患者面前毫无用武之地，因为这些患者没有急需解决的医疗问题，但仍存在严重的功能障碍问题。20世纪50年代，Raymond Poincaré（Garches）医院神经科医生Grossiord教授将这种以功能障碍为中心的患者护理文化发扬光大。当时的医学界并不看好他的工作。建议他担任法国巴黎郊外一家专门治疗小儿麻痹症患者医院的科主任，因为那里的传染风险很高。当时，由于小儿麻痹症会造成严重的后遗症，而且医疗资源极少，这种做法是极具挑战性的。因此，受到截肢患者的医学启发，Grossiord教授专注于提高患者的功能和生活质量。几年后，即1965年，物理医学和康复学正式成为法国医学界的一个医学专科。

随着脊髓灰质炎疫苗的普及，物理医学和康复学开始关注交通事故受害者。Raymond Poincaré（Garches）医院位于一条容易发生车祸的繁忙高速公路附近，医院收治了许多急诊和康复的患者。最常见的疾病是创伤性脑损伤（TBI）和脊髓损伤（SCI），因此临床护理开始专门针对瘫痪和痉挛的神经损伤患者。Held教授以及随后的Bussel教授和Dizien教授在这方面积累了扎实的专业知识。法国以及世界上所有大型康复医疗中心（PRM）的患者情况都发生了类似的变化，并且开始开发针对此类人群评估和治疗的特定新技术。

运动神经阻滞的历史

20世纪80年代至90年代，为给这类患者提供有效的治疗，诊断性运动神经阻滞技术应运而生。神经阻滞是一种早已存在的技术；1928年发表的第一篇相关文章探讨了这种技术的麻醉优点[1]。1982年，Garland等发表了使用苯酚进行治疗性神经周围阻滞的结果[2]。肌皮神经相关的研究结果令人振奋，但对于胫神经，由于患者往往需要通过手术来延长跟腱，结果并不尽如人意。1993年，Wassef的研究指出，使用利多卡因进行闭孔神经阻滞，以此作为评估痉挛患者预后的工具[3]。随后，他的进一步研究又提出了相关的药物剂量–反应关系以及该技术的潜在用途。21世纪初，两位法国医生发表了第一篇关于运动神经阻滞技术的文章，对815位患者使用利多卡因进行运动神经阻滞及患者评估，研究结果表明此方法是非常有效的[4]。不久之后，另一个法国团队就同一主题编写了文献综述[5]。因此，在21世纪初，这种诊断技术与肌内注射肉毒毒素和评估痉挛的神经矫形术在法国流行起来。

为顺应这一趋势发展，2005年，一系列宣传手册出版以促进神经矫形患者的医治。第一个项目是关于肉毒毒素注射技术使用的解剖标志（ANATOX项目）[6]。通过收集阅读文献综述，由Monnier、De Normandie、Bensmail、Parratte和Decq医生组成专家小组，大数据收集解剖图片及注射部位，最后整理结果，重新提交给工作组，并与所选肌肉的解剖学知识进行比较。在此基础上，一本指南得以出版并印发了数万册[6]。这本指南的反响非常好，所以这些专家又编写了另一本指南。采用同样的方法，他们于2008年出版了一本关于运动阻滞指南，同样印制了数万册[7]。这两本指南因其高质量的信息和生动的讲解而成为痉挛领域的重要参考书。

但是，随着新技术的发展，注射肉毒毒素的医生越来越多，只有少数医生在进行运动神经阻滞。出现这种情况的部分原因是这一技术需要特殊的技能。然而，最主要原因还是当时这一技术诱发心源性事件的风险很高，因此对经皮注射局部麻醉剂有许多严格的规定。有资质的麻醉师不愿意让没有经过正规培训的医生进行利多卡因注射。

经过多年的交流，物理医学与康复学专家和麻醉医师协会于2019年达成一致并编辑了临床指南[8]。指南中明确指出了安全使用利多卡因的注意事项：不要给有心源性休克风险的患者注射，尤其是已知对利多卡因过敏的患者；不要给国际正常化比率（INR）高于3的抗凝患者注射；利多卡因的总剂量限制在2mg/kg范围内。虽然大多数已发表的指南中建议使用4.5mg/kg，但每次剂量不要超过300mg，每24小时的最大剂量为2400mg。法国指南还指出，这项技术不需要灌注或实时监测，但术后必须进行1小时的医学观察。

从技术角度来看，建议使用超声引导定位神经干，同时进行电刺激监测。这项建议非常重要，因为它可以减少并发症的发生。因此，就像肉毒毒素注射一样，这种诊断流程很可能会成为治疗痉挛的常用方法。此外，随着最近美国指南在物理医学和康复学医生中的普及，编写本书变得势在必行。

2.3 多学科协作的必要性

Mary Ann Keenan

长期以来，痉挛的治疗一直依赖多学科团队协作。痉挛的治疗主要针对特定的神经、肌肉和关节。多学科协作治疗的目标是利用综合治疗方法来改善患者的功能。要做到这一点，利用不同专科专家的知识与特长，选择、组合及协调制订个体化的治疗方案，从而最大限度地改善患者的功能。

肢体畸形和肢体功能障碍的评估涉及很多方面。检查各个关节的主被动活动范围是基础。通过观察姿势、心理、疼痛刺激和运动速度的影响，对肢体的主动运动进行评估。使用局部麻醉剂进行诊断性神经阻滞是一种很有效的方法，可以显示减轻指定肌肉痉挛对运动的影响。神经阻滞还能确定是否存在挛缩。还可以利用多通道动态肌电图来提供更详细的肌肉活动信号。同样，步态评估也能提供有助于选择治疗方法的相关信息。

痉挛的治疗方法多种多样，包括物理治疗、作业疗法、夹板和石膏固定。苯酚/乙醇神经阻滞术及神经溶解术可提供有针对性的治疗方案。通过对解剖结构、肌肉、血管和神经的准确定位，能提高疗效。现在，经皮肌腱松解术的使用越来越频繁。通过手术的方法选择性神经切除术可用于四肢。手术治疗的方法包括肌腱延长术、肌腱松解术和肌腱移植术。虽然很少需要进行关节固定手术，但这种手术也很有效。

通常，许多治疗技术都是在单个肢体上进行的。治疗不需要在同一时间内进行。治疗程序的选择受到痉挛和挛缩的长期性、严重性或改善/恶化可能性的影响。各种方法的使用都很常见，但医生之间的合作对于优化治疗效果是尤其重要的。在参考手术之前进行所有非手术治疗可能并不合适。根据患者的功能情况及需求，制订个体化治疗方案才是最适合的。

患者需要长期随访，痉挛和挛缩会随着病情的变化而变化。肌力也可能会随着时间的推移而发生改变。患者的功能需求也可能会随着年龄的增长、体重的增加以及行动和个人护理方面的辅助程度而变化。日后可能还需要进行其他治疗。很可能会开发新的治疗方法。多学科协作，针对患者制订个性化治疗方案，患者的功能更有可能得到改善，治疗效果也会更好。长期以来，多学科协作一直是治疗痉挛的最佳方法。随着我们对痉挛了解的不断深入，以及更先进的评估和治疗技术的开发，专家之间的合作变得越来越重要。图2.1和图2.2显示了术中使用苯酚的情况。随着时间的推移，注射技术也在不断发展和改进，现在已包括超声引导下的治疗。因此，本章节介绍了一种促进痉挛治疗协作的模式。诊断性神经阻滞是了解哪些治疗方法能为患者带来最佳疗效的基石。

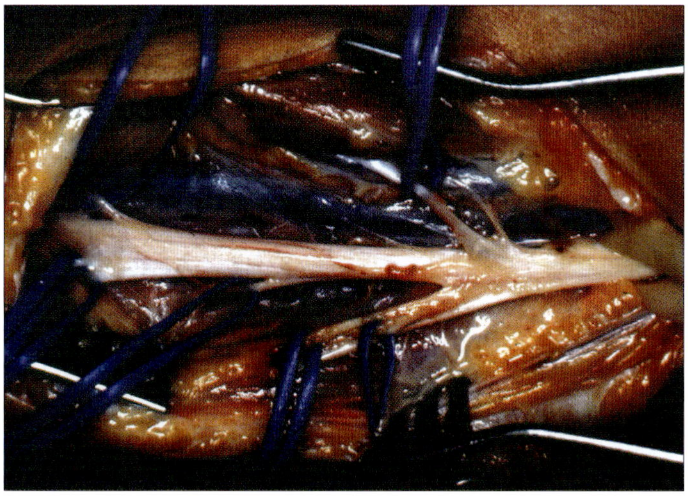

图2.1 胫神经及其分支解剖图。

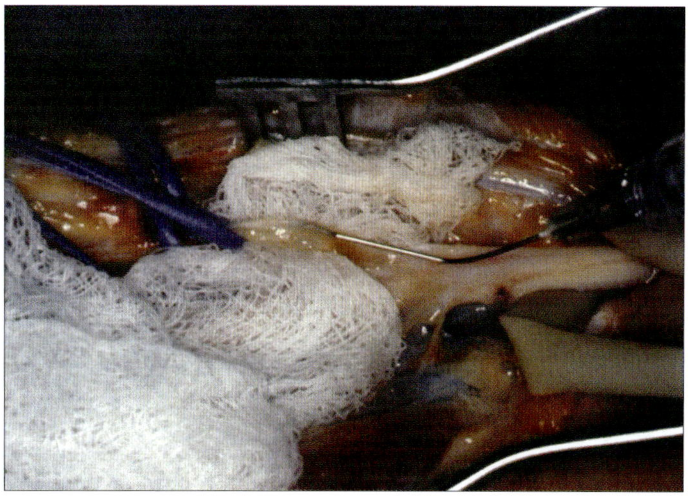

图2.2 胫神经分支注射苯酚。

2.4 以患者为中心的神经矫形

Etienne Allart, Rajiv Reebye, Nadine Sturbois-Nachef

与神经或骨科疾病相关的痉挛和/或挛缩患者需要内科医生、外科医生和专职医疗团队共同合作。要优化神经骨科治疗，需要采取3项重要策略：

1. 明确导致神经–矫形症状的原因。
2. 评估神经骨科疾病对功能的影响，为患者和合作团队确定治疗目标。
3. 制订最佳、及时的治疗方案，以优化治疗效果。

为了实现这些目标，在考虑手术干预之前，需要考虑以患者为中心的合作方法，包括全面的评估、体格检查和多模式治疗方案。必要时，对于高风险患者的手术干预应咨询麻醉师。

为什么需要合作?

针对神经系统疾病患者的管理，通常需要医生与专职医疗团队成员之间的合作（即治疗神经源性直肠及膀胱、压疮管理、躯体及认知康复等）。这种合作包括但不局限于康复医生、矫形外科医生、神经外科医生、护士、物理治疗师和作业治疗师，在患者的全方位护理和康复过程中都是必要的。事实上，每位专科医生都有自己的方法、技能、病史和评估策略，他们对患者的看法可能与其他医疗保健专业人员有所不同。团队合作的方法可以使团队成员集体工作，分享各自的技能，帮助优化患者护理服务。例如，物理医学和康复学专家可以对患者的功能和目标进行全面、综合的评估，并确保为患者提供多模式治疗策略和团队治疗方法。外科医生可以讨论是否需要进行手术干预，并向团队介绍手术干预的复杂性和可能出现的并发症。在真正的跨学科合作中，往往会出现专业内容重叠的情况，即专科专家不局限于其原有的专业领域知识。例如，康复医生可以了解外科干预的价值，而外科医生则可以将患者的功能评估纳入其临床评估中，从而最大限度地提升患者的治疗效果。临床实践中的差异必须协同互补，才能更好地为患者提供最佳治疗，而不是各自为政、相互对立。神经科患者是复杂护理路径的一部分，非常适合多学科协作护理。在神经或骨科疾病方面，康复医生通常会通过协调，进行多模式保守治疗和/或药物治疗，并在必要时进行手术转诊。手术可能是神经矫形患者的一种重要治疗方式，但需要对目标、功能影响进行全面分析，并与多学科康复团队合作（包括各种评估，例如运动神经阻滞，确保多模式保守治疗和/或药物治疗已经试用，以及术后康复计划）。最后，分享经验是神经矫形合作学习和进步的一个重要因素，我们从成功与失败中都能学到很多。

合作模式

仅有几位专业人员同时在场并不能保证合作的效率。目前的合作模式有：多学科合作、学科间合作及跨学科合作[1]。

- 在多学科合作模式中，内科、外科和其他医务工作者对患者进行治疗，但各自独立完成治疗，或平行进行，或按不同的时间顺序进行，但不会超越各自框架的界限[2]。在神经–矫形手术中，康复医生和外科医生各自对患者进行评估，专注于各自专业的方面，他们之间的互动很少。
- 在学科间合作模式中，来自不同学科的专家共同探讨同一课题，力求以协调统一的方式分析、综合和协调各专业之间的联系，并通过跨越专业界限来实现这一目标[3]。在治疗患者时，康复医生和外科医生共同合作，以实现共同的目标，包括一系列相同的考虑因素。康复医生需要理解对患者进行外科手术的重要性，而外科医生在评估患者是否需要手术干预时，也要针对其功能目标进行评估。
- 在跨学科合作模式中，内科、外科和护理人员使用“一个共享的概念框架”来治疗患者，将特定学科的理论、概念和方法结合起来，以解决共同的问题[2]。这是最先进的合作模式，几乎催生了一门新的融合学科——神经–矫形外科。每位医疗团队成员都会根据其专业知识提供最佳的护理，但他们会以相互尊重的方式跨越其他专业的界限（例如，物理治疗师在评估患者步态后，会直接与康复医生以及外科医生进行讨论，商讨针对哪些肌群进行神经阻滞，这样有利于就患者的手术方法进行团队讨论）。这就好比内科、外科和专业医疗团队使用“通用软件”来治疗患者。

在神经矫形领域，跨学科合作模式是关键所在，因为在开发合作模式时，它们能够使用“通用软件”来加强对患者的护理。在手术前需要通过这个模式进行共同讨论，考虑患者整体治疗的各个方面。跨学科合作模式是神经矫形外科重要而有效的合作方式。但是，跨学科合作模式在理论上更胜一筹，实际工作中对主要的内科、外科和专业医疗团队成员组织能力及经验的要求更高。

神经矫形的合作模式

两个团队的组织架构形成神经矫形外科。最常见的合作模式是多学科会诊（采用跨学科或跨专业模式）。为了提供最佳的治疗方案，必须就患者的治疗目标和神经矫形外科手术及康复治疗计划达成共识。这种合作方式不仅包括康复医生、外科医生，还包括物理治疗师或其他康复治疗师，同时进行探讨，这也是目前被广泛接受的标准规范[4-6]。由于诊断性神经阻滞是确定病因的必要步骤，同时考虑到制定治疗目标的复杂性，所以在进行神经矫形干预之前，必须由团队首先对患者进行评估，最好是进行面对面或使用远程平台问诊。除了最常用的面诊模式外，一些专家还建议进行在线远程筛查，或将远程会诊与步态定量分析相结合[7-8]。除了单纯的会诊外，一些团队还开展了神经矫形外科的日间手术。事实上，即使会诊的过程是合作性的，但由于手术治疗是在外科部门下单独进行的，患者术后就有可能会被转到非专科病房进行护理。即便如此，也会保证患者在术前和术后的治疗期间都可以享受到专业医疗外科团队的服务。这些专科护理单元的主要优势在于提高了合作评估患者的能力，从而提供最佳的多模式协作治疗策略（即使用矫形器等辅助治疗、进行诊断性神经阻滞、围术期使用肉毒毒素），并降低治疗失败的概率。

除了刚才描述的组织架构之外，“网络”的概念也很重要，因为它可以优化患者在团队之间的转诊，从而优化术后护理，通过限制治疗中断来改善患者的治疗路径，并提供最佳的护理服务。医疗网络体系构建意味着与非专科化的上级医疗机构（例如康复中心、神经内科、整形外科或神经外科）合作，并向他们提供必要的反馈。

以患者为中心的合作模式

到目前为止，我们一直强调医疗专业人员之间的合作。很显然，患者才是团队的焦点和不可或缺的“成员”。以患者为中心的合作方式涉及两个重要概念：

1. 不仅要关注神经骨科损伤，还要评估神经疾病对患者活动功能、参与能力及环境对其的影响。这些都是合作制订神经矫形治疗计划的关键因素。
2. 考虑到患者（和/或其亲属）的具体目标，这些目标必须以患者主诉为导向并符合SMART标准，即具体（Specific）、可衡量（Measurable）、可实现（Attainable）（必须摒弃无法实现的目标）、关联性（Relevant）（与患者的日常生活相关）和有时限（Timebound）。重要的是，要花时间向患者及其家人解释预期目标是什么、可能目标是什么、无法实现的目标是什么，并就目标达成共识。这对手术尤其重要，因为患者和/或其家人的期望可能很高[5,9]。

高效合作的关键

高效合作基于4项关键原则：

1. 学科界限。必须消除专科与专职医疗成员之间的障碍，避免专科之间的“权力角逐”，从而提供以患者为中心的共同合作方法。这尤其意味着医疗服务提供者之间的相互尊重和信任。
2. 加强团队成员之间的交流。团队中的每位成员都有机会表达自己的观点，他们的声音必须被听到。应鼓励有效沟通，让集体智慧得以迸发[10]。必须采用反思的方法，即用语言表达思考过程，让整个团队都能了解推理过程。对于保留意见和批评意见，必须能够畅所欲言。
3. 团队中的每位成员都必须不断学习和进步，而不是停留在教条和传统的做法上。因此，必须对各学科的进步以及新的组织与护理实践持开放态度。通过鼓励内科和外科学生/实习生之间的积极早期互动来发展合作文化是非常必要的。

2

4. 团队开展工作，并形成一个实体，同时必须为其做出的决定承担责任，尤其是在失败的情况下。定期反馈和质量改进对神经–骨科协作方法至关重要。随着时间的推移，神经骨科团队会治疗更多的患者，从而获得更多的信心，他们需要从失败中吸取经验教训，这将有助于改进和优化未来的神经骨科合作方式。

总结

神经矫形领域非常适合开展内外科协作以及以患者为中心的医疗。相互信任、尊重，在理想的多学科专业团队合作模式下工作，以及减少神经或骨科医疗团队成员之间的专业盲区，是优化痉挛患者评估和管理的关键原则。发展综合内外科联合病房模式也是优化神经外科合作的一个重要考虑因素。

2.5 麻醉师在跨学科痉挛护理中的作用

Daniel Vincent

麻醉师在临床工作中经常使用神经阻滞技术。因此，除了传统的抗痉挛医生外，接受过介入性疼痛管理或区域麻醉培训的麻醉师也可以进行痉挛评估和诊断性神经阻滞术（DNB）、化学神经溶解术（苯酚/乙醇）、冷冻神经溶解术或射频脉冲神经调控/热神经移植术的操作。

作为麻醉师，在与手术医生协商后，需要对患者进行术前评估以保证在手术过程中能够使用最合适的麻醉方法。这些手术包括神经切除术、肌腱切断术、肌肉切开术、截骨术、肌腱延长或移行术。要考虑哪种麻醉方法最适合患者，包括全身麻醉、局部麻醉、区域神经阻滞或丛神经阻滞。要考虑不含肾上腺素的利多卡因的最佳及安全剂量，例如在局部麻醉、区域神经阻滞或丛神经阻滞时，利多卡因的用量一般为4.5～5mg/kg。术前药物管理可能包括抗凝剂的停用，镇静剂、抗惊厥剂或情绪稳定剂的继续使用，确保所用麻醉剂没有禁忌证等。局部或区域麻醉的可行性与患者的配合能力和认知水平密切相关。

麻醉师应与手术医生商量患者在术中的最优体位，例如是摆俯卧位还是侧卧位。仰卧位下的局部麻醉或区域麻醉手术，无论是否镇静都可以进行自主呼吸的气道管理。全身麻醉可以通过声门上气道（例如喉罩通气）或气管插管来管理气道。俯卧位的手术需要气管插管，并使用足够多的垫料来保证最佳的肢体摆放和保护面部及周围神经。

DNB是判断痉挛是否可以暂时缓解和评估挛缩对关节活动度影响程度的重要手段。进行神经阻滞时，推荐使用利多卡因等短效局部麻醉剂，并采用超声引导与电刺激相结合的定位方法。单条神经阻滞推荐使用1～1.5mL 2%浓度不含肾上腺素的利多卡因溶液。

根据推荐剂量，利多卡因的使用剂量一般为20～30mg，远低于利多卡因的中毒剂量4～5mg/kg（即50kg患者的中毒剂量为250mg）。无论是目视还是B超下观察到的由电刺激诱发的目标肌肉抽搐反应，均应在注射后5秒内消失。可以在用药10～15分钟后评估神经阻滞的效果。利多卡因导致的运动阻滞一般可持续1～3小时。

2.6 肢体痉挛

Songjin Ri, Anatol Kivi, Jörg Wissel

痉挛性运动障碍、痉挛姿势和残疾

上运动神经元综合征（Upper motor neuron syndrome，UMNS）与异常痉挛姿势和运动模式有关，它是由高张性肌肉活动、协同运动对其他瘫痪肌肉的代偿作用导致的。UMNS患者经常出现脊髓反射的过度激活。一般来说，模式是能够以可预测的方式重复出现的，即UMNS可以伴随或关联一组典型、可预测的异常姿势和运动形式。通过这种方式对患者的临床图片进行分类，有助于医生与治疗师系统地调整治疗策略和干预措施，使其能够充分解决现存的临床问题。因此，运动模式与治疗之间存在明确的相互联系，并需要治疗师与医生进行充分沟通。

了解痉挛状态下的异常姿势和运动模式很重要。痉挛发生后，受影响的肌肉和关节处的结缔组织会发生收缩及退行性改变，进而可能导致挛缩的发生。这种挛缩被认为是不可逆转的，会阻碍康复治疗目标的实现。肢体痉挛的体位和姿势常常阻碍卒中患者的日常活动，干扰患者的自身护理或护理人员对患者进行护理，也是限制患者参与社会活动的主要原因。此外，痉挛后遗症患者接受侵入性治疗的也并不少见，包括针对软组织或肌腱的手术治疗。

最近一项研究调查了痉挛模式与上肢的异常姿势、运动模式（Hefter分类[1]）以及通过功能独立性测量（FIM）和Barthel指数（BI）评估得到的功能独立性之间的相关性。这项研究是在卒中或创伤性脑损伤后出现上肢痉挛的患者中进行的[2]。研究数据显示，手臂的痉挛姿势与功能独立性降低有关。Hefter分类中的上肢痉挛体位（Arm spastic position，ASP）Ⅰ与痉挛模式和FIM的相关性最强[1-2]。

为了实现功能独立，区分“痉挛”和“致残性痉挛”具有重要意义。致残性痉挛或痉挛性运动障碍（Spastic movement disorder，SMD）除了物理治疗

2

外，还需要使用其他医疗手段来克服功能上的限制[3]。为了改善SMD的管理和预后，特别是存在致残性痉挛的情况下，有几项研究探索了除物理治疗以外的局部医疗干预措施，包括肉毒毒素肌内注射、痉挛性肌肉中的苯酚注射，以及受累外周神经的神经离断术。应该根据不同的痉挛模式选择相应的干预措施或联合干预。因此，在临床常规中，需要先详细分析不同体位（仰卧、坐位、行走）下肢体近端和远端痉挛体位，然后对痉挛的身体部位进行痉挛模式的分类。精准地选择目标肌肉是保证局部治疗干预SMD有效的基础和基本要求。对上肢和下肢痉挛模式进行准确、详细的分析及分类，可以改善和易化康复目标的设立过程及治疗计划的制订，从而达到所需的目标。

因此，在本章节中介绍了已发表的与痉挛相关的内容和笔者对SMD中痉挛性上下肢主要典型体位的观点。

上肢痉挛模式

2

上肢痉挛通常会导致上肢运动功能的丧失，影响患者的功能独立性。在大多数情况下，对于患有卒中后痉挛（Post-stroke spasticity，PSS）的患者来说，其肘关节、腕关节和肩关节的活动会完全或部分受到SMD的影响[4-7]。在脑卒中慢性期，明显的致残性痉挛会影响整体的运动功能和运动技能的精细调节（表2.1）[4-7]。通过可靠的运动测试发现，肩带肌痉挛会限制上肢关节的运动程度（被动关节活动度），影响主动运动和上肢任务的完成[8-10]。

在以下章节中，根据Hefter分类系统描述上肢的不同痉挛运动模式[11]。

Hefter分类（ASP Ⅰ ~ Ⅴ）

Hefter等[1]分析了665位脑卒中后痉挛患者的上肢姿势和痉挛运动模式。94%中发现了行走、站立或坐位时上肢姿势的5种典型痉挛模式（图2.3）。

ASP Ⅰ ~ Ⅴ：

ASP Ⅰ：肩关节内旋/内收、肘关节屈曲、前臂旋后、腕关节屈曲（24.8%[1]、3.4%[12]、34%[13]）。

ASP Ⅱ：肩关节内旋/内收、肘关节屈曲、前臂旋后、腕关节伸展（5.3%[1]、9.4%[12]、3%[13]）。

表2.1 肩带肌对维持肩关节体位的作用

肩带肌	上举	下推	前伸	屈曲	外展	内旋	外旋
冈上肌							（+）
三角肌				（+）	（+）	（+）	（+）
胸大肌		+		+		+	
肩胛下肌						+	
背阔肌		+			+	+	
大圆肌					+	+	
小圆肌							+
冈下肌							+
斜方肌	+						
前锯肌		（+）	+				
胸小肌			+				

	肩关节	肘关节	前臂	腕关节
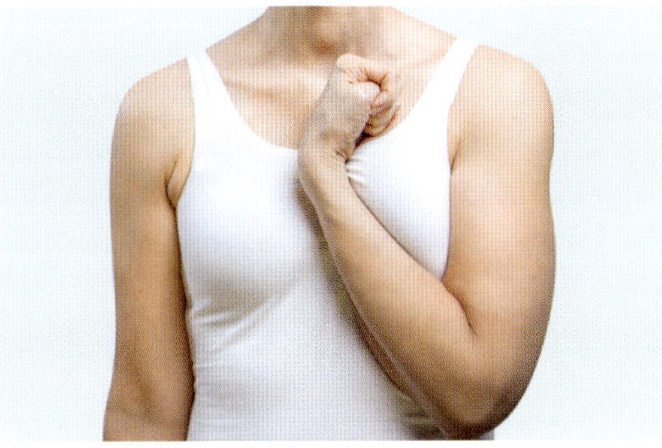	内旋/内收	屈曲	旋后	屈曲
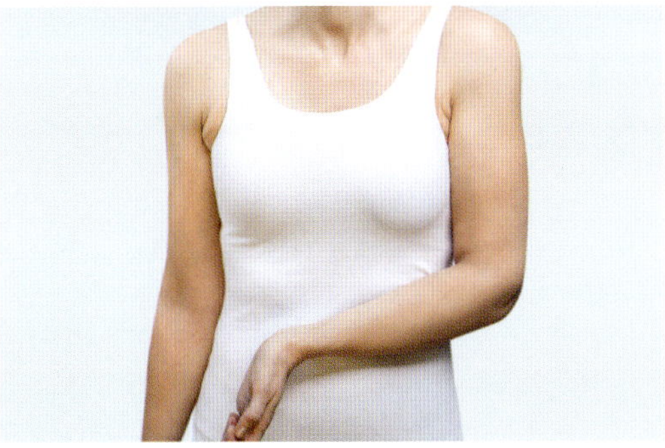	内旋/内收	屈曲	旋后	伸展
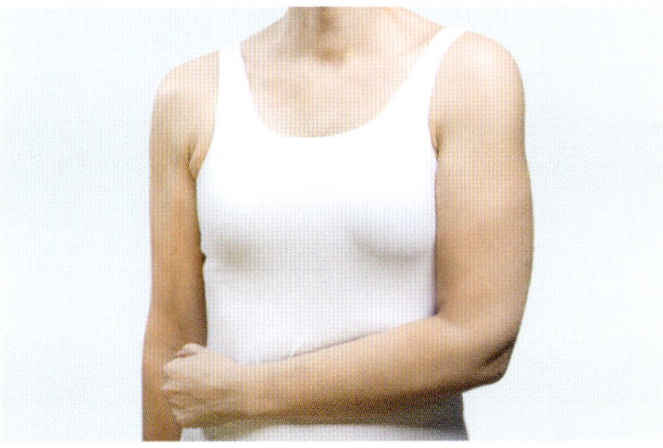	内旋/内收	屈曲	中立位	中立位
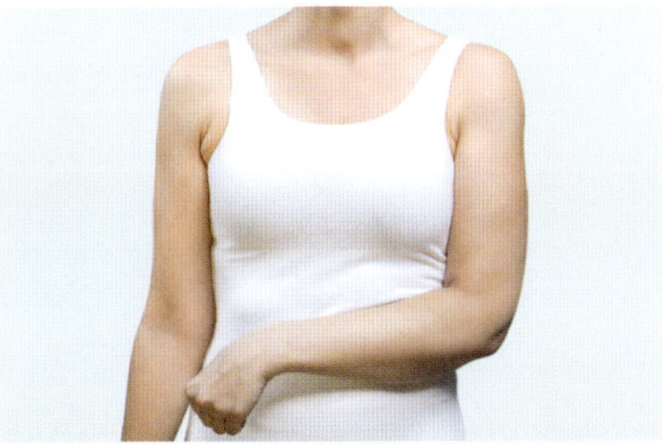	内旋/内收	屈曲	旋前	屈曲
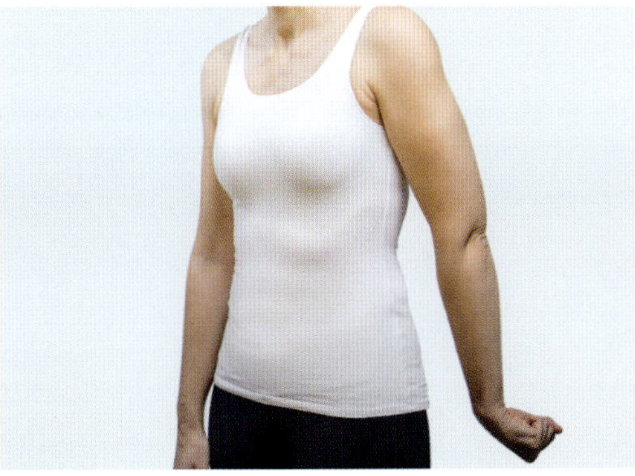	内旋/后倾	屈曲	旋前	屈曲

图2.3 上肢痉挛模式的分类（Hefter等）[1]。上肢痉挛模式。注意：这5种上肢痉挛模式都可以与任意一种手和手指的痉挛体位相组合（例如爪型、痉挛型、屈曲型、内陷型、蚓状型）。

ASP Ⅲ：肩关节内旋/内收、肘关节屈曲、前臂和腕关节中立位（41.8%[1]、52.3%[12]、36%[13]）。

ASP Ⅳ：肩关节内旋/内收、肘关节屈曲、前臂旋前、腕关节屈曲（18.9%[1]、19.5%[12]、23%[13]）。

ASP Ⅴ：肩关节内旋/后倾、肘关节屈曲、前臂旋前、腕关节屈曲（3.6%[1]、3.4%[12]、3%[13]）。

关于每种痉挛模式出现频率的临床研究表明，ASP Ⅲ是迄今为止最常见的痉挛模式（52.3%），其次是ASP Ⅰ和ASP Ⅳ[1,12]。另一项国际多中心研究发现，409位PSS患者中，99%的患者表现为5种Hefter上肢痉挛模式中的其中1种（ASP Ⅲ 36%、ASP Ⅰ 34%和ASP Ⅳ 23%）[13]。

原则上，建议根据痉挛模式的分类来进行肉毒毒素的注射治疗；但是，具体给药剂量以及选择哪些肌肉来注射是由医生决定的。根据分类不同，肉毒毒素使用的平均剂量也是不同的，其中ASP Ⅰ为707IU、ASP Ⅱ为575IU、ASP Ⅲ为711IU、ASP Ⅳ为799IU和ASP Ⅴ为747IU，总平均使用剂量为728IU（范围为100～2300IU）[13]。

在这项研究中，84%的患者达到了个人治疗目标；经医生评估，91.3%的患者病情好转。值得注意的是，肉毒毒素注射治疗主要是在肌电图、电刺激或超声等技术引导下完成的。众所周知，与手动触诊相比，使用引导技术精准定位靶肌肉能有效提高肉毒毒素注射治疗的效果[13]。

根据功能解剖学以及最近的文献，表2.2列举了5种痉挛模式分类中每类患者的推荐注射肌肉。

上肢远端的痉挛模式不属于Hefter分类系统。外源性和内源性屈肌过度活动可以导致手、拇指及手指的痉挛体位，出现“爪型手”“握拳”“内陷蚓状型手”“拇指内扣于掌内”等痉挛模式。上肢远端痉挛模式的出现和类型都与肩/臂痉挛模式无关。但是出于治疗目的，肢体远端的痉挛模式也很容易与近端的痉挛模式相结合。

手、拇指和手指的痉挛模式

控制手、拇指和手指的痉挛模式是卒中及创伤性脑损伤后手部康复的重要主题之一。痉挛的出现与筋膜和肌腱的逐渐挛缩有关，进而影响了技巧性运动的精细调节。针对手、拇指和手指的痉挛模式至少存在6种分类系统，可以在休息或运动这两种状态下进行评估：

Zancolli等的手腕和手指痉挛模式分类法（Zancolli等）[14]

0级：无屈曲痉挛。

1级：轻微屈曲痉挛。

2a级：中度屈曲痉挛，能够伸腕。

2b级：中度屈曲痉挛，无法伸腕。

3级：严重屈曲痉挛。

House拇指内扣于掌内（Thumb-in-palm，TIP）分类法（House等，1981）[15]

拇指的痉挛分为4种类型，在抓握大或小物体时进行评估（图2.5）。

Ⅰ型：掌骨内收。

Ⅰa型：指间关节中立位。

Ⅰb型：指间关节过伸。

Ⅰc型：指间关节过屈。

Ⅱ型：掌骨内收+掌指关节屈曲。

Ⅱa型：指间关节中立位。

Ⅱb型：指间关节过伸。

Ⅲ型：掌骨内收+掌指关节过伸。

Ⅳ型：掌骨内收+掌指关节屈曲+指间关节屈曲。

与House TIP分类法相比，拇指伸展的Corry分类法[16]（5个等级，图2.4）、拇指外展分类法（3个等级）和Sakellarides拇指分类法（4个等级）[17]为临床医生提供了额外的信息。前臂畸形分类法（4个等级，Gschwind和Tonkin[18]）很少用于卒中患者。

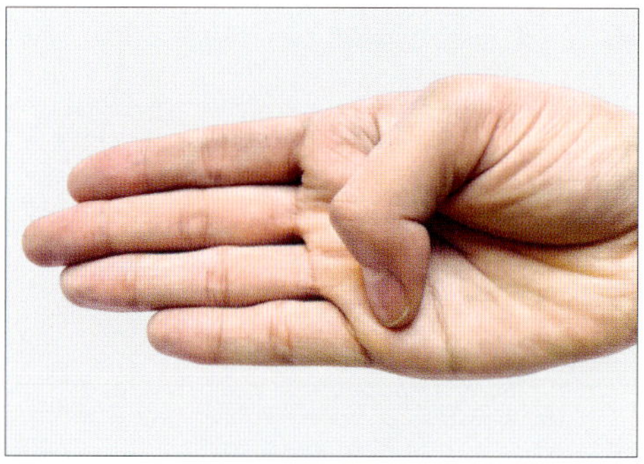

图2.4 Corry分类法[16]。

表2.2 不同痉挛模式患者的推荐注射肌肉

	首要建议	附加建议
1. 上肢		
肩和手臂（ASP Ⅰ～Ⅴ）[1]		
ASP Ⅰ	胸大肌、肱二头肌、桡侧腕屈肌、尺侧腕屈肌	肱肌、胸小肌、肱桡肌、大圆肌、旋后肌
ASP Ⅱ	胸大肌、肱二头肌	肱肌、胸小肌、肱桡肌、大圆肌
ASP Ⅲ	胸大肌、肱二头肌、肱肌、肱桡肌	胸小肌、旋前肌
ASP Ⅳ	胸大肌、肱二头肌、肱桡肌、旋前肌、桡侧腕屈肌、尺侧腕屈肌	肱肌、胸小肌、大圆肌
ASP Ⅴ	肱三头肌、背阔肌、大圆肌、旋前肌、桡侧腕屈肌、尺侧腕屈肌	三角肌、冈上肌、冈下肌
手和手指		
屈腕（Zancolli[14]水平>1）	桡侧腕屈肌、尺侧腕屈肌	掌长肌
爪形手	桡侧腕屈肌、尺侧腕屈肌、指深屈肌、指浅屈肌	
握拳	指深屈肌、指浅屈肌	拇长屈肌
内陷型、蚓状型	蚓状肌	
House TIP分类[13]（拇长屈肌、拇短屈肌、拇收肌）		
Ⅰa	拇收肌	
Ⅰb	拇收肌	拇长伸肌
Ⅰc	拇收肌、拇长屈肌	
Ⅱa	拇收肌、拇短屈肌	
Ⅱb	拇收肌、拇短屈肌	拇长伸肌
Ⅲ	拇收肌、拇短伸肌	
Ⅳ	拇收肌、拇长屈肌	拇短屈肌
2. 下肢		
屈髋	髂肌和/或腰大肌	耻骨肌（外旋/屈曲）
髋内收/内旋	大收肌、长收肌、股薄肌、缝匠肌	短收肌、半腱肌/半膜肌
屈膝	股二头肌	半腱肌/半膜肌
伸膝（膝关节僵硬）/膝过伸	股四头肌（主要为股直肌）、腓肠肌内外侧头	
马蹄足（足下垂）	比目鱼肌	腓肠肌内外侧头
马蹄内翻足	胫后肌、比目鱼肌	腓肠肌内外侧头
踇趾过伸	踇长伸肌	
爪状趾	趾长屈肌	趾短屈肌

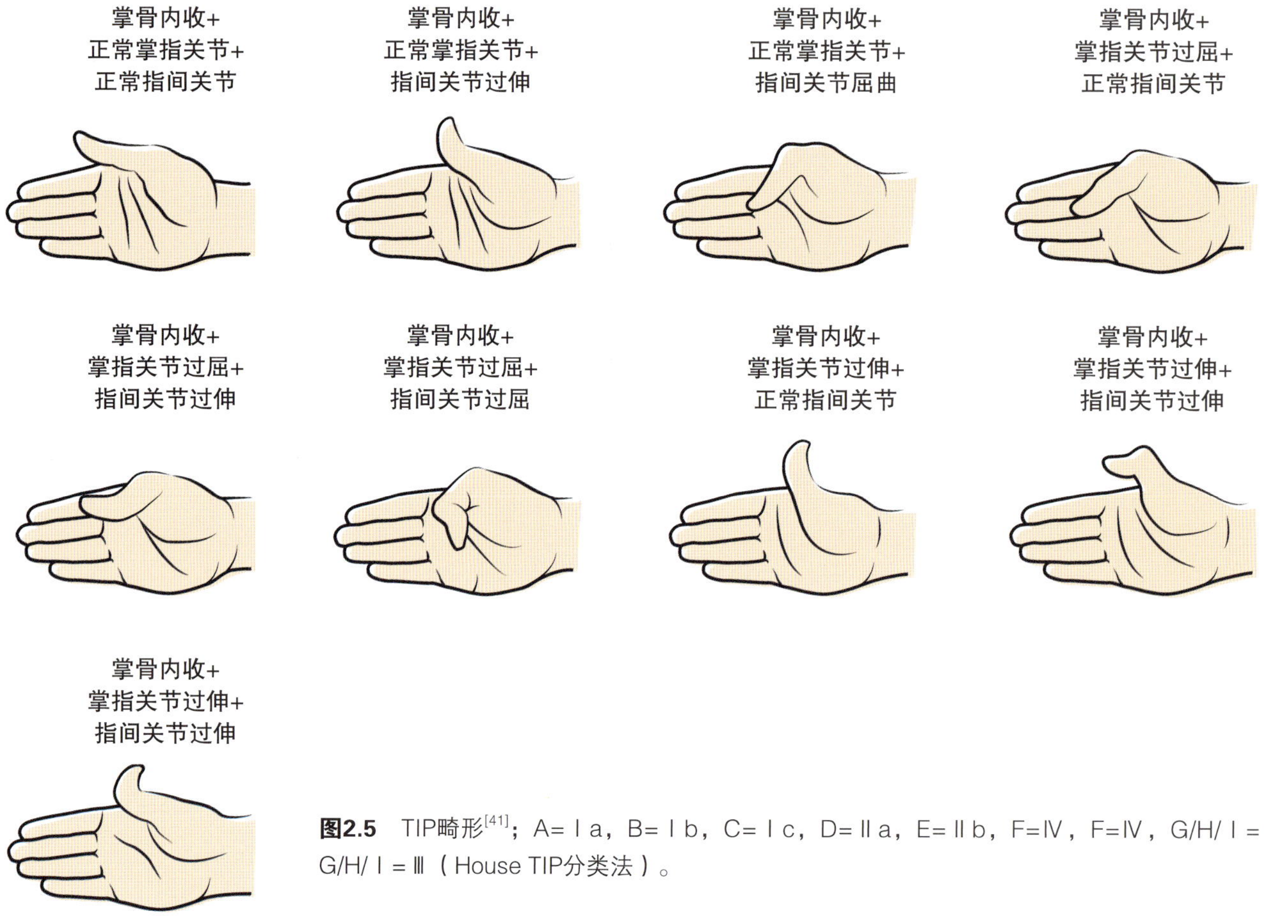

图2.5 TIP畸形[41]；A=Ⅰa，B=Ⅰb，C=Ⅰc，D=Ⅱa，E=Ⅱb，F=Ⅳ，F=Ⅳ，G/H/Ⅰ=Ⅲ，G/H/Ⅰ=Ⅲ（House TIP分类法）。

下肢痉挛模式

下肢具有非常典型的痉挛运动/姿势模式，例如卒中后的Wernicke-Mann步态。这种运动模式被认为是一种抗重力姿势，即上肢表现为屈肌模式，下肢表现为伸肌模式，包括轻度的髋关节屈曲、膝关节伸展、马蹄足或足内翻。脑卒中、脑外伤或脊髓损伤后的UMNS可能导致下肢的各种异常姿势、痉挛运动模式及下肢的协同运动。

各种下行运动通路（皮质脊髓束、网状脊髓束、前庭脊髓束）的损伤是导致UMNS出现痉挛运动模式（包括伸肌模式或屈肌模式、步行时的非随意共同运动模式等）的关键[19]。本小节主要介绍脑卒中、脑外伤、脑瘫（Cerebral palsy，CP）和多发性硬化症（Multiple sclerosis，MS）后UMNS下肢痉挛的主要典型姿势。

脑卒中和脑外伤的下肢痉挛姿势

下肢近端最常见的痉挛模式是髋关节屈曲、内旋和伸髋+髋内收，也包括髋关节和膝关节的共同屈曲。但是除了SCI患者，很少有患者出现痉挛性过伸、下肢外旋和/或髋关节外展等异常运动模式。导致痉挛模式多样化的机制目前尚未完全明确。一般认为，主要的影响机制可能包括：①病变程度；②下行运动传导束的损伤/保存程度；③感觉系统的影响[19-21]。踝关节痉挛，例如马蹄足（踝关节跖屈）、内翻足（足内翻）和马蹄内翻足（踝关节跖屈+足内翻），在下肢痉挛患者中非常常见，是脑卒中或TBI后下肢伸肌痉挛模式的组成部分之一。

当患者存在下肢痉挛时，必须在步行过程中评估下肢运动功能的受损程度。例如，PSS患者通常通过增大

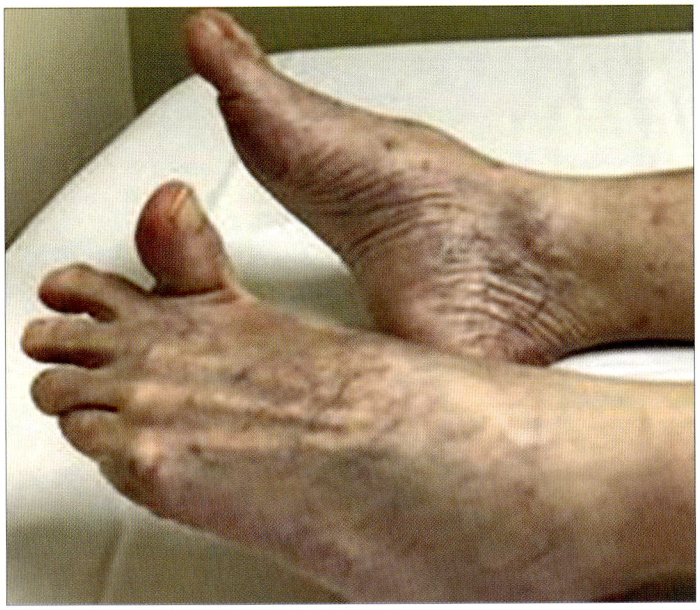

图2.6 纹状趾：左足大踇趾过伸[21]。

腰椎前凸角度来代偿髋关节的轻度屈曲；然而，如果髋关节存在中重度的屈曲痉挛，患者就会丧失步行能力。在多发性硬化症患者中，髋关节内收是卧床患者的主要问题。如果患者可以活动，髋关节内收则会阻碍患者在步行康复治疗中的步行、步态训练的完成和步态功能的改善。由于不同的疾病可能导致不同的痉挛模式，建议在康复治疗前对患者的步态和静息状态下的痉挛姿势与运动模式进行详细分析[4,7,22]。UMNS会出现大踇趾的过伸（巴宾斯基征），根据是否伴有其他足趾的弯曲，分别称为“纹状趾”（图2.6）和“爪状趾”[21]，所有足趾弯曲（踇趾和第2～第5趾）的屈曲痉挛模式称为脚的“爪模式”。

脑瘫的痉挛模式

一般认为，儿童、青少年或成年脑瘫患者痉挛性异常姿势和运动模式的发生机制与成人脑外伤或脊髓损伤患者痉挛模式的发生机制类似（UMNS）。脑瘫患者的痉挛也可以在一定程度上代偿瘫痪肌肉的功能，并有发展成挛缩的风险，在考虑药物治疗时应严格考虑这一点。此外，脑瘫是一种发育障碍，通常会伴随骨骼畸变和关节畸形，例如髋关节半脱位或足发育畸形、足内翻和足外翻。

脑瘫患者的下肢可能出现各种类型的异常运动模式，包括代偿性肌肉活动、协同痉挛及肌张力障碍型非自主运动。这些个体化的异常运动模式可能是肌腱和骨骼畸形引起的被动关节活动度下降及个体化异常肌肉激活模式的综合体现。这些运动模式应该使用众所周知的用于描述痉挛、运动障碍或多动症、无规律运动的方法来描述。与脑/脊髓损伤后的痉挛性运动障碍类似，脑瘫的研究主要侧重于痉挛性肌肉、步态异常与步态分析或在现有残疾的基础上可用于提高下肢功能的临床步态模式。

脑瘫有单侧（偏瘫/偏侧痉挛）和双侧（双侧瘫/双侧痉挛、四肢瘫痪/四肢痉挛）两种类型。脑瘫患者的痉挛姿势和步态模式的分类通常使用临床步态分析或仪器步态分析语言来进行描述。脑瘫中最常见的下肢痉挛姿势是髋关节屈曲、内收和内旋，伴有髋关节半脱位/脱位、膝关节屈曲，以及外翻马蹄足或内翻马蹄足。

Winters分类法（Winters等）[24]

Winters及其同事通过分析脑瘫患者的动态偏痉挛队列定义了4种不同的步态模式。这种分类被广泛用于描述痉挛性偏瘫脑瘫患者的步态模式。

第Ⅰ组： 摆动相，偏瘫侧脚踝没有背屈到中立位以上（足下垂）。

第Ⅱ组： 在支撑相（跟腱紧张）或摆动相（足下垂），偏瘫侧脚踝没有背屈到中立位以上，支撑相有时出现偏瘫侧膝关节过伸。

第Ⅲ组： 步态周期中膝关节活动范围小于45°，摆动相膝关节屈曲小于50°，马蹄足。

第Ⅳ组： 踝关节、膝关节和髋关节均受累，髋关节活动范围受限，小于35°。

Rodda等[23]根据膝关节的角度将Winters分类中的第Ⅱ组分为2个亚组：

Ⅱa组： 马蹄足、膝关节中立位、髋关节伸展。

Ⅱb组： 马蹄足、膝关节屈曲、髋关节伸展。

Riad等[25]增加了一个第0组，来反映与正常情况的最小偏差程度。

痉挛性双侧瘫/四肢瘫的常见痉挛姿势/步态模式

Rodda及同事总结了脑瘫患者下肢的各种痉挛姿势/步态模式[23,26]。

双侧瘫/四肢瘫的脑瘫患者

第Ⅰ组：真正的马蹄足。支撑相，踝关节跖屈、髋膝关节伸展（有时会因为马蹄足出现膝过伸）；骨盆位置正常或前倾。

第Ⅱ组：跳跃步态（伴有/不伴有膝关节僵硬）。很常见，主要累及下肢近端，伴有腘绳肌、屈髋肌群和小腿肌群的痉挛。马蹄足，髋膝关节屈曲，常伴有膝关节僵硬。骨盆位置正常或前倾。

第Ⅲ组：明显的马蹄足（伴有/不伴有膝关节僵硬）。步行时足趾着地，但是支撑相踝关节背屈角度正常，支撑相髋膝关节过度屈曲。骨盆位置正常或前倾。

第Ⅳ组：蹲伏步态（伴有/不伴有膝关节僵硬）。踝关节过度背屈，髋膝关节过度屈曲。骨盆位置前倾、正常或后倾。

第Ⅴ组：不对称步态。以上任意两种模式的组合。

痉挛性脑瘫患者的偏瘫步态模式Hullin分类

Hullin及同事对痉挛性脑瘫患者偏瘫的运动模式进行了描述和分类，并总结出了痉挛性偏瘫步态。脑瘫患者单侧偏瘫的步态模式分为5组[27]：

第1组：步态异常最不明显，仅有足下垂。

第2组：膝关节屈曲，髋关节正常伸展。

第3组：髋关节和膝关节屈曲。

第4组：膝关节过伸和胫骨止动。

第5组：膝关节过伸伴踝关节持续背屈。

基于矢状运动学脑瘫步态模式的O'Byrne分类

该分类提供了最具差异性的分类方法，并包括对脑瘫患者的8种步态模式（55例偏瘫，91例双侧瘫）的三维运动分析[28]。

第1组：活动性蹲伏步态。髋关节屈曲，无法伸展至中立位，膝关节屈曲，踝关节跖屈；但是这些关节的关节活动度是正常的。摆动相，当膝关节达到最大屈曲角度时，踝关节可以背屈。

第2组：僵硬的蹲伏步态。行走时足趾着地，也称为“僵腿步态”。步态模式与第1组类似，但髋关节、膝关节和踝关节更僵硬（范围较窄）、更直（最大屈曲角度减小）。

第3组：足下垂模式。摆动相踝关节跖屈，支撑相踝关节被动屈曲，踝背屈无力。

第4组：踝关节二次背屈步态。髋关节活动度正常，膝关节活动度减小，两个关节均可完全伸展，踝关节活动度减少，但可处于中立位。在足触地时踝关节轻度背屈。髋关节和膝关节屈曲。

第5组：下肢近端及踝关节屈曲步态。髋关节和膝关节屈曲程度类似第1组，踝关节活动度接近正常。

第6组：轻度膝过伸。膝关节过伸，踝关节可能存在背屈动作，但摆动相背屈不充分。

第7组：严重膝过伸。膝关节明显过伸，髋关节轻微屈曲，踝关节明显跖屈。

第8组：严重蹲伏步态。步行困难，关节活动度明显减小，难以前进，髋关节和膝关节屈曲，关节伸展严重受限。

多发性硬化症患者的痉挛模式

尽管痉挛是多发性硬化症的常见症状，发病率很高（高达84%）[29]，但多发性硬化症患者的痉挛管理在标准化方面不如卒中后痉挛和脑瘫，并且缺乏完善的数据基础。从流行病学上来看，72.7%的多发性硬化症患者会出现中度至重度的痉挛，尤其是下肢痉挛[30]。但是关于局灶性或多灶性肉毒毒素注射治疗多发性硬化症患者下肢痉挛的研究很少[31-32]。严重残疾和卧床不起的多发性硬化症患者最常见的下肢痉挛模式是髋关节屈曲内收、马蹄足[33-35]及膝关节痉挛性伸展[34]，能够步行的痉挛性偏瘫患者还会出现复杂的步态模式，以及由髋关节痉挛性内收导致的“剪刀步态”[35]。

脊髓损伤患者的痉挛模式

脊髓损伤患者也会出现痉挛（总体发病率为65%～78%），在损伤后5年的人群中，致残性痉挛的发病率为35%～41%[36-37]。

累及胸髓中段的脊髓损伤患者的典型下肢痉挛模式是“三屈或三伸”（髋、膝、踝）模式或“三屈和三伸”交替模式（由于屈肌/伸肌反射阈值降低，行走时仿佛一直在跨过地上的口水）[38]。此外，马蹄足（踝关节跖屈）、髋内收、足趾屈曲和踇趾过伸也是脊髓损伤患者的典型痉挛模式[39-40]。

总结

本章节介绍了上肢和下肢异常痉挛模式的主要分类，并根据不同的肢体异常痉挛模式提出了肉毒毒素治疗的目标肌群（表2.2），希望通过选择最适宜的治疗方法来提高痉挛性运动障碍的治疗效果。

3 超声原理
Ultrasound principles

3.1 超声探头的定向

在短轴（横向）平面上使用高频（例如13–4MHz）线性探头。对于大多数神经扫查来说，建议采用短轴平面（图3.1和图3.2）。在这个平面上，最容易定位血管。彩色多普勒的应用将进一步有助于区分血管与其他结构。对神经的扫查还包括对其长轴（纵向）平面的评估。神经通常在横轴或短轴切面上呈蜂窝状。在纵轴切面上，神经呈线性外观（图3.3和图3.4）。虽然许多肉毒毒素的注射者可能使用平面外入路，将针垂直于换能器的中心进针，但对于神经靶向手术，只要条件允许还是建议使用平面内穿刺技术（图3.3～图3.6），这样可以看到针尖的末端。针体和探头呈平行关系进行穿刺，超声波可以清晰地显示整个针体的穿刺路径。

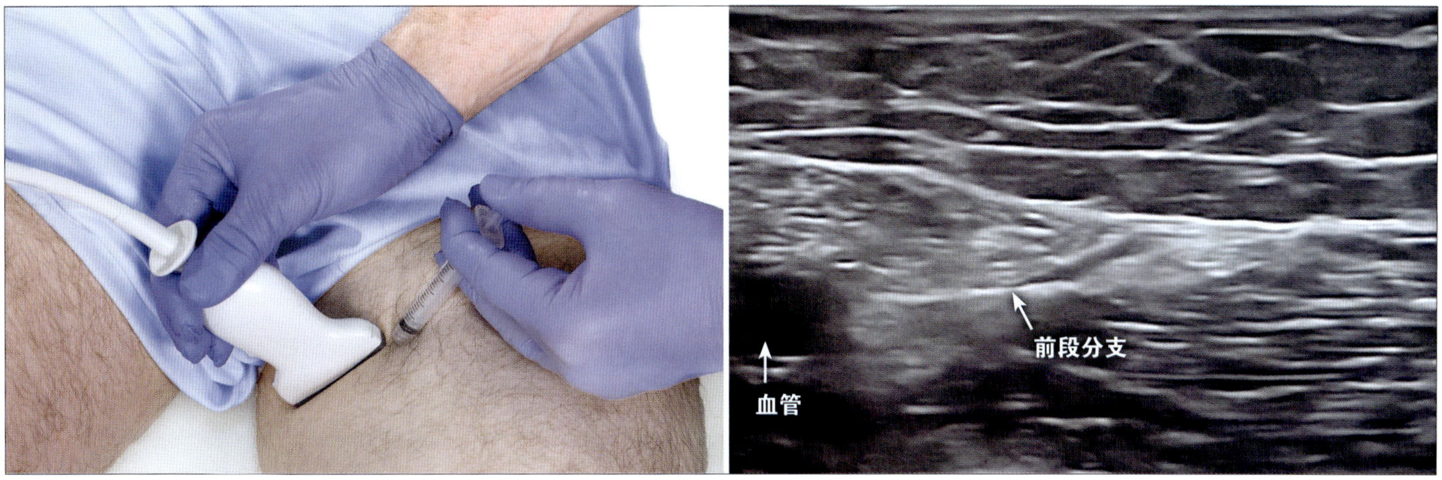

图3.1 在短轴视图中，可以很容易看到血管，并发现闭孔神经的前部从顶部分支出来，闭孔神经后支位于底部。

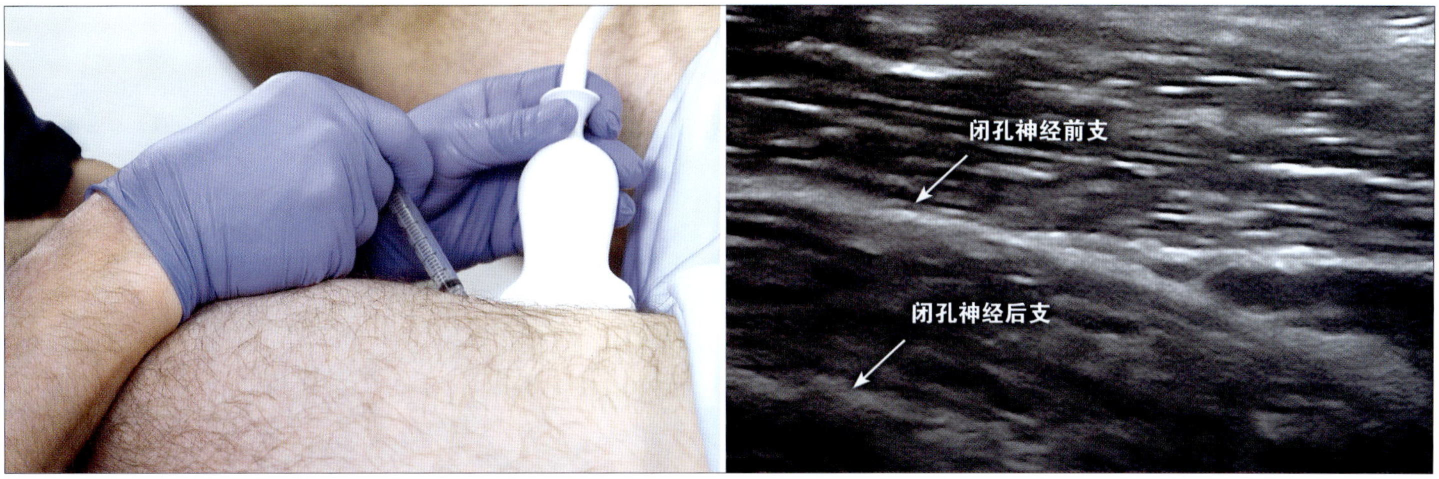

图3.2 在长轴视图中（闭孔神经），血管不太容易看到；然而神经的前后分支很容易看到。

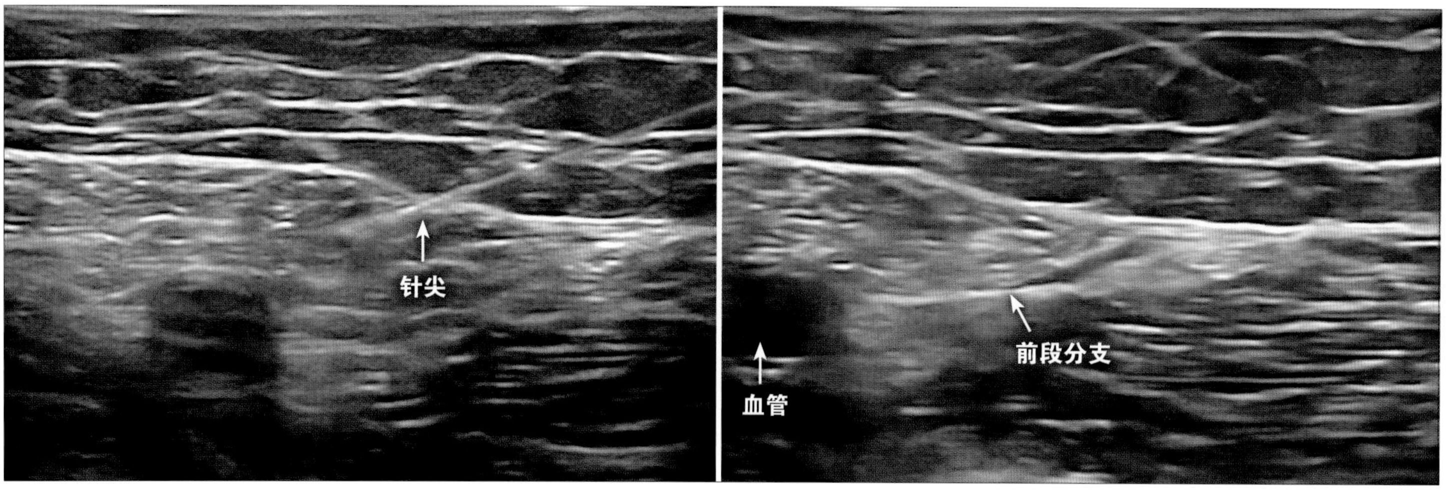

图3.3 平面内穿刺很容易看到针尖。这是13-4MHz线性探头，穿刺的靶目标是闭孔神经前段分支。

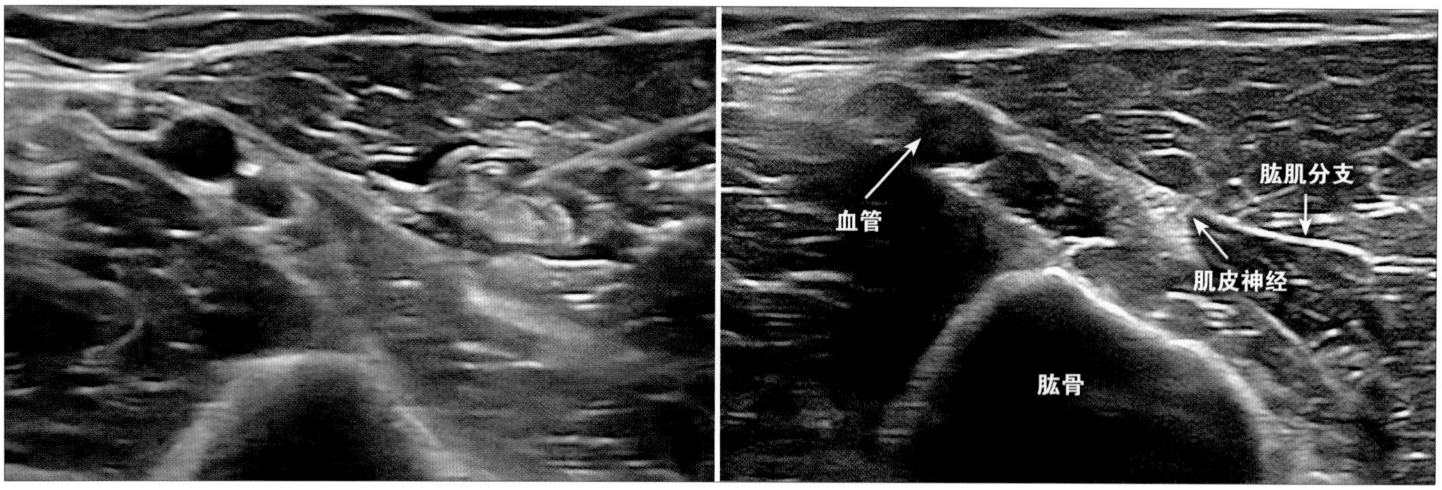

图3.4 左上图中的针尖定位（平面内进针），针尖从右侧接近肌皮神经（MSCN）的肱肌分支。

视频1. 闭孔神经扫查演示，从短轴切换成长轴

视频2. 超声引导联合电刺激的神经阻滞演示

3.2 神经、动脉、静脉的空间关系

腹股沟区域的神经血管结构如图3.5 ~ 图3.19所示。解剖学上使用的经典配色方案是黄色代表神经、蓝色代表静脉、红色代表动脉。通常通过定位血管来定位相邻的神经。

视频1. 彩色多普勒演示胸外侧神经周围的血管

视频2. 支配股直肌的神经分支

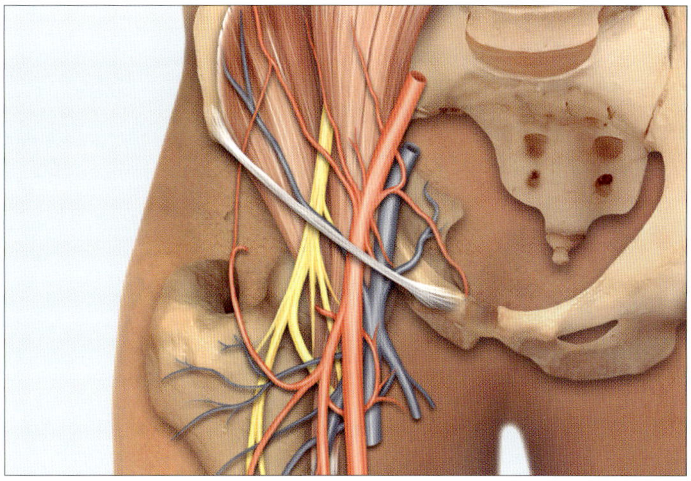

图3.5 动脉、静脉和神经的关系。

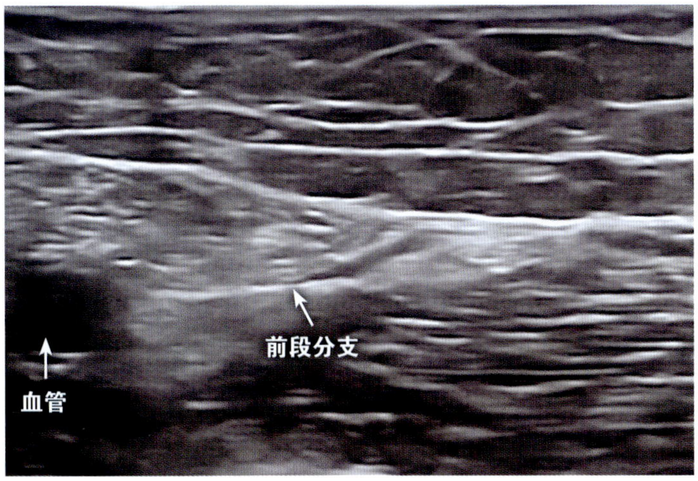

图3.6 当闭孔神经和动脉分开时，可以看到它的前段分支。对于大多数神经，找到相邻血管结构将有助于识别周围的神经。

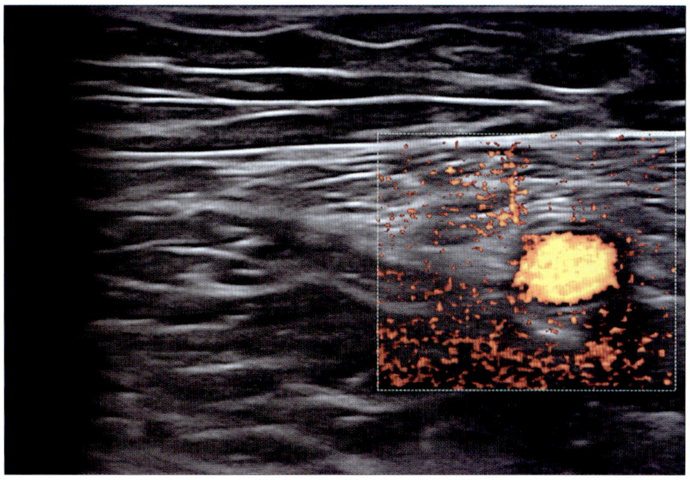

图3.7 彩色多普勒图像可以快速识别血管。这可能是在纤维化肌肉中找到血管的关键。有助于在操作中避免意外的血管穿刺。

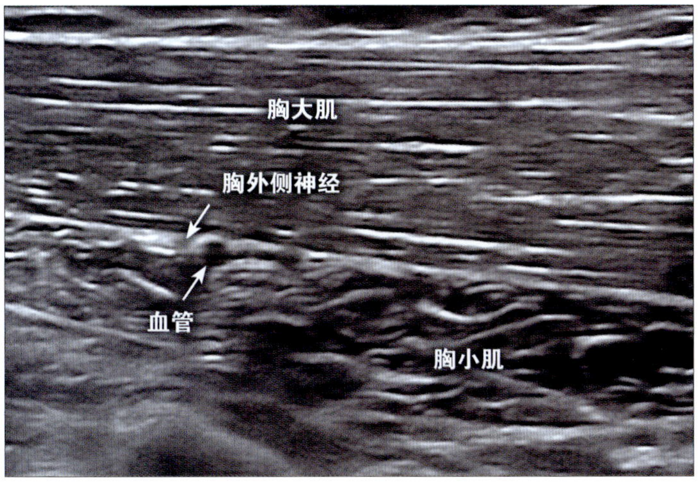

图3.8 胸外侧神经（Lateral pectoral nerve）是胸小肌下面固定的神经分支之一，其常被误认为是筋膜组织结构。

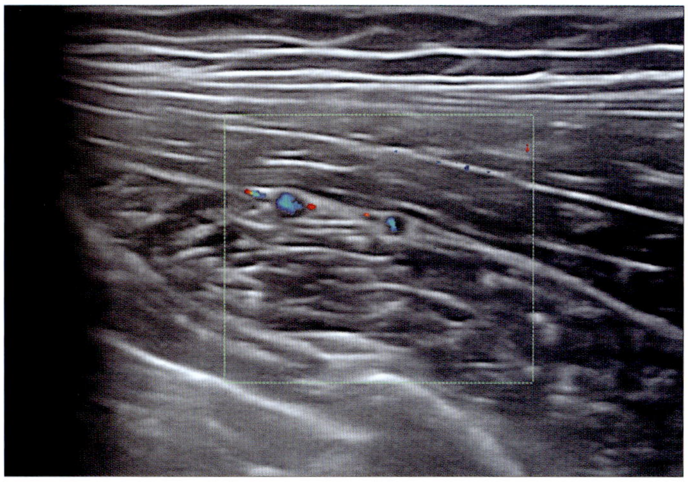

图3.9 彩色多普勒图像清楚地显示了与胸外侧神经邻近的血管结构。

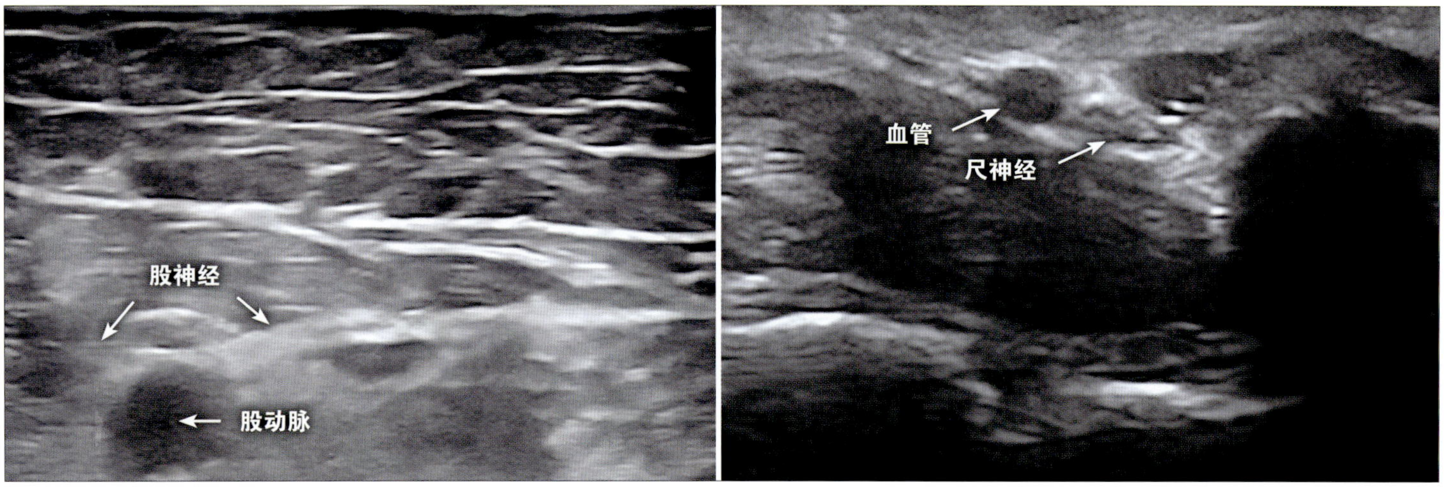

图3.10 手掌中的尺神经与黑色结构相邻。

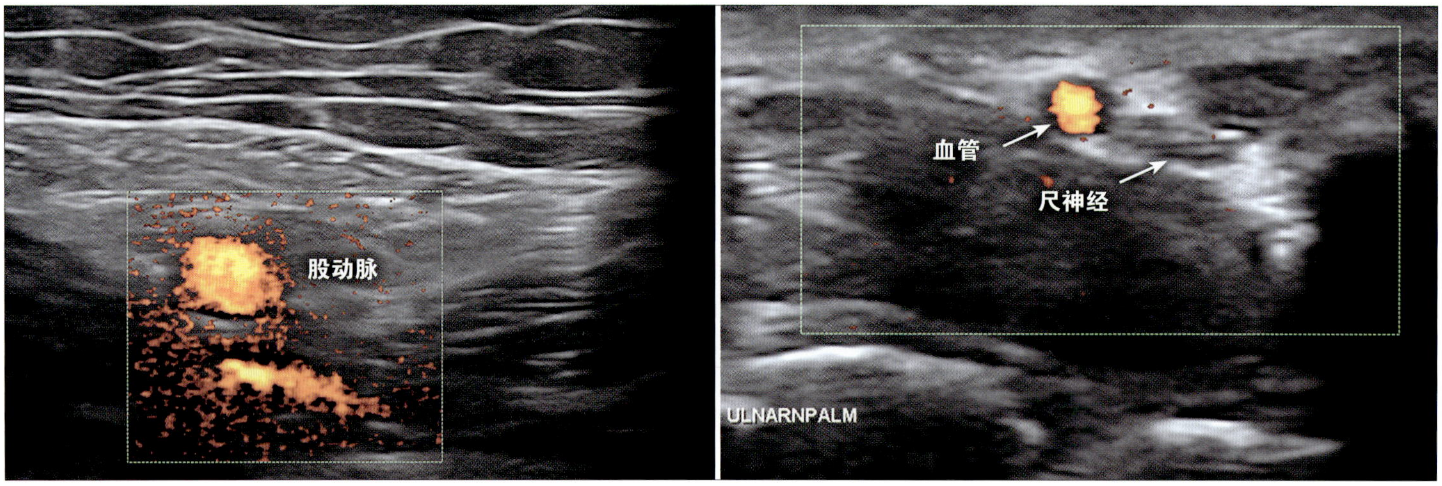

图3.11 彩色多普勒可以更快地识别并帮助避免血管穿刺。

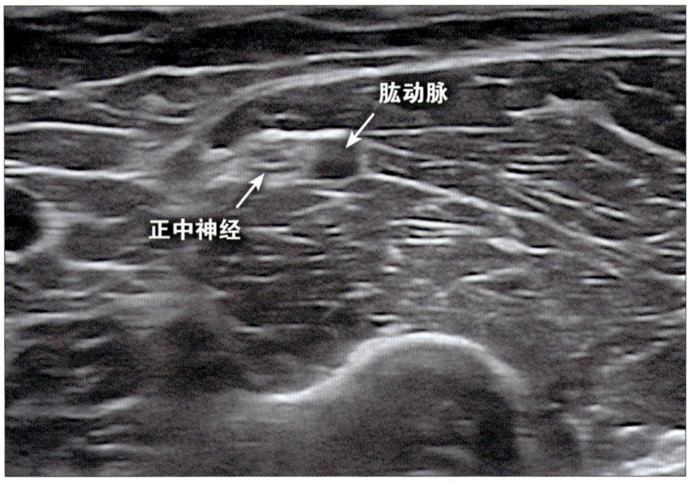

图3.12 肘关节上方的正中神经及相邻的旋前圆肌。

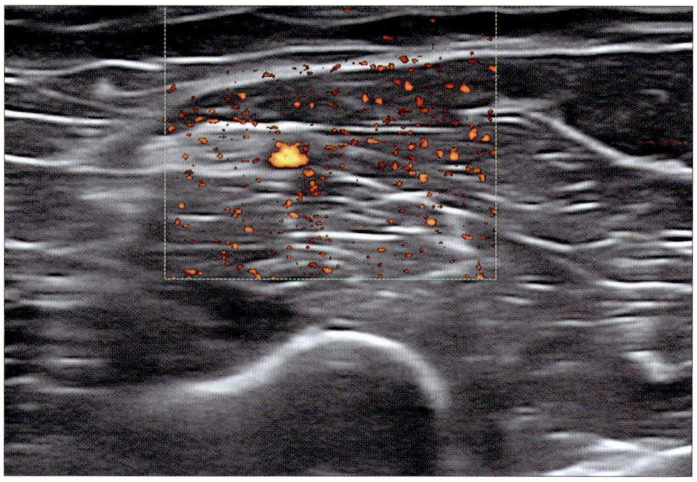

图3.13 彩色多普勒图像显示神经干与动脉的密切关系。

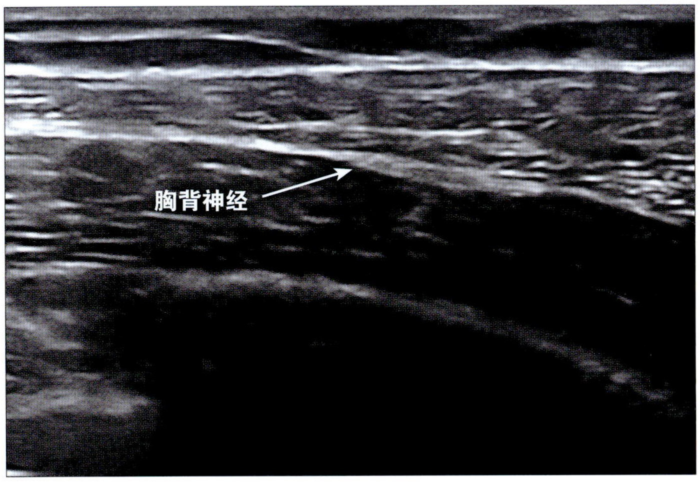

图3.14 支配背阔肌的胸背神经。这是局部走行固定的神经，其可能与筋膜结构相混淆。

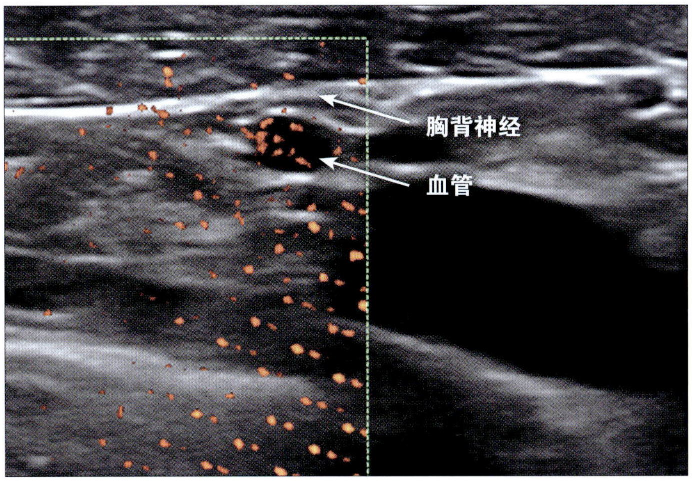

图3.15 彩色多普勒图像可确认神经位置，避免穿刺的风险。

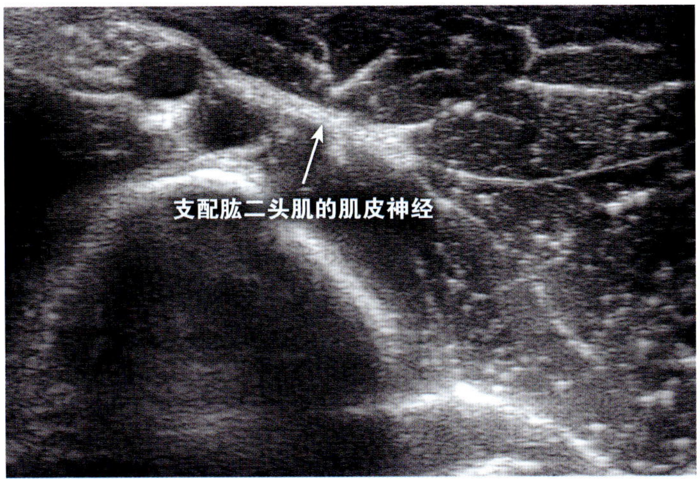

图3.16 支配肱二头肌的肌皮神经。

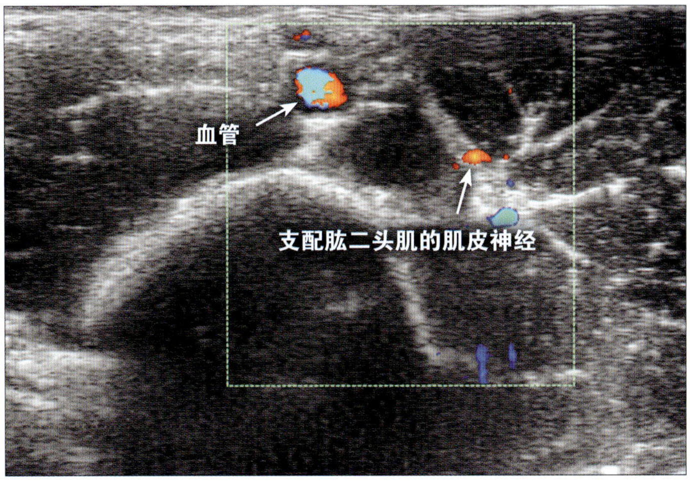

图3.17 彩色多普勒图像显示被血管围绕的神经。

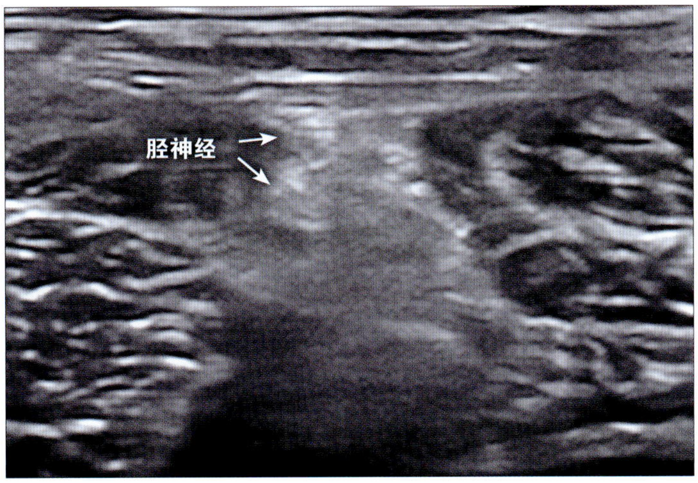

图3.18 腘窝处的胫神经干。

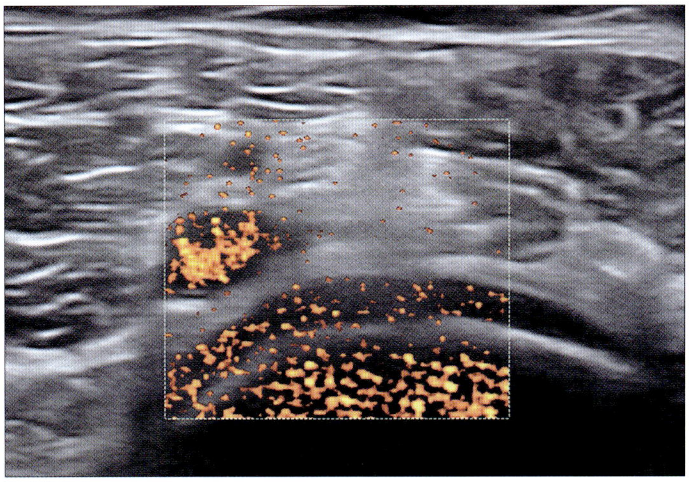

图3.19 彩色多普勒显示胫神经紧邻或在胫动脉的上方。

3.3 利用体表标记定位神经并不可靠

利用表面解剖学进行神经定位有许多局限性。每个神经示意图都有很大的变化，并且不能解释尸体研究中看到的不同分支。表面解剖定位神经只提供了一个近似的方法。患者的个体差异使得应用表面解剖定位神经进一步复杂化（图3.20～图3.23）。

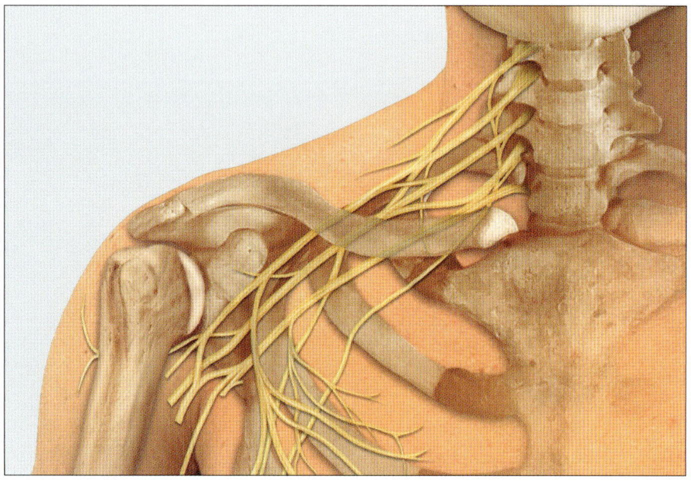

图3.20 胸神经。胸外侧神经是最一致的神经走行之一；胸内侧神经的走行则变异性较大。

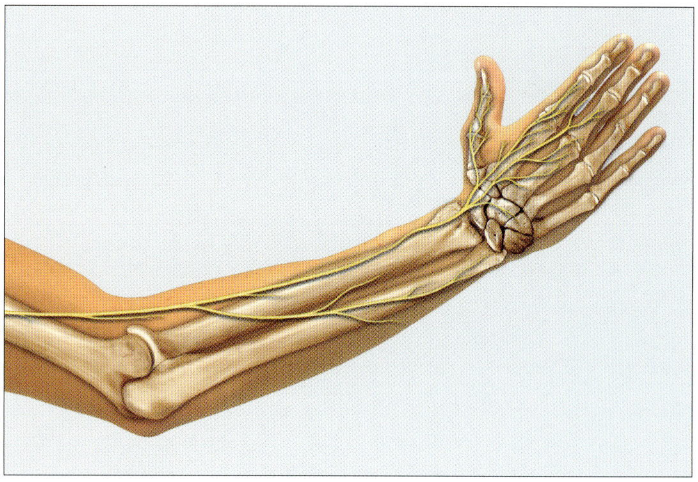

图3.21 桡神经。

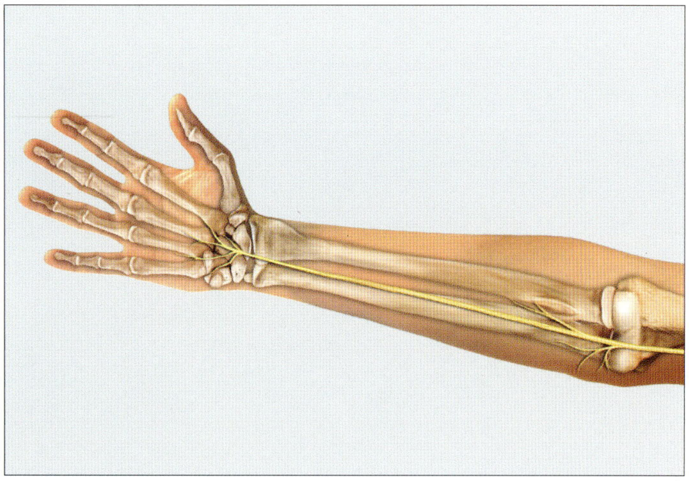

图3.22 正中神经。在前臂和手部的分支中，有很大的个体差异。

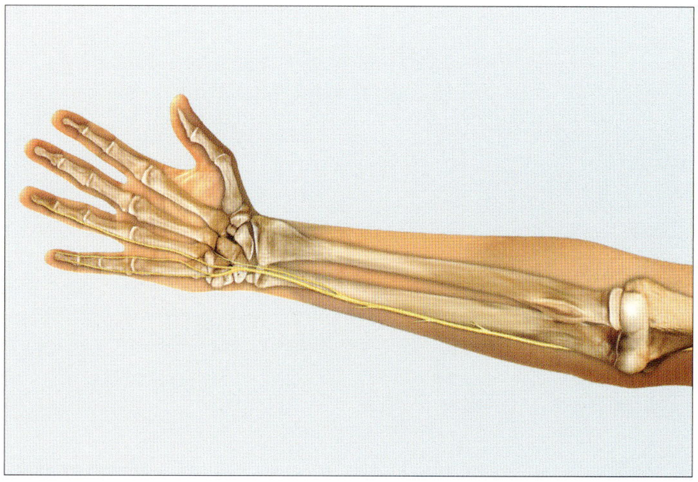

图3.23 尺神经。

3.4 解剖结构有个体差异，体表标记是关键

肌肉和神经超声图像也有明显的个体差异。这超出了改良Heckmatt量表的应用范围，涉及个体差异。图3.24～图3.26显示支配肱二头肌的肌皮神经各种变异模式。

视频1. 支配肱二头肌神经的冷冻治疗技术

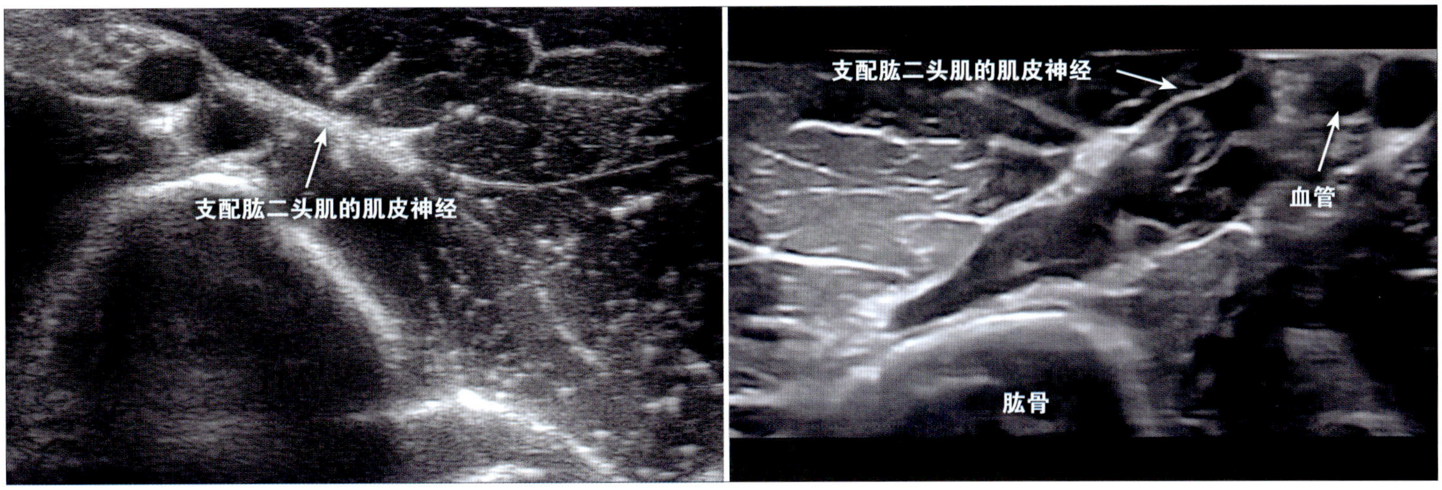

图3.24 这两幅图乍看起来不同，其实是镜像关系，但在这两种情况下都可以看到神经从血管下行至肱骨。左图：非痉挛青少年的右臂。右图：患有脑瘫的青少年，诊断性神经阻滞后肌肉缩短，神经细长。

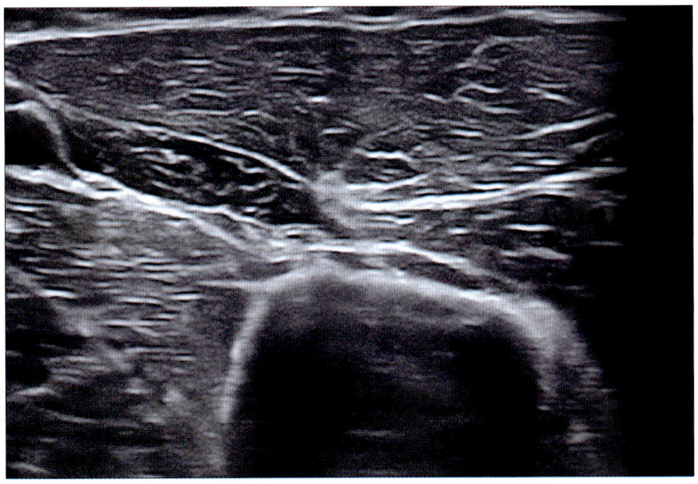

图3.25 成年男性患者。通过肱二头肌可以再次看到肌皮神经从血管向肱骨方向延伸。

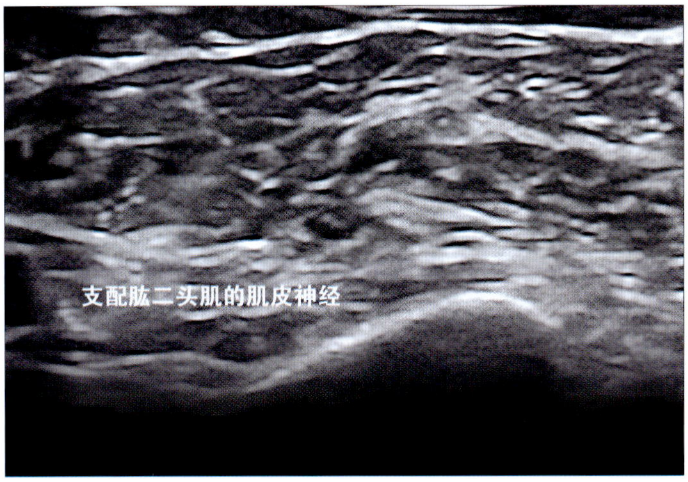

图3.26 59岁女性患者，肱二头肌收缩，并伴有纤维化。超声下神经分支较难看清，因此需要辅以电刺激定位。

3.5 外科神经切除术

Mark A. Mahan

手术去神经术可以持久减少痉挛状况，并具有良好的患者满意度。外科医生面临的关键挑战是确定支配痉挛性肌肉的所有可能神经分支，这些分支在数量和位置上往往存在个体差异，因此该手术也可称为“高选择性部分神经切断术”“选择性神经切断术”，或简单地称为“神经切断术”。超声在以上手术中至关重要。教科书上的图谱并不普适于所有患者。术中利用超声定位和/或电刺激术可正确识别相应的神经分支。

在上述操作中，首先，通过表面解剖粗略地定位神经；其次，用超声定位神经；最后，利用电刺激在目标神经上施以低强度刺激，看到特定神经支配的肌肉收缩，进而明确靶神经（图3.27～图3.29）。

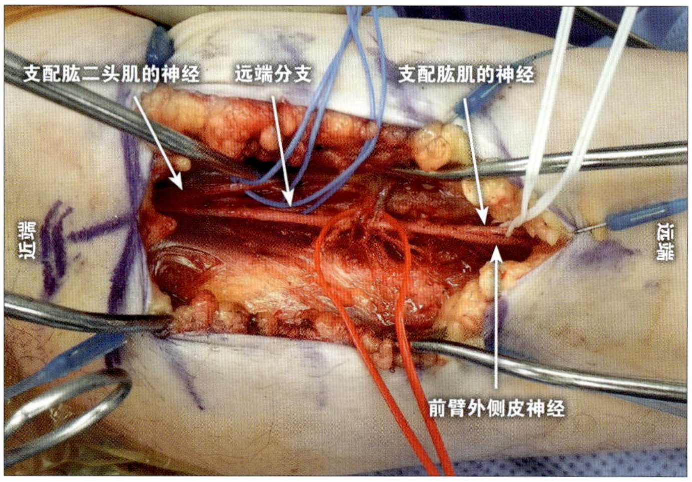

图3.27 上臂肌皮神经：确定肱二头肌的两个分支和肱肌的一个优势分支。注意，支配肱肌的神经分支与前臂外侧皮肤感觉的分支从共同的主干分出，后者是纯感觉神经。

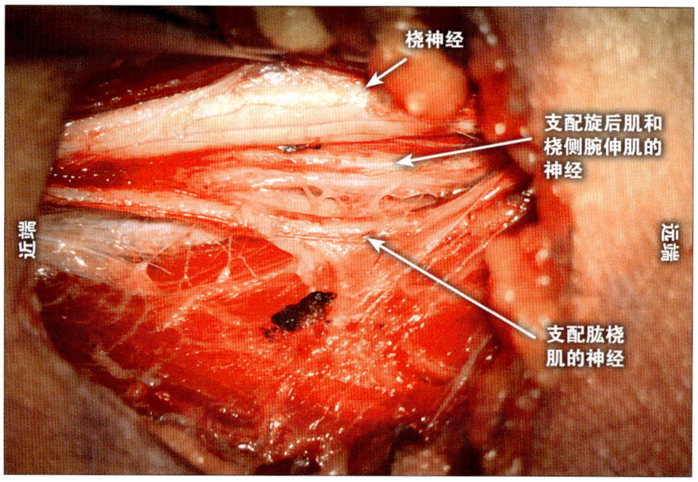

图3.28 桡神经在肘部以上分支的切面。在肘关节的侧缘，很容易区分桡神经的肱桡肌、旋后肌和桡侧腕短伸肌分支。在极少数情况下，肱桡肌的痉挛可能是肘关节屈曲的主要原因。

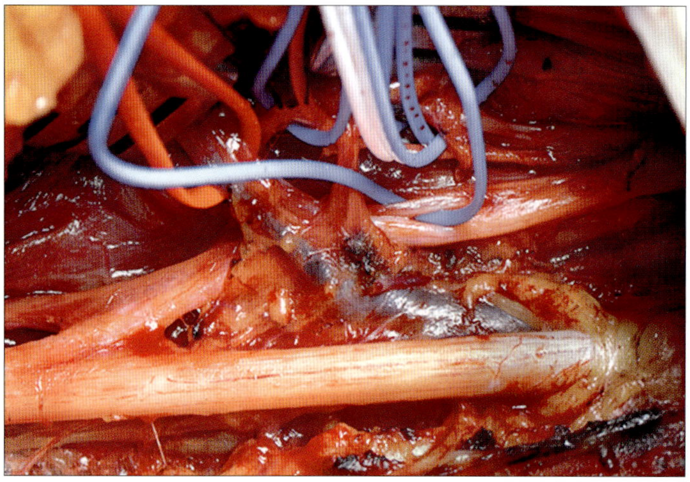

图3.29 一个典型变异的例子：正中神经和肌皮神经在脊髓外侧索水平可能有不同程度的分离，导致从正中神经发出到肱二头肌或肱肌的分支，或从肌皮神经发出到腕屈肌和旋前肌的分支。在这里，肱肌的神经分支（底部蓝色环）从正中神经分出，并与臂前外侧皮神经相区分（同一神经分支的非环部分）。

3.6 三维超声成像

Axel Schramm

超声很容易定位主干神经。有了高分辨率的设备，小的神经分支也可以用超声观察到。下面的三维（3D）图像说明了这一点，这些图像是由神经超声断层扫描做出的［用Canon Aplio A（佳能医疗系统）和PIUR Infinity（piur GmbH）］。即使不能直接显示较小的神经分支，但通过成像技术仍然可以显示相应的分支在肌肉之间走行，该技术使神经阻滞成为可能（图3.30～图3.33）。

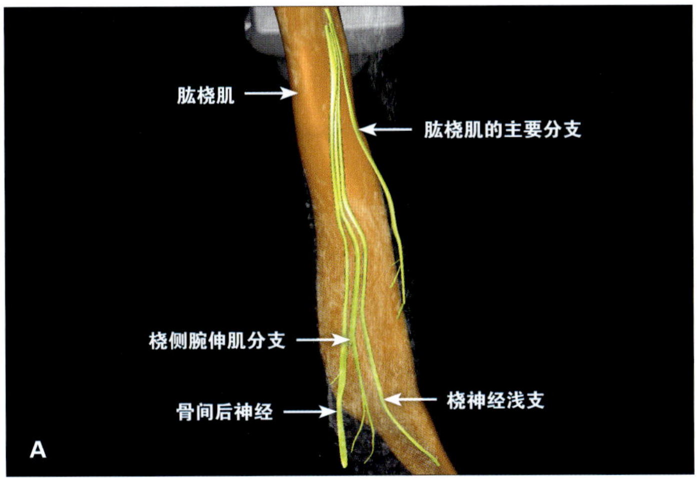

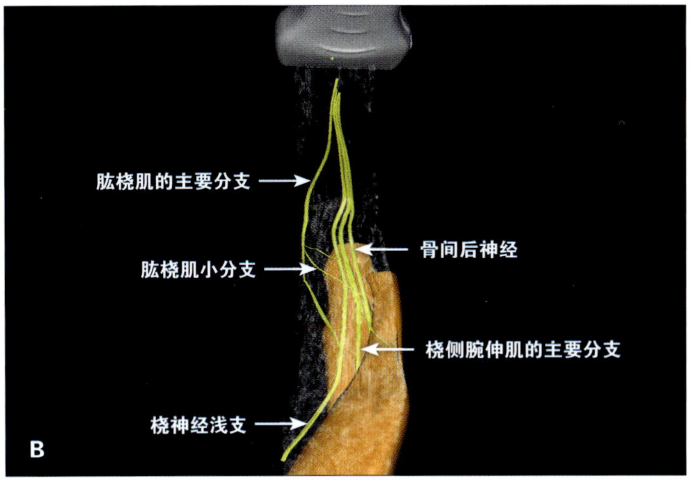

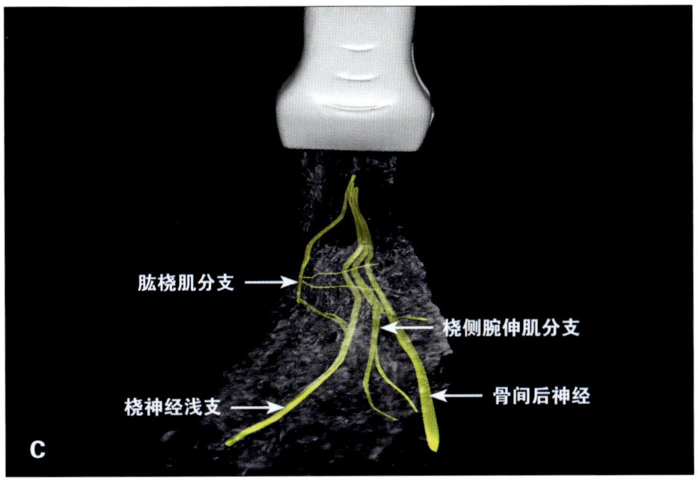

图3.30 A～C，**桡神经**。桡神经的分支始于上臂远端：桡神经浅支、肱桡肌和桡侧腕伸肌的分支。在上臂远端肱桡肌与肱肌之间，可以选择性地阻断肱桡肌的神经分支。

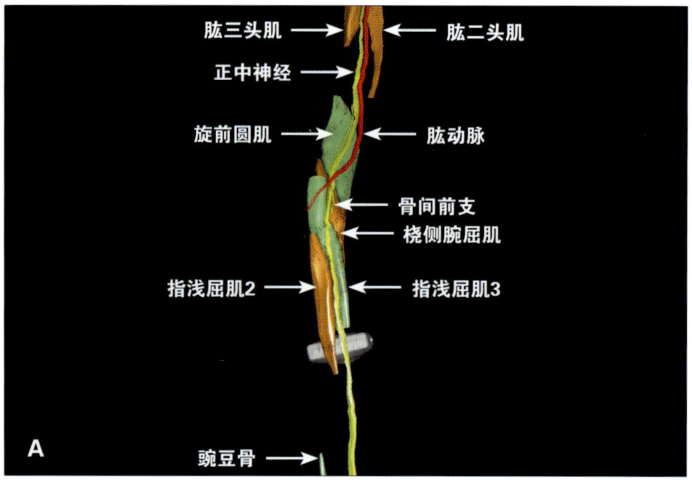

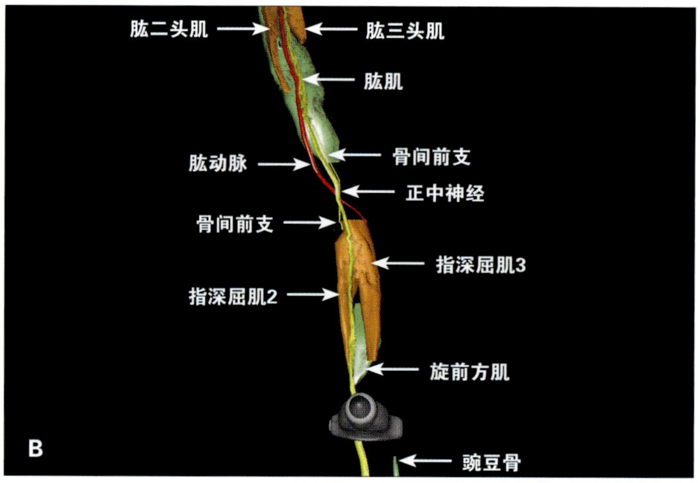

图3.31 正中神经。图示为正中神经从上臂正中到进入腕管的走行。A，从肘部起，神经的走行以及神经上面覆盖的所有肌肉。B，由近及远神经走行中穿过的所有肌肉。

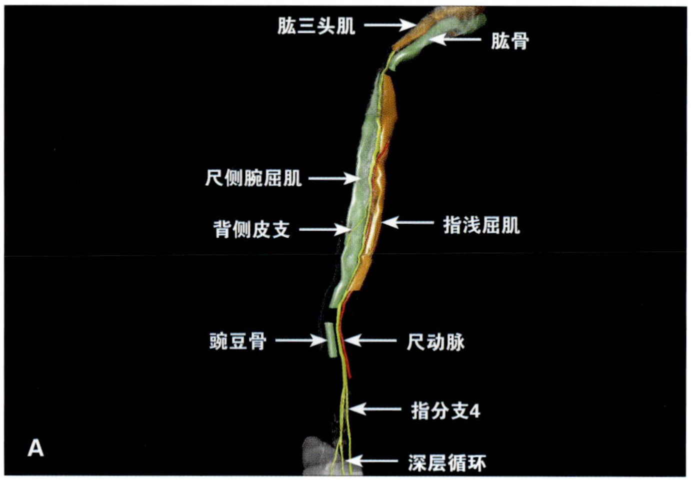

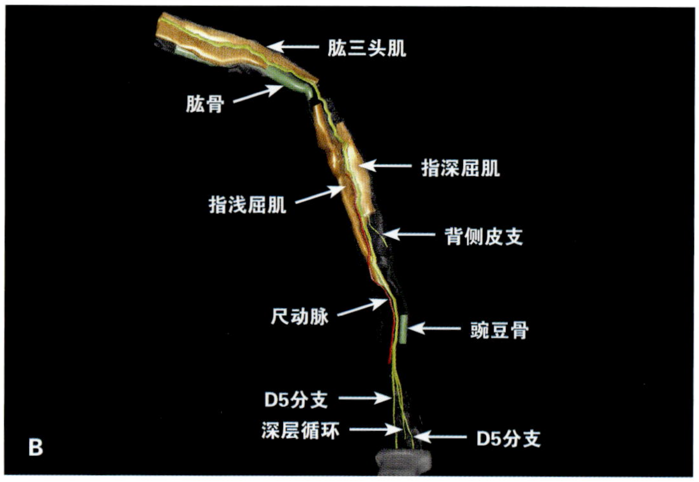

图3.32 尺神经。图示为尺神经从上臂中部到手部的走行。A，从肘部起，神经的走行以及神经上面覆盖的所有肌肉。B，由近及远神经走行中穿过的所有肌肉。

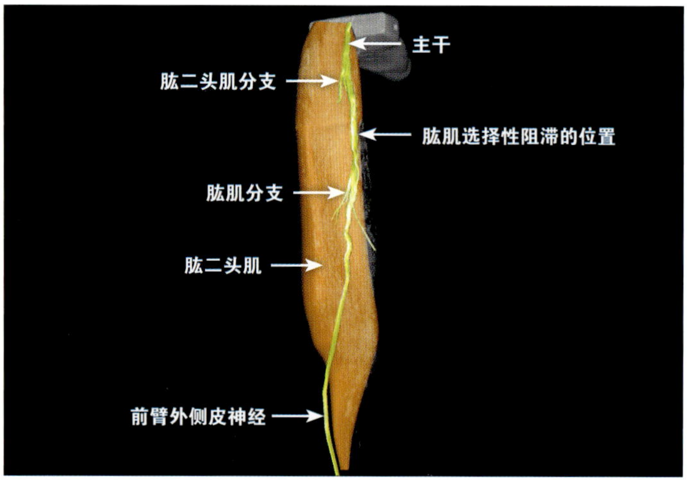

图3.33 肌皮神经。肱二头肌下方的肌皮神经。首先，可以看到肱二头肌和肱肌的肌肉分支。这使得涵盖两块肌肉的近端神经阻滞或肱二头肌分支的选择性阻滞成为可能。

3

3.7 痉挛的超声评估：使用改良Heckmatt量表

Rajiv Reebye, Michael C. Munin

在一些痉挛患者中，肌肉结构发生改变，在超声图像上显示回声强度（EI）增加，这提示肌肉的脂肪浸润或纤维化[1-3]。也有证据表明，痉挛的超声表现还包括肌肉萎缩和皮下/脂肪组织沉积增加。图3.34突出显示了痉挛性肌肉与正常肢体的超声差异。

最常用的评估肌肉回声强度（EI）的量表是由Heckmatt和Dubowitz开发的，他们在杜氏肌营养不良症的肌肉超声评估中提出了该标准。

最初的Heckmatt量表通过对超声图像的目视评估，以1～4分对肌肉回声性质进行评分，其中1分表示回声最接近正常肌肉结构，4分表示回声强度（EI）明显增强，通常被描述为高回声，其回声强度接近骨的回声。

超声图像下肌肉回声越接近骨骼，越能代表脂肪浸润和纤维化。如前所述的Heckmatt量表有个缺点，就是2级与3级有时难以区分，因为回声强度的改变有可能不是同质地影响整块肌肉，这阻碍了精确分级[4]。

虽然最初的Heckmatt量表是用来评估各种疾病的肌肉回声改变，但其在痉挛患者中的应用有越来越多的趋势，特别是因为它与BoNT注射的肌肉选择有关[7-11]。

Moreta等最近改良了Heckmatt量表，以获得更大的分级之间的特异性，因为痉挛性肌肉可能有不均匀的病理表现。改良后的Heckmatt量表，也是通过对超声图像进行1～4级视觉评估的一种量表，该量表显示出良好的可靠性和有效性，以评估痉挛性肌肉的病理变化[3]。

与原始Heckmatt量表相比，改良Heckmatt量表提供了更高的精确度来评估不同等级之间的EI，特别是对于轻度至中度EI增加的肌肉（2级和3级）。1级定义的肌肉是正常的，可以很容易地识别。同样，定义为4级的肌肉极度纤维化，出现高回声，图像质量如骨骼。当评估者估计超过50%的肌肉显示EI增加时，可评估为3级，低于50%时评估为2级[3]。

此外，将改良Heckmatt量表与定量灰度分析进行比较，发现两种方法之间有很好的一致性。这表明改良Heckmatt量表可以作为一种有效的工具来评估痉挛个体的肌肉变化。原始的Heckmatt量表与改良Heckmatt量表比较如表3.1所示。

图3.35显示了改良Heckmatt量表1～4级中不同EI水平痉挛性肌肉的例子。

如果回声强度增加的肌肉注射BoNT，治疗效果可能会减弱，应选择其他治疗方法[7-8]。相反，在马蹄内翻足的痉挛个体队列研究中，将BoNT注射到超声图像更正常的肌肉中显示出更好的治疗效果[6]。因此，在更广泛的痉挛性人群中，用在超声下区分肌肉的EI引起了人们极大的兴趣。肌肉EI的可视化和分级也可以帮助

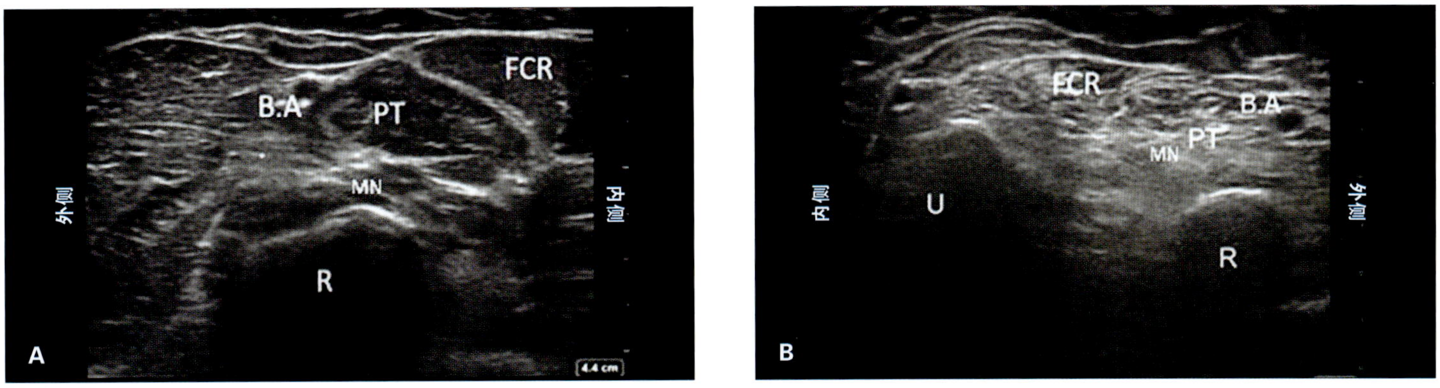

图3.34 正常肌肉和痉挛性肌肉纤维化改变的比较。未受影响的右前臂（A）。卒中后左前臂纤维化改变（B）。痉挛性肌肉的结构改变，受累肢体纤维化增加，肌肉的筋膜外观变化明显，伴有肌肉的萎缩。由于纤维化和肌肉萎缩程度的增加，正中神经在旋前圆肌处不容易看到。使用骨性标志和充分的肢体观察可以识别相应的肌群。FCR，桡侧腕屈肌；PT，旋前圆肌；MN，正中神经；R，桡骨；B.A，肱动脉；U，尺骨。［使用15-6Hz线性阵列传感器在Sonosite Xport（FujiFilm Sonosite）上获得的图像[3]］

表3.1 原始Heckmatt量表与改良Heckmatt量表的比较[3-5]

分级	原始Heckmatt量表	改良Heckmatt量表
1	正常	超过90%的肌肉有正常的回声，与骨回声有明显区别
2	肌肉回声增强，但是仍明显低于骨回声	10%～50%的组织肌肉回声增强，但强度仍明显低于骨回声
3	肌肉回声明显增强，略低于骨回声	50%～90%的肌肉回声明显增强，不是那么容易区分骨与肌肉组织
4	非常强的肌肉回声，而完全不可见骨回声	大于90%的肌肉显示明显的高回声，几乎不可见骨回声

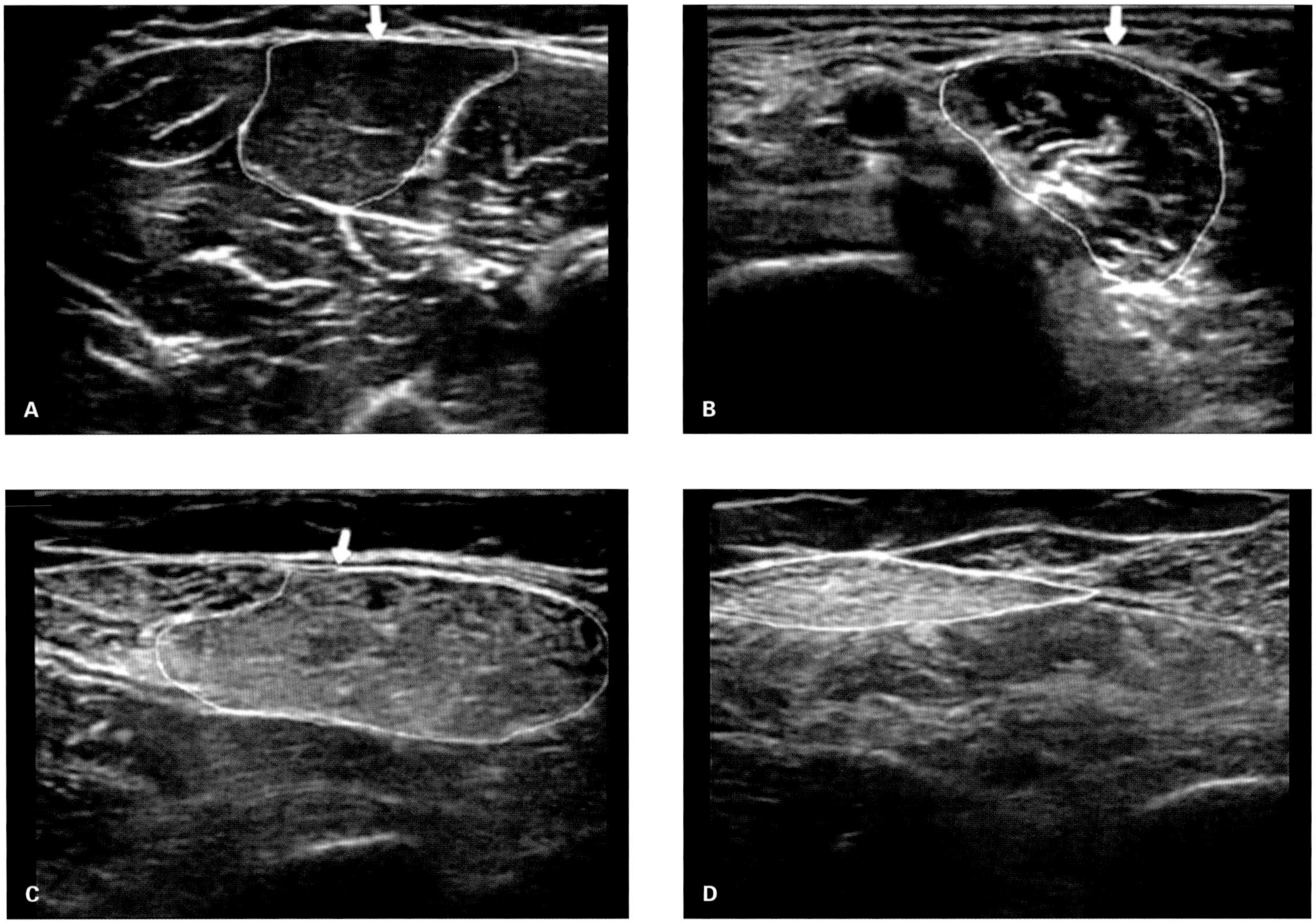

图3.35 跟踪肌肉显示改良Heckmatt等级。A，等级1：90%以上的肌肉回声正常，与骨回声不同。B，等级2：10%～50%的肌肉组织回声增强，但有明显的骨回声和少许区域的正常肌肉回声。C，等级3：50%～90%的肌肉组织回声增强，不是那么容易区分骨与肌肉组织。D，等级4：肌肉回声非常强，超过 90% 的组织中明显的肌肉骨回声几乎完全消失[3]。

识别更多的“低回声肌肉口袋”（Hypoechoic muscle pockets）进行注射。在未来，是否将BoNT注射到“低回声肌肉口袋”可能比注射到高回声口袋有更好的结果是一个值得研究的方向。同样重要的是，当对肌肉和/或周围神经进行扫描时，肌肉EI的增加会使得在化学神经支配或神经阻滞过程中目标神经可视化更加困难。图3.34显示了硬化症患者纤维化的肌肉使得正中神经模糊不清。

未来的研究需要探索改良Heckmatt量表是否可以用作痉挛结局指标，因为它可以从理论上帮助治疗分类决策，特别是对于显示更高EI的肌肉处理（即更积极的辅助治疗、化学神经溶解术和/或手术干预）。

评估肌肉EI随时间变化的流行病学研究，也可以在接受化学神经溶解术的痉挛患者中使用改良Heckmatt量表进行。

3.8 追踪神经近端到远端：正中神经从旋前圆肌到掌内肌群

在进行任何神经阻滞诊断或手术之前，了解神经与血管结构的相互关系至关重要。这需要通过超声探头对神经追踪来实现。由于神经分支、神经支配及肌肉结构的外观存在高度变异性，因此对目标肌肉进行精确定位必须依赖于神经刺激（图3.36～图3.42）。

视频1. 正中神经追踪

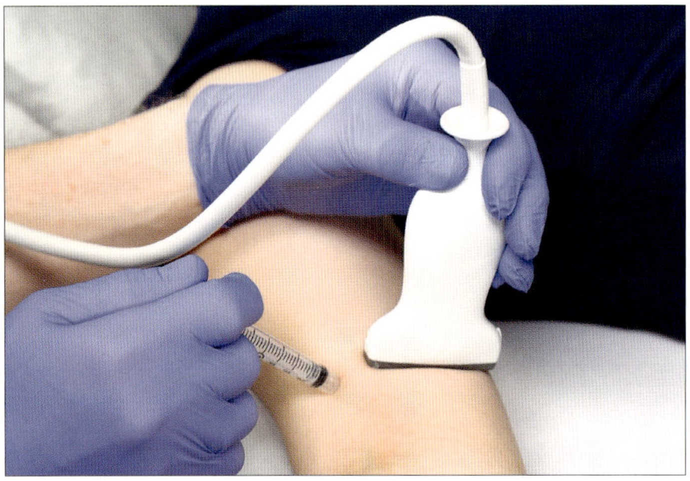

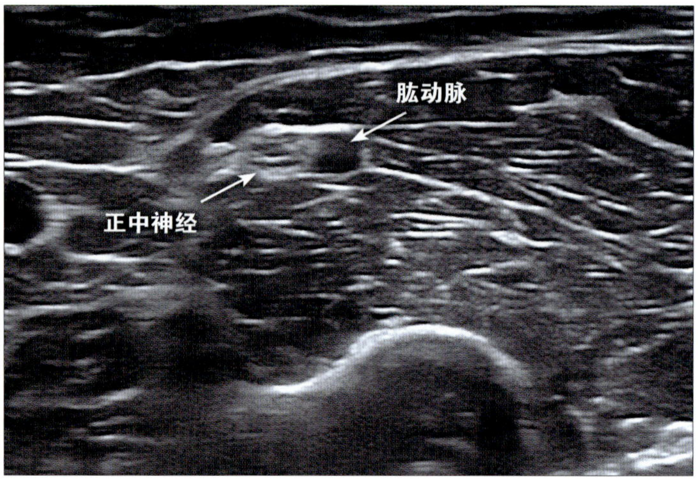

图3.36 肘上方的旋前圆肌和远端肌肉。

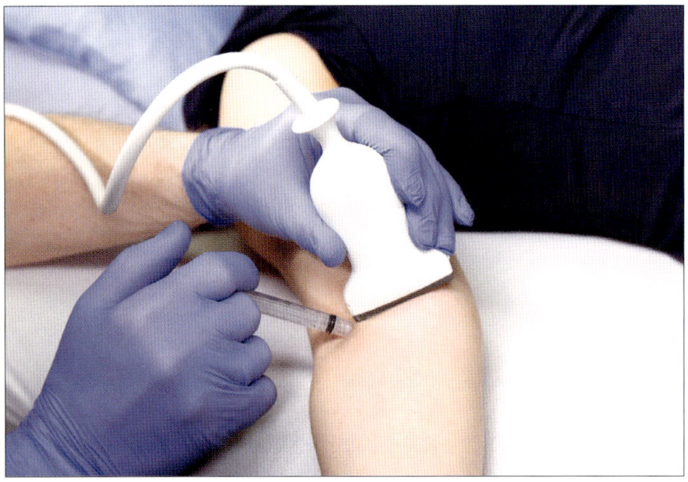

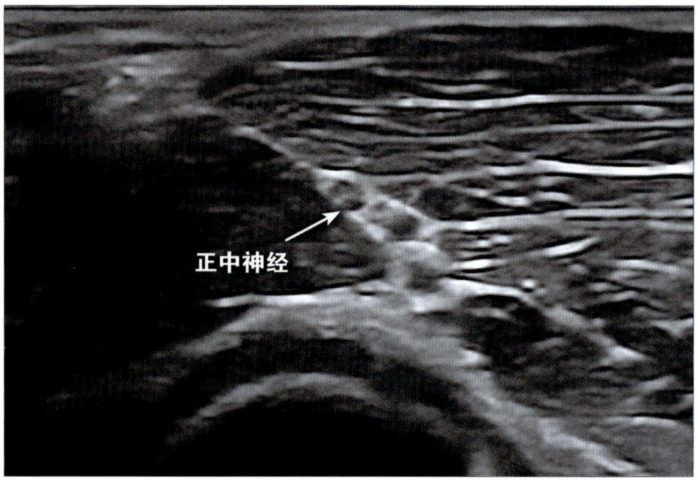

图3.37 肘关节水平下的桡侧腕屈肌。

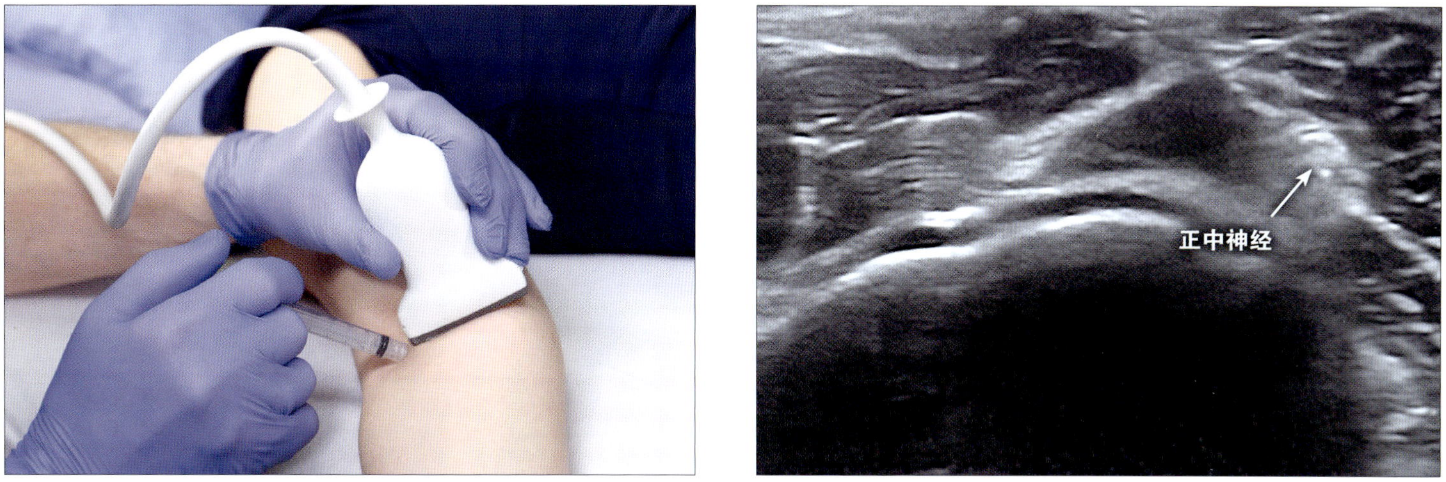

图3.38 肘下至指浅屈肌，需刺激每个神经束。

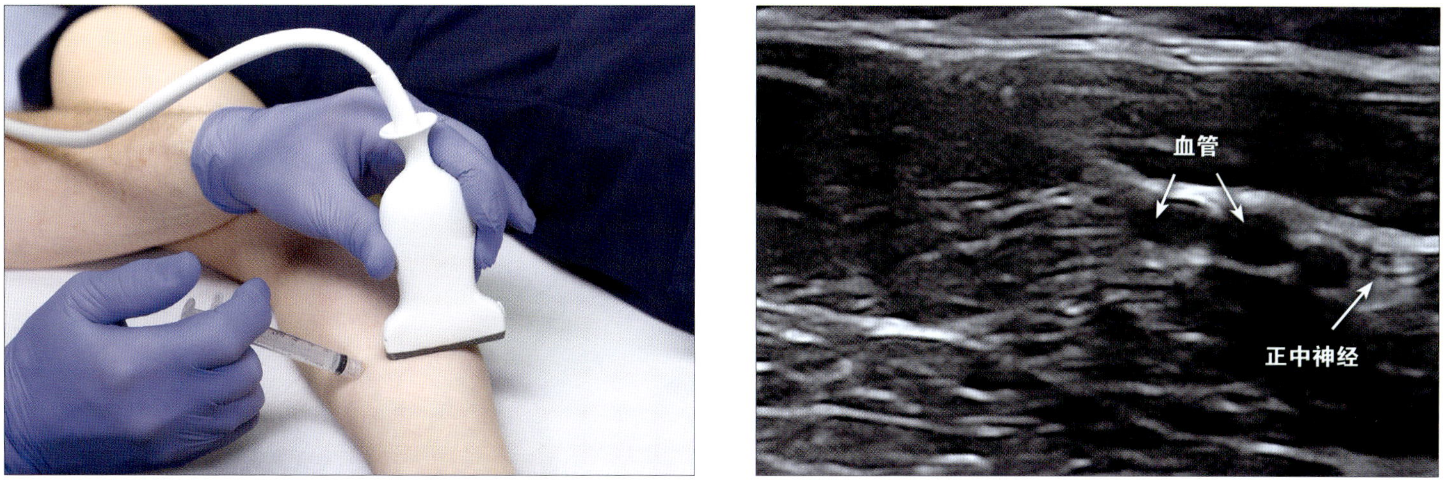

图3.39 指深屈肌在肘关节以下水平处。注意，这是骨间前神经的一个分支。必须刺激以找到分支。

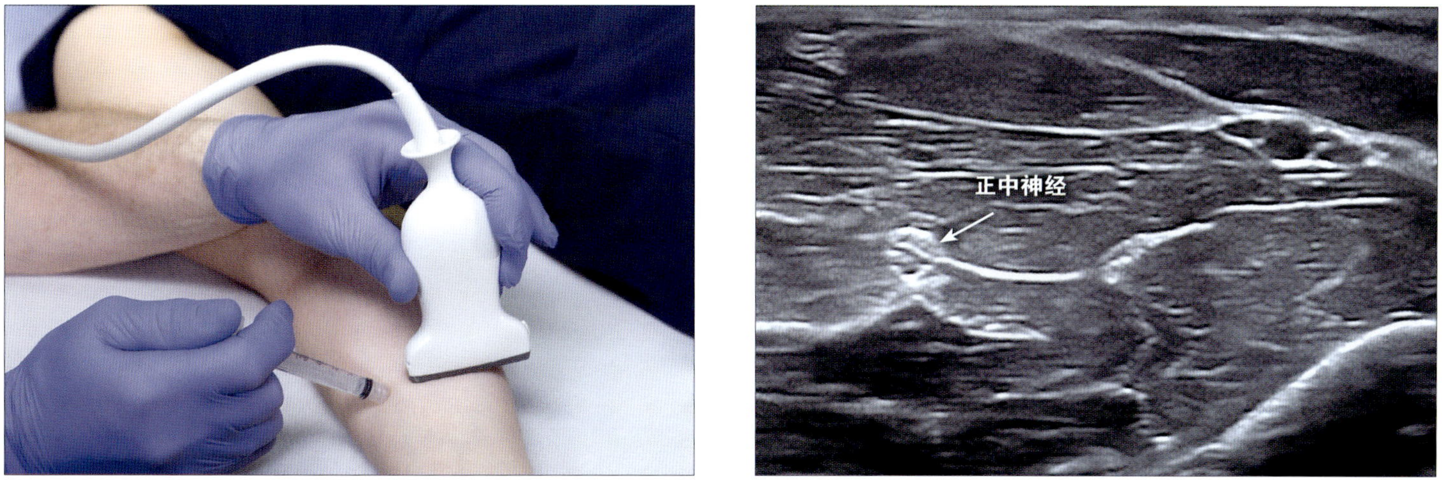

图3.40 正中神经在拇长屈肌水平处。必须通过更多的神经近端刺激从正中神经处区分骨间前神经。

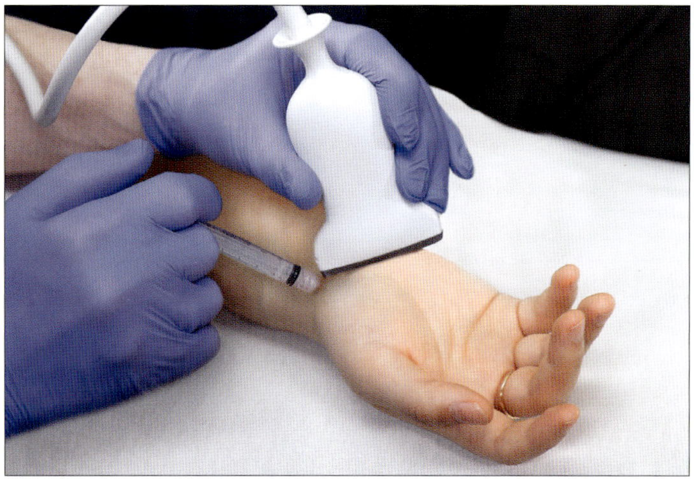

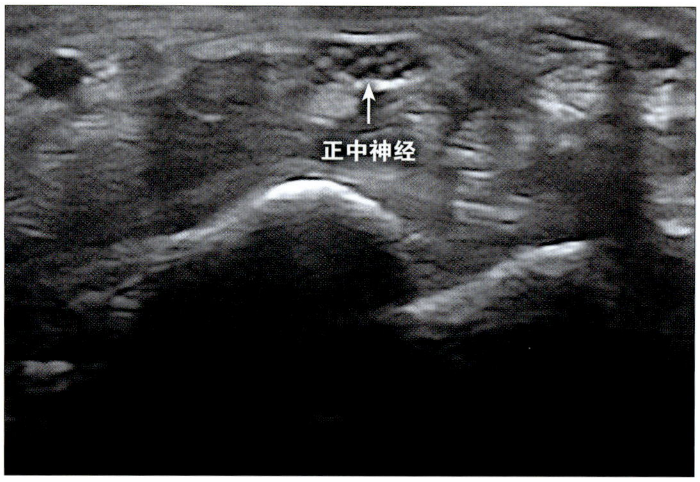

图3.41 腕管中的掌内肌群

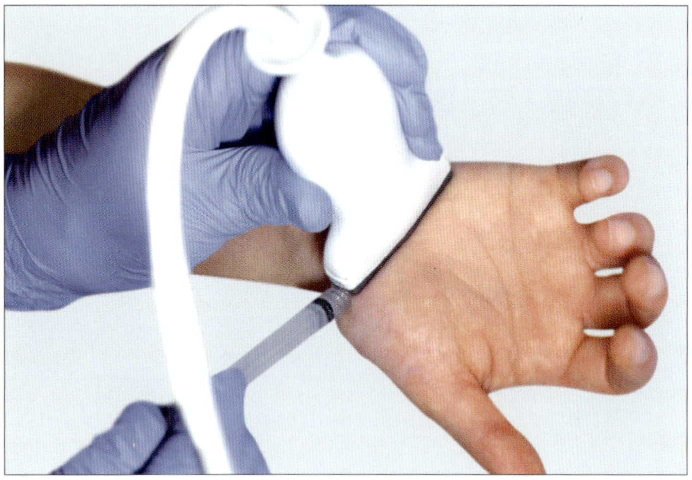

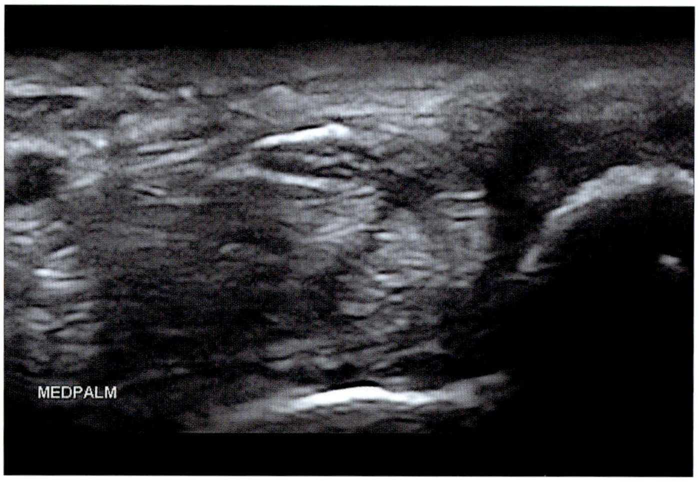

图3.42 神经的蜂窝状结构从手腕以下进入手掌很容易观察。

3.9 注射液体的追踪

通过超声可以实时看到注射过程，在超声下允许尽可能少的注射体积，因为液体可以在目标附近被看到，包括利多卡因或苯酚（图3.43～图3.45）。

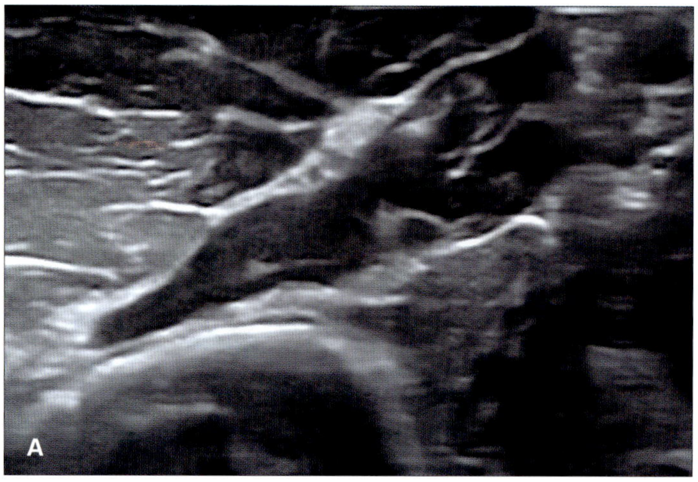

图3.43 A～C，单神经阻滞诊断肌皮神经分支到肱二头肌的新分支，经超声定位和电刺激确认后，注射利多卡因1mL。

视频1. 追踪从肌皮神经到肱二头肌的注射液体

视频2. 腓肠肌内侧头的胫神经分支

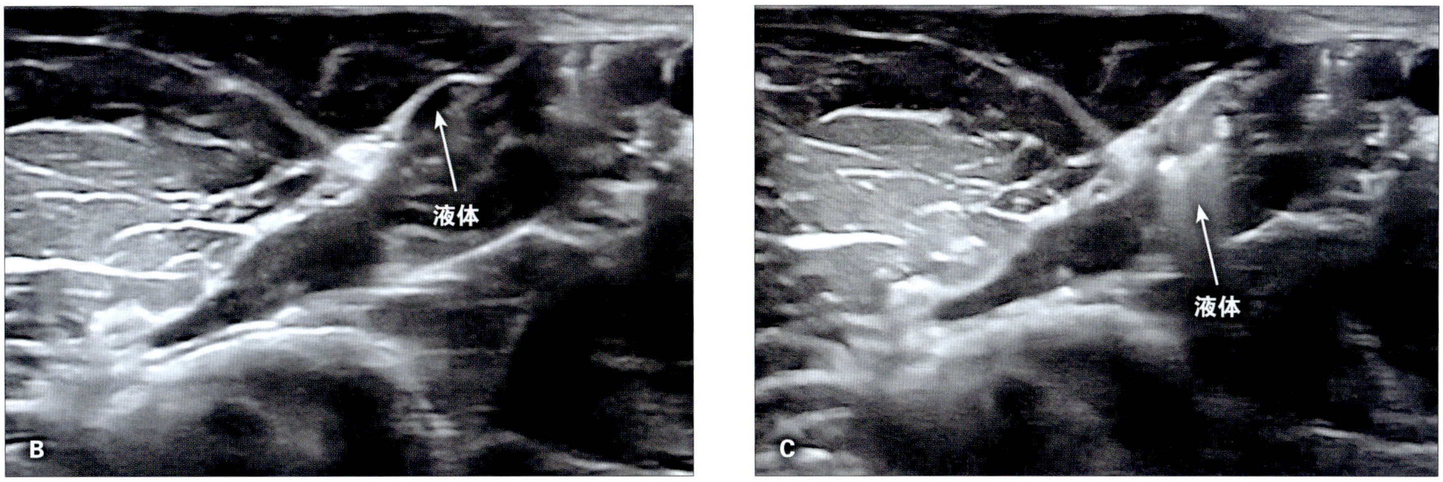

图3.43（续）

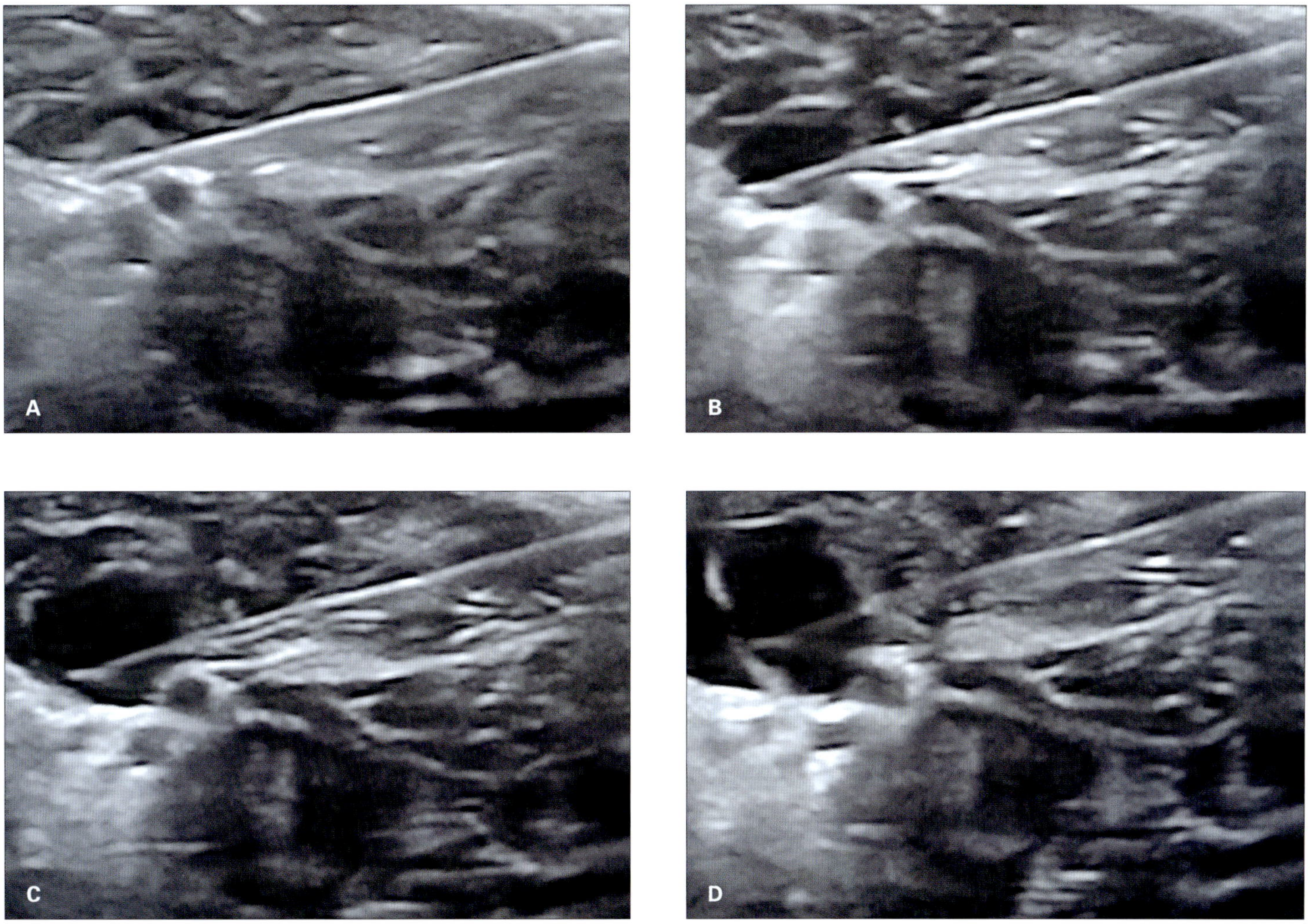

图3.44 A～D，胫骨神经腓肠肌内侧支两个不同的神经阻滞诊断。

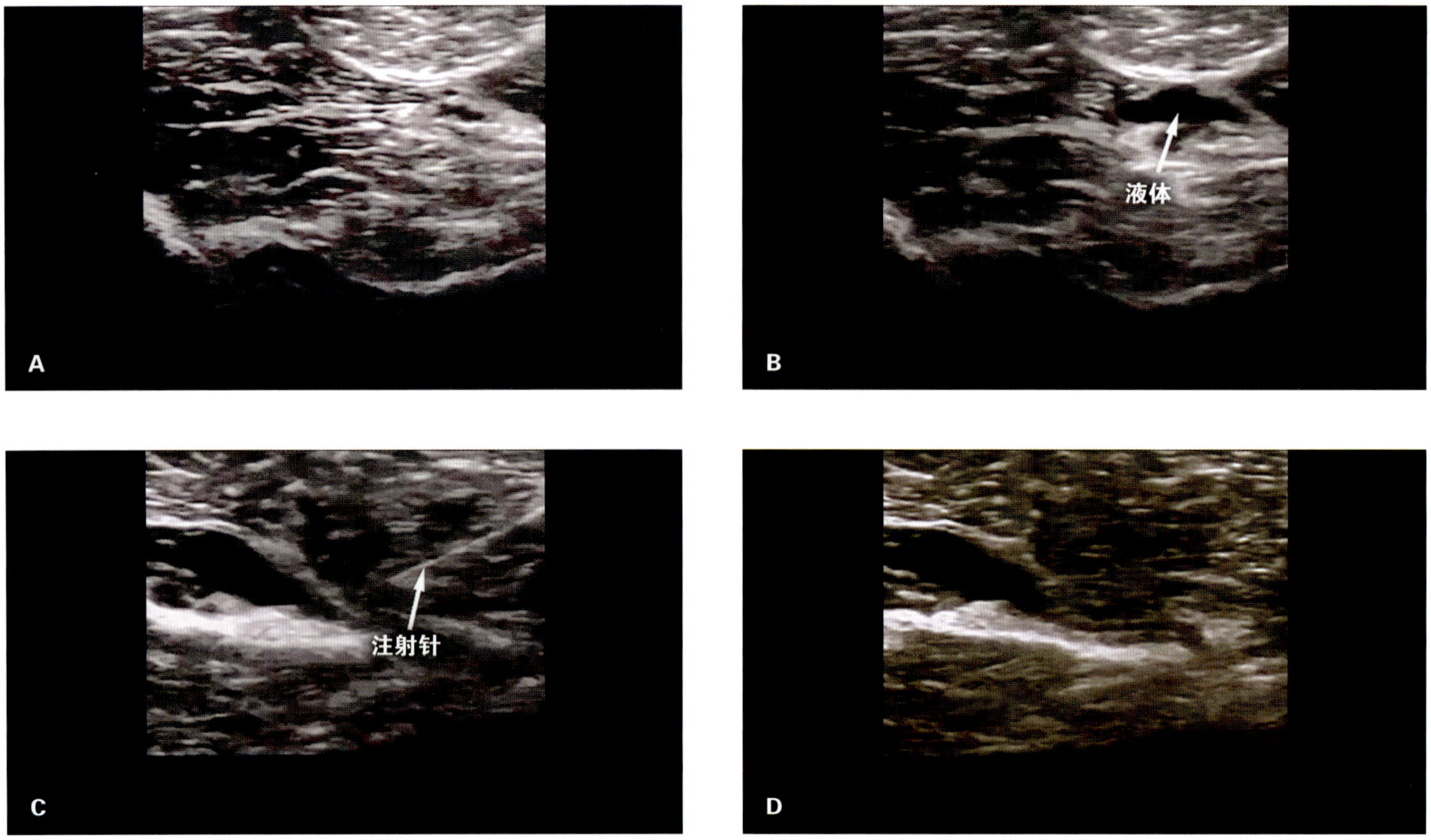

图3.45 A~D，注射针在平面内成像。神经通过刺激来确认。

3.10 设置刺激器

强烈建议使用专用的神经刺激器。刺激强度保持在1mA以下。这是为了确保只有神经和它的目标肌肉受到刺激。使用高强度的刺激会刺激肌纤维而忽略神经本身的刺激（图3.46）。

视频1. 桡神经对肱桡肌的刺激

视频2. 低刺激允许刺激指浅屈肌的一个肌束

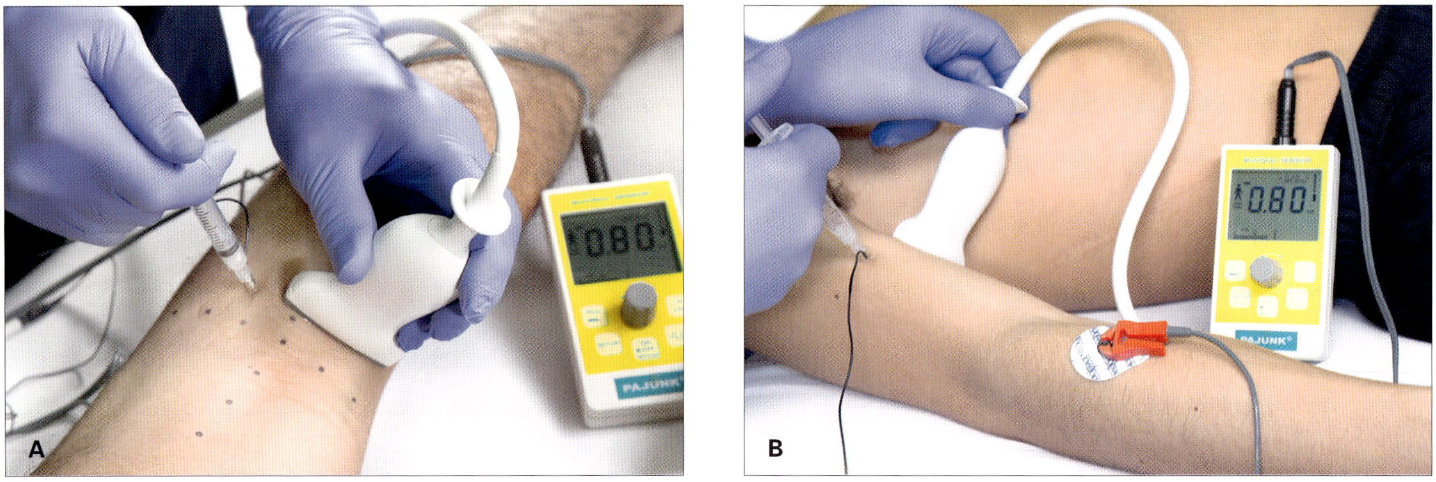

图3.46 A，胫神经比目鱼肌分支。B，肌皮神经的肱肌分支。

3.11 超声引导下痉挛性神经阻滞诊断的人体工程学

Alto Lo, Rajiv Reebye, Philippe Lagnau

在超声引导下进行神经阻滞诊断时，人体工程学的意识和优化是很重要的。超声引导神经阻滞诊断术的许多人体工程学原理与超声引导化学神经溶解术的人体工程学原理相似。由于这两种手术通常在痉挛患者中进行，因此假设本章节的读者具有超声引导化学神经溶解术的经验，并且熟悉与该手术相关的人体工程学原理。为确保行文简洁，其中一些原理将作为附录列在本章末尾。此外，如果读者有兴趣进一步深入地回顾这些原则，建议回顾Lagnau等的研究[1]——《Ergonomic recommendations in ultrasound-guided botulinum neurotoxin chemodenervation for spasticity：an international expert group opinion》。因此，本章的重点是讨论超声引导神经阻滞诊断特有的人体工程学原理，并强调超声引导神经阻滞诊断与超声引导化学神经溶解术的一些关键区别。

人体工程学的重要性和一般原理

一般来说，大多数医生和注射者都意识到适当的人体工程学可以减少与工作相关的肌肉疾病。肌肉骨骼疼痛在超声技师中很常见，大规模研究表明，超过80%的超声技师会出现肌肉骨骼工伤[2-3]，最常见的是肩部和颈部。然而，除了较高的受伤可能性外，不良的人体工程学也会导致注射错误。Sites等在一篇研究超声引导神经阻滞手术中麻醉住院医师新手表现的文献中发现，不良的人体工程学对神经阻滞有负面影响[4]。不良的人体工程学包括躯干拱起、使用非惯用手拿针、头部转动45°或更大。据推测，这些位置导致在手术过程中探针出现无意识的移动[4]。此外，较差的人体工程学与注射疲劳增加有关，这有潜在的负面结果，例如增加注射时间和可能的注射失败[4]。

综上所述，最近的研究强调了人体工程学在超声引导注射中的重要性，特别是超声引导化学神经溶解术。Lagnau等在其2021年的出版物中强调，在进行超声引导化学神经溶解术时优化人体工程学的重要性，并确定了优化人体工程学时可以解决的以下4个类别：

1. **工作站人体工程学**：例如，优化注射室、注射设备和超声机器的设置。
2. **医生人体工程学**：例如，优化医生的位置，处理换能器和针。
3. **患者人体工程学**：在超声引导神经阻滞诊断术和/或化学神经溶解术前优化患者位置。
4. **视觉人体工程学**：优化骨骼地标的超声图像，肌肉和神经识别的模式识别意识，以及肌肉回声性的确定。

本章的目的是在超声引导神经阻滞的背景下介绍这些人体工程学原则。

与超声引导化学神经溶解术相比，超声引导神经阻滞诊断术的挑战

在讨论超声引导神经阻滞技术的具体人体工程学原则之前，了解两者的区别也很重要。超声引导神经阻滞诊断术与超声引导化学神经溶解术相比，我们认为，超声引导神经阻滞诊断术在技术上比化学神经溶解术更难，原因如下：

1. 周围神经比任何肌肉都要小得多。因此，针头的引导（针头运动的路径）和针尖的可视化更为重要。在超声引导下的化学神经溶解术中，目标肌肉通常相当大，针路径的精确引导较少受到关注。
2. 此外，关于针尖定位，在超声引导神经阻滞诊断术中，针尖的理想位置在尽可能靠近神经鞘的地方，而不刺穿神经，以最大限度地发挥局部麻醉的功效，从而达到麻痹的效果。因此，注射者不仅必须能够用一只手连续地看到针尖，还需要用另一只手精细地控制注射器/针头组合，使针尖尽可能靠近神经。
3. 在超声图像中，肌肉很容易与其他结构（例如肌腱、血管和骨骼）区分，而周围神经很难在超声影像下识别。这主要是由于它们的横截面积小，但也因为增加的肌肉纤维化会模糊一些用于识别神经的细节（例如蜂窝状的内神经束外观）（图3.47）。

由于这些原因，超声引导神经阻滞诊断术的术程通常比超声引导化学神经溶解术的术程更长。因此，以下人体工程学方面的建议是专门针对超声引导下神经阻滞提出的，旨在解决这些难题。

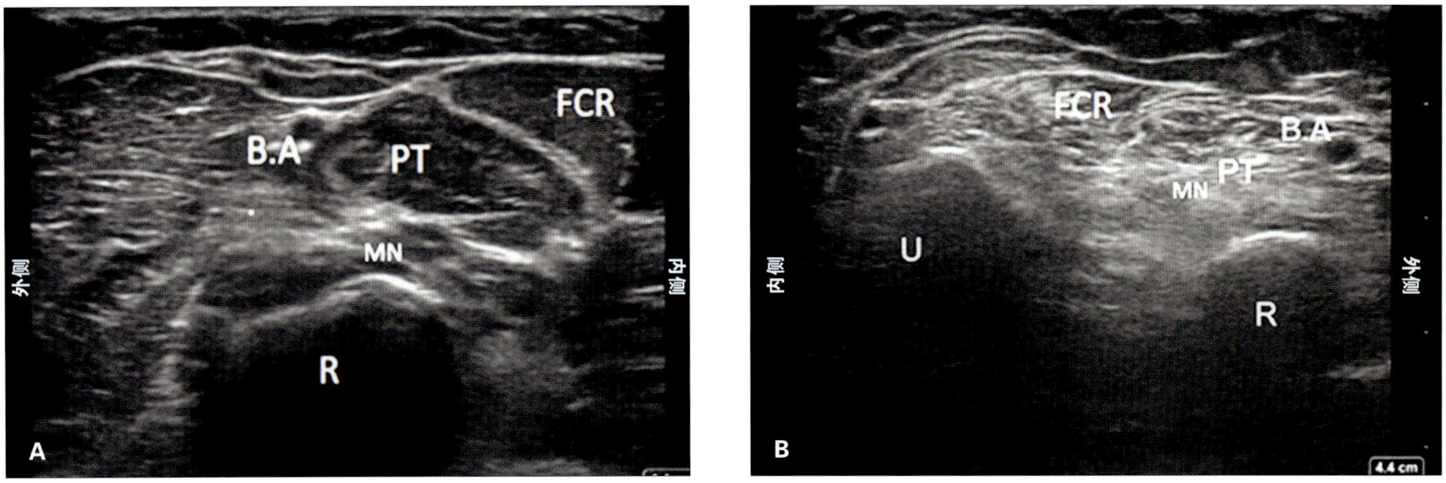

图3.47 A，受影响的痉挛肢体。纤维化导致正中神经轴突以及筋膜边界的可视化丧失。B，未受影响的肢体。可以看到正中神经、旋前圆肌的筋膜平面和肌腱的蜂窝状结构。MN，正中神经；PT，旋前圆肌；B.A，肱动脉；FCR，桡侧腕屈肌。

3

人体工程学建议，以减少伤害和优化结果

工作站人体工程学

与超声引导化学神经溶解术相比，超声引导神经阻滞诊断术没有特定的工作站人体工程学考虑因素。有关后者中工作站人体工程学的更多细节，请参考本章末尾和Lagnau等[1]的介绍。

医生人体工程学

由于平面内注射是超声引导神经阻滞最常见的方法，因此医生人体工程学原理是针对超声引导下神经阻滞术中超声探头的处理。平面内注射与平面外注射相比，平面内注射时针尖在靠近神经时是持续可视化的，从而确保针尖在电刺激和注射前尽可能靠近神经鞘。然而，对于平面内注射，超声波束是横截面排列，相对于针尖是相当小而窄的，无意间的探头移动会导致其在视野中消失。图3.48重点表述了3根手指握超声探头的推荐方法。建议用食指和中指与对侧拇指握住超声探头，因为这样便于使用第4、第5指将探头固定在患者皮肤上（图3.48B，C），从而防止超声探头意外移动。

此外，如前所述，超声引导神经阻滞诊断术的术程通常比超声引导化学神经溶解术的长得多。因此，建议所有超声引导神经阻滞诊断术坐着进行。

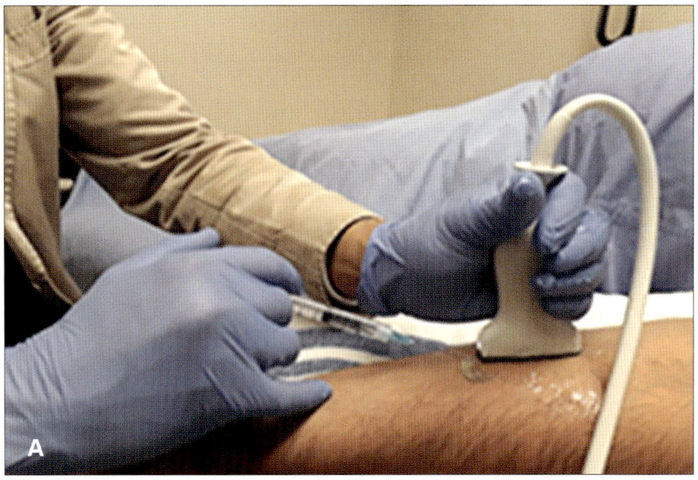

图3.48 A，超声探头和针头夹具。虽然手掌握住探头，降低了在皮肤上加压探头所需的强度，但它可能会导致注射过程中图像的无意移动，并使得微小偏移更加复杂。B，最佳的探头持握方法是第4和第5指固定在皮肤上增加稳定性。C，注意，注射手的第5指放在皮肤上也用于稳定，以减少任何不必要的针头晃动。

患者人体工程学

除了优化医生的舒适度外，由于手术时间的增加，优化患者的舒适度也很重要。优化患者舒适度不仅可以改善患者的体验，还可以减少患者无意中的移动。我们建议，在超声引导下进行神经阻滞注射，包括上肢注

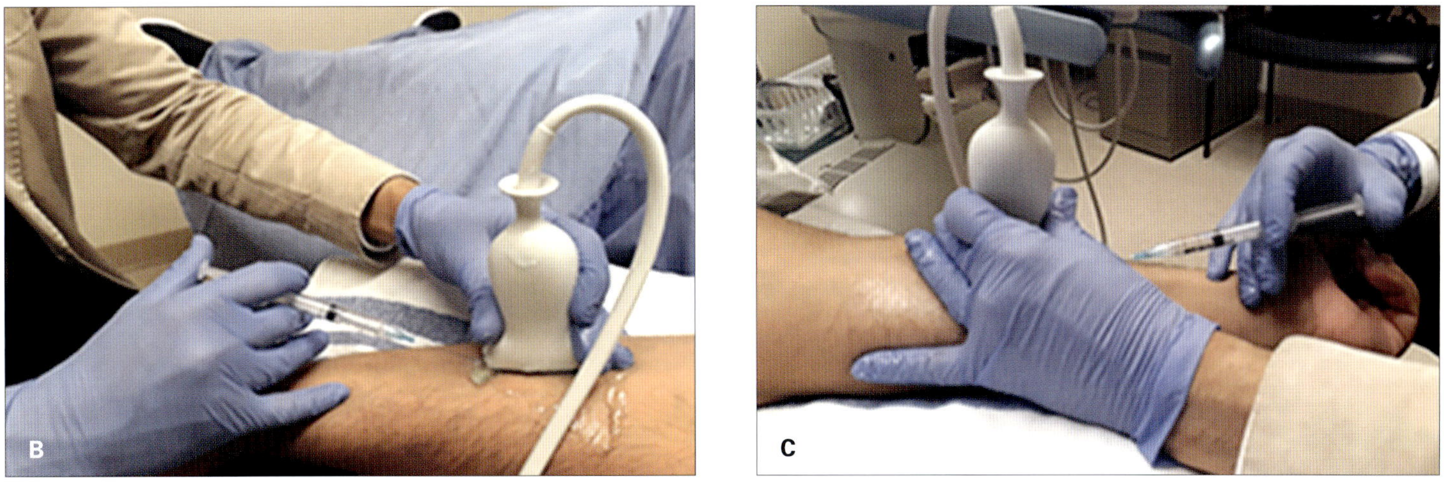

图3.48（续）

射，应在患者仰卧位或俯卧位的情况下进行，而不是坐位。

俯卧位/仰卧位还有其他优点。如果患者在手术过程中出现血管迷走性反应，则患者采取仰卧/俯卧比坐位要安全得多。此外，如前所述，在超声引导神经阻滞中靶向的神经往往是小靶点，并且这些靶点在针尖接近时可能受到限制。如果注射者不能熟练地用非惯用手操作针头/注射器，患者采取坐位而不是仰卧，医生可能会发现自己在某些注射中遇到困难。

例如，以右手持注射器对患者右上臂正中神经进行超声引导神经阻滞为例。由于正中神经通常位于内侧和稍后方，因此唯一可行的正中神经阻滞治疗方法（假设肩部处于中立位/伸展状态）是用针从侧面位置刺穿皮肤并向内侧移动。如果注射器可以熟练地用左手操作，那么这种注射可以在面对患者时进行。相反，如果患者有足够的被动活动度，可以外展肩部，手臂/前臂旋后，以便更好地进入正中神经，则仍然可以用右手进行注射。

然而，长期痉挛的患者肩部和前臂可能没有足够的活动度来允许手臂/前臂的这种体位；如果左手操作针头/注射器不熟练，并且需要用右手进行注射，那么一种可能的人体工程学方法是将患者体位调整好，使得注射器在注射时位于患者后方。此时，让患者仰卧可以使医生在注射过程中更容易操作，因为可以在手术过程中看到患者的面部，以确保患者保持舒适。如果患者坐着，则医生在患者身后，很难看到患者的面部。

视觉人体工程学

对于读者来说，视觉人体工程学的概念可能并不熟悉。如前所述，视觉人体工程学涉及帮助识别目标的技术和策略。作为超声引导的注射者，不能注射在我们无法识别的组织内。了解上肢和下肢的解剖结构以及神经与体表解剖的关系对于探头放置的位置来定位超声下的神经非常重要。在讨论与图像优化和目标定位相关的视觉人体工程学之前，讨论如何帮助识别肌肉纤维化及其对超声成像的影响也很重要。

超声可以通过改良Heckmatt量表来量化肌肉纤维化的程度（图3.49）[5]。在一些痉挛性个体中，肌肉结构发生改变，如超声显示的回声强度增加，这表明脂肪浸润或纤维化[5]。此外，可能是由于废用性萎缩，在超声下检查痉挛性肌肉时，肌肉萎缩和皮下/脂肪组织沉积增加。由此产生的图像是肌肉的正常结构特征扭曲，导致识别困难，因为正常的解剖关系（即筋膜边界、骨骼）更难可视化，并可能导致“朦胧”的超声图像。这种正常结构的丧失，加上周围神经与肌肉相比较小，可能导致超声下神经的定位和识别困难。因此，优化视觉人体工程学以确保最佳图像质量，从而优化目标识别就显得尤为重要。切换（即改变探头的角度）有助于识别神经，因为与肌腱相比，神经较少受到各向异性效应的影响，可以帮助区分神经与纤维化的肌肉。

超声图像质量的优化取决于探头种类的选择（取决于肌肉的深度）、超声机上的焦点区域选择以及调整增益以优化屏幕上的图像质量。关于超声探头，建议使用标准高频线性探头（12MHz或更高）用于超声引导神经阻滞诊断注射。由于最常见的注射神经往往不太深（即小于5cm深），标准高频线性探头具有神经识别所需的深度和图像分辨率的最佳平衡。无须使用曲线探头，因为这种探头通常用于更深的结构，使用较小的高分辨率探头不能为大多数神经提供足够的深度，并且在平面内注射时很尴尬。关于焦点区域选择和增益调整，在一些超声机器上，有预设可能会有所帮助。一些机器提供“神经”检查预设，可以帮助更好地识别神经。

其他需要考虑的视觉人体工程学是用于帮助神经定位的策略。重要的是要有足够的视野和深度来识别骨性标志。这与长期接受BoNT注射的患者尤其相关，因为痉挛的增加通常导致肌肉纤维化的增加，进而导致在超声显像下肌肉筋膜平面的丧失。这些骨骼标志可以帮助定位，从而识别肌肉。肌肉识别是大多数进行化学神经溶解术注射者应该具备的技能，因为神经-肌肉之间的关系可以用来帮助定位和发现周围神经。例如，尺神经通常位于前臂近端，因为它通常深入到尺侧腕屈肌。其他有助于定位超声下周围神经的策略包括使用彩色多普勒，特别是在长期纤维化患者中。神经常沿维管束运动。在有明显纤维化的患者中，适当优化超声图像，包

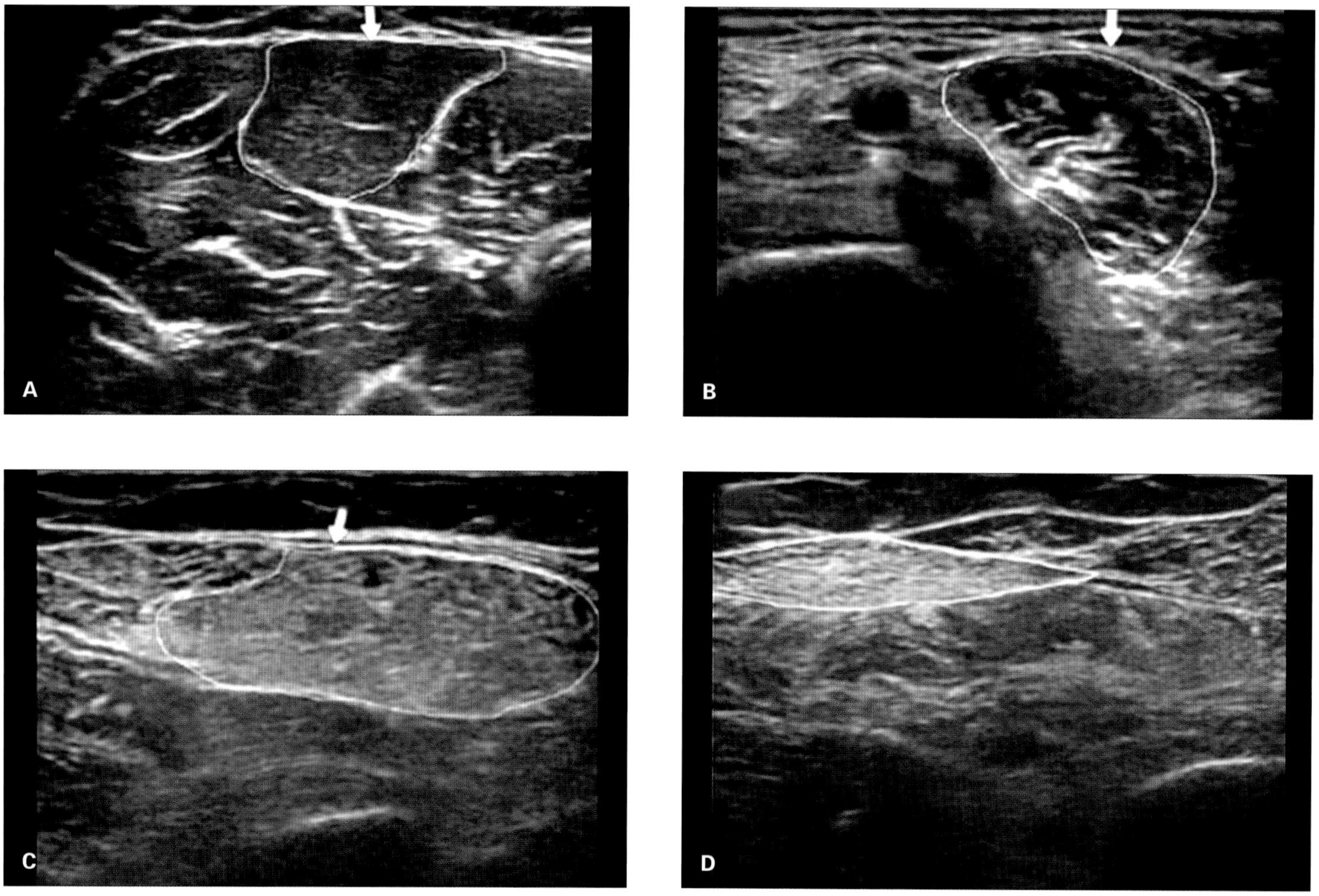

图3.49 改良Heckmatt评分。A，1级：90%以上的肌肉回声正常，与骨回声不同。B，2级：10%～50%组织内肌肉回声增强，但骨回声明显，部分区域肌肉回声正常。C，3级：50%～90%的组织肌肉回声增强，骨回声与肌肉回声的区别减弱。D，4级：非常强的肌肉回声，在90%以上的组织中几乎完全失去明显的肌肉骨回声（Moreta等[5]）。注意，随着改良Heckmatt评分的增加，肌肉筋膜平面和其他结构（例如纤维化肌肉周围的神经）的显示变得更加困难。

括探头选择、深度和焦点区域选择，可以让超声图像的成像质量更好。在这些情况下，使用彩色多普勒可以帮助发现有助于神经定位的动脉或静脉。例如，在臂远端，即肘前窝近端，正中神经常位于肱动脉内侧。此外，由于血管结构可能与周围神经混淆（这两种结构都趋向于小而圆的形状），使用彩色多普勒还可以防止在血管中误注射局部麻醉药。无意地将局部麻醉药注入血管结构可导致局部麻醉的全身播散，并产生意外的不良症状。

表3.2 建议对神经阻滞诊断常见的靶向神经采用符合人体工程学的方法（注意，这种方法假设是右手主导注射的，并且只会用右手进行注射）

胸外侧神经		
患者体位	**医生体位**	**视觉人体工程学**
稍微斜倚到完全仰卧	坐位，在患者前面，超声屏幕/控制台放在患者身后	使用彩色多普勒识别小的神经血管束，因为神经位于两层肌肉之间，很容易被误认为是筋膜平面。注意神经周围的结构（肌肉、肌腱、骨性标志）
上臂的正中神经		
患者体位	**医生体位**	**视觉人体工程学**
完全仰卧，手臂完全靠在床上；肩膀处于中性伸展/屈曲状态；稍微外展，达到上臂内侧，肘关节完全伸展（如果可能）	对于左侧正中神经，医生坐在患者前面，超声屏幕/控制台放在患者身后。对于右侧正中神经，医生坐在患者身后，屏幕/控制台靠近患者躯干	使用彩色多普勒识别肱动脉和静脉，因为正中神经通常位于这些结构的内侧。注意神经周围的结构（肌肉、肌腱、骨性标志）
上臂肌皮神经		
患者体位	**医生体位**	**视觉人体工程学**
完全仰卧，手臂完全靠在床上；肩膀处于中性伸展/屈曲状态；稍微外展，进入上臂内侧；也可以在患者坐着的时候进行；患者必须有足够的肩部屈曲范围（超过45°），上臂支撑在稳定表面上	对于左侧正中神经，医生坐在患者前面，超声屏幕/控制台放在患者身后。对于右侧正中神经，医生坐在患者身后，超声屏幕/控制台靠近患者躯干	由于神经存在于两层肌肉之间，神经很容易被误认为是筋膜平面，因此使用彩色多普勒识别小的神经血管束。注意神经周围的结构（肌肉、肌腱、骨性标志）
大腿上部闭孔神经		
患者体位	**医生体位**	**视觉人体工程学**
患者仰卧，髋部外展，可触及大腿内侧	医生可与患者垂直就座，靶点远离患者；这种姿势不管注射的是哪一侧，都允许优势手注射	使用彩色多普勒识别小的神经血管束，因为神经位于两层肌肉之间，很容易被误认为是筋膜平面。注意神经周围的结构（肌肉、肌腱、骨骼标志）
腘窝处胫神经		
患者体位	**医生体位**	**视觉人体工程学**
患者俯卧，髋关节处于中性伸展/屈曲，膝关节完全伸展。患者不能俯卧；患者可以侧躺，注射的一侧为上肢；为了舒适，臀部可以轻微弯曲，但膝盖应该接近完全伸展	如果患者俯卧，无论注射的是哪一侧，医生都可以有多种姿势（即医生可以与患者平行或垂直）。如果患者侧卧，医生需要在患者后面，患者在医生与超声屏幕之间	使用彩色多普勒来定位腘动脉和静脉，因为神经通常位于这些结构的深处或相邻处。注意神经周围的结构（肌肉、肌腱、骨性标志）

结论

总的来说，超声引导化学神经溶解术与超声引导神经阻滞诊断术的原理非常相似，特别是在讨论考虑设置空间、工作站和医患位置时。然而，它们也有一些关键的区别。从医生的人体工程学因素来看，稳定持握探头的方法是很重要的，因为大多数超声引导神经阻滞注射是在平面内进行的，形成一个狭窄的窗口，可以看到针尖和针体。如果探头有轻微移动，很容易使针尖/针体丢失。其他关键的人体工程学差异包括超声引导神经阻滞时患者仰卧位或俯卧位。这部分是因为超声引导下神经阻滞术通常需要更长的时间，因为目标更难识别，但也因为仰卧位/俯卧位允许在患者身后进行注射，当注射目标位于注射器的优势侧时，这可能是必要的。最后，由于超声引导神经阻滞的目标非常小，因此视觉人体工程学的优化对于目标识别至关重要。使用彩色多普勒定位神经血管束等策略是超声引导的神经阻滞术所独有的。

希望本章为读者提供工具和思路，以优化人体工程学的同时执行超声引导神经阻滞治疗。表3.2建议采用符合人体工程学的方法进行常见的神经阻滞术。

附录A

适用于超声引导神经阻滞诊断术和超声引导化学神经溶解术的一般人体工程学原理（摘自Lagnau等[1]）

工作站人体工程学

（1）房间尺寸

- 150平方英尺（约$14m^2$）的房间便于患者周围的机器和设备的操作。
- 设备电缆，例如电源线，以太网线和其他相关线缆等设备线可以覆盖，以防止绊倒，便于椅子在电缆顶部移动，或者以不妨碍注射操作和助手活动的方式摆放整齐。

（2）**高度可调的桌子和舒适的椅子**

- 理想情况下，可以在房间的中心放置一个高度可调节的检查台，并且使用旋转滚椅或检查凳来方便移动和进行不同部位的注射。
- 舒适的椅子和直立的身体已被证明可以降低背部疼痛的发生率。

（3）**能够控制房间照明，调整超声机器参数**

- 调整房间照明和超声参数（深度、焦点、增益、多普勒），并选择正确的换能器频率（浅表肌肉：12～17Hz；深层肌肉：3～5Hz）对于优化图像质量和确保精确定位至关重要。

（4）**超声屏幕要和视野在同一水平处**

- 超声屏幕应位于医生对面的视野水平位置，但在手臂可及的范围内，以便在注射前扫描时优化超声参数。
- 理想情况下，机器应该直接面对操作员，因为这样可以减少背部和颈部的旋转运动，降低劳损和受伤的风险。
- 如果配备了脚踏板，则脚踏板应易于获取图像。

（5）**需要一位助手**

- 由于在超声引导注射的过程中双手都被占用，因此最好有助手在场，特别是对于新手注射者，可以促进肢体的正确定位，并在扫描时通过被动移动肌肉来帮助动态可视化肌群。

（6）**需要一个便携式移动托盘**

- 便携式的平面，例如移动托盘/桌子，也应在手臂可及的范围内，便于接触其他设备，包括用于消毒的酒精拭子、用于扫描的超声凝胶和用于放置神经传导的电子设备。应在完成手术后使用毛巾进行清洁。

医生人体工程学

（1）**中立位姿势**：保持中立位姿势是人体工程学的基本原则之一。某些体位在超声检查中被认为是最佳的。

- 颈部应该弯曲而不是伸展。
- 前臂应与地面/检查台保持水平。
- 手臂外展应小于30°。
- 桡骨和尺侧偏差应受限制，手腕屈伸不超过15°。
- 手臂应在身体两侧保持垂直，肩部屈伸有限。
- 在超声引导下注射。
- 尝试将超声屏幕与注射肌肉在同一视线内，以尽量减小颈部运动幅度，并促进视线从屏幕到针头的平稳过渡（“向下看注射器”）。
- 注射时避免肩胛骨过度外展。
- 医生应与被注射肢体站在同一侧，以避免手伸过患者而导致肩胛骨过度伸展。

（2）**坐位注射**

- 如果可能的话，医生应采用坐姿，因为这有助于保持中立位，并提高注射过程中的稳定性。

（3）**使用非惯用手操作超声探头**

- 手指在探头上的不正确位置会增加受伤和慢性疼痛的风险。图3.48A显示用于注射的不正确持握超声探头方法。
- 医生应该练习双手均可使用超声探头扫描和注射，因为进一步的练习可以使双手熟练。这是一项重要的技能，因为在某些情况下，由于房间或患者的因素，位置符合人体工程学的定位可以轻松面对。

患者人体工程学

（1）**舒适的体位**

- 患者舒适的体位：通过减少患者在注射过程中的不自主移动来改善患者体验和保证安全。
- 一般来说，检查床和枕头或其他各种装置等可使患者在舒适体位下注射部位得到良好支撑，例如臂槽和腿托。
- 在将患者转移到床上存在障碍、患者不能忍受仰卧位或俯卧位的情况下，患者可以坐着接受注射（在轮椅或其他合适的椅子上）。
- 此外，对于头颈部和一些上肢注射，坐姿可以更好地进入注射区域。

（2）**有第2块显示屏**

- 患者也经常表示对可视化的超声注射过程感兴趣。共享屏幕可能有助于创造积极的安慰剂效应/生物反馈体验，有利于医患关系。然而，如果只有1块屏幕，位置摆放不理想会导致医生倾斜头或伸展脖子与患者共用显示屏。因此，在手术过程中使用2块显示屏被认为是促进患者参与的最佳选择。

（3）**在没有助手的情况下注射时，使用额外的装置，如臂槽或肩带，可能有助于保持对目标肌肉的良好暴露**

- 但是，如果可能的话我们建议有一位助手，原因如下：帮助患者定位注射；在手术过程中为患者提供情感支持；在注射过程中监测患者的情绪反应，因为医生可能更多地关注注射区域和超声屏幕。

4 神经靶向手术
Nerve-targeted procedures

4.1 用苯酚和乙醇进行化学神经溶解

Heakyung Kim, Amy Tenaglia, Michael C. Munin

引言

痉挛（Spasticity）是上运动神经元病变的一个临床特征，定义为对被动肌拉伸的抵抗增加。痉挛可导致肌肉痉挛、纵向肌肉生长受限，以及由能量消耗增加引起的疲劳和挛缩，最终导致残疾。痉挛管理需要一种全面、多学科、基于目标的方法，尤其是当存在功能障碍、疼痛和肌肉骨骼畸形时。治疗方案多种多样，包括治疗方式、治疗方法、口服药物、注射和/或手术，具体取决于痉挛的严重程度和分布。关于注射剂，常用的药物包括苯酚、乙醇和肉毒毒素[1]。

苯酚

历史

苯酚，一种苯衍生物，也称为“石炭酸”。它是一种有机化合物，由与羟基键合的苯酚基团组成。苯酚既可以是化学制造的，也能少量天然存在于水和空气中。前体分子苯具有致癌性，尽管苯酚不被认为是这种分类[2]。苯酚于19世纪首次从煤焦油中提取，并于19世纪60年代因其防腐特性而被使用。苯酚是除消毒剂以外的防腐剂，但主要用于合成尼龙等纤维和其他材料[3]。自20世纪30年代以来，苯酚一直被用作神经溶解剂，当时它被用于施行交感神经切除术以治疗人类的血管疾病[4]。1959年，苯酚首次用于通过鞘内给药治疗痉挛性截瘫（Spastic paraplegia）患者的痉挛[5]。《Peripheral phenol injections to reduce spasticity》是1965年9月JAMA医学新闻上发表的一篇文章，重点介绍了2位理疗师和1位麻醉师，他们将这种注射技术推广为一种新的康复方法，以避免永久性神经破坏[6]。苯酚的神经阻滞可使用于感觉运动混合神经干、运动神经分支处，或在称为“运动点”处使用[1]。

肉毒毒素在30多年前被批准用于痉挛管理，尽管苯酚和/或乙醇成本低且疗效长，但在美国其很大程度上被BoNT取代了。限制苯酚神经溶解术使用的障碍包括获得医用级苯酚溶液、潜在的不良反应，以及注射所需的技能。然而，BoNT在治疗局灶性痉挛的费用很高，部分国家仍然使用苯酚和/或乙醇[7-8]。值得注意的是，由于乙醇在治疗肥厚型心肌病方面有了新的应用，因此其成本在2020年大幅上涨[9]。

神经溶解作用机制

苯酚会导致蛋白质变性，当注射到神经结构附近时，会导致髓鞘分离、神经破坏和随后的沃勒变性，从而损害神经传导。当注射到肌肉中时，会引起肌坏死。注射部位附近均可发生非选择性神经损伤和肌肉损伤，其程度与苯酚浓度和剂量有关[10-11]。此外，苯酚会导致神经周围微循环的闭塞和纤维化[12]。苯酚神经溶解术可立即减轻痉挛，注射后约1周达到最佳效果。长期改善发生在注射苯酚后的沃勒变性。苯酚注射的有益效果可以持续数月甚至数年，直到轴突再生发生[12-14]。苯酚注射可以根据临床需要随着时间的推移安全地重复。

浓度和剂量

苯酚通常制备为无菌水溶液，稀释至3%～6%浓度[15]。苯酚含量低于2%的溶液只会产生短期的麻醉作用，不会产生较长的临床持续时间。一般来说，使用浓度低于3%的溶液通常不能充分减少痉挛[16]。3%或更高的苯酚水溶液通常会引起沃勒变性[10,13]。

先前的研究报告说，8.5g是人体的致死剂量，而美国毒物和疾病登记署指出，摄入苯酚的致死剂量为1～32g[3,17]。根据这些数据，每次注射不应超过1g苯酚。临床医生的一般规则是使用不超过20mL 5%的苯酚水溶液，因为1g以该浓度输送的苯酚等于1mL纯苯酚[10]。

儿童患者的剂量可以根据成人数据和注射者经验的推断来确定。儿童的给药指南尚未很好地建立，但总剂量为30mg/kg被认为是安全的。与成年患者相似，总剂

4

量不应超过1g[18]。例如，对于儿童患者的剂量，可以用60kg的成年患者和20mL 5%的苯酚作为最大剂量来计算。因此，儿童的体重如果为成年人的1/3（60kg体重的1/3=20kg），那么该儿童所应采用的剂量应为成年患者最大剂量（20mL）的1/3，即约7mL。

特定苯酚注射的一般指南范围为运动点0.5～1mL，周围外神经0.5～3mL[19]。将苯酚与BoNT进行比较，70～110单位的肉毒毒素与1mL 5%的苯酚的比例已用于儿童，但尚不清楚这种关系是否适用于成人[20]。

效能

与BoNT化学去神经法相比，苯酚神经溶解具有许多好处。首先，苯酚在注射后立即起作用，与BoNT相比，持续时间几乎是BoNT的2倍：6个月，而不是3个月。在Halpern和Meelhuysen的一项研究中，95位患者被注射了5%苯酚，效果维持了3～17个月，模式持续时间（Modal duration）为4个月和6个月。此外，他们发现60%的肌肉表现出持续放松6个月或更长时间[14]。其次，苯酚价格低廉，如果需要，可以比每3个月使用1次更频繁[7-8]。美国医保和食品药品监督管理局对痉挛使用肉毒毒素A限制为每3个月不超过400单位。

苯酚给药后反应的幅度和持续时间与所用的剂量及浓度成正比[21]。一项研究表明，接受4.5%苯酚治疗的患者中，近90%的患者成功治疗，而接受3%浓度苯酚治疗的患者获益不到20%[22]。多项研究表明，与BoNT相比，苯酚具有更长的持续时间和更高的临床疗效潜力[8,22-23]。然而，一些学者认为，与乙醇相比，苯酚产生的神经阻滞持续时间更短、强度更低[24]。

重复给药的疗效

关于重复使用苯酚神经阻滞干预慢性痉挛的数据有限。Helweg-Larsen和Jacobsen通过重复施用苯酚取得了相似的疗效和改善持续时间[25]。此外，Awad发现一些患者在第3轮或第4轮苯酚神经溶解术后痉挛症状永久性减轻[26]。这种观察结果被假设是由于局部肌肉损伤和坏死导致肌肉纤维化，从而阻止了完全的神经再生。反复向特定神经靶点注射苯酚可产生具有临床意义的累积效应。可能出于同样的原因，运动分支定位与电刺激对于接受过多次苯酚注射的患者则更为困难[27]。大剂量的苯酚可以产生长效的阻滞作用，但同样可以引起肌肉纤维化，从而使重复注射更加具有挑战性。然而，在多达8次对肌皮神经苯酚重复注射中，超声引导结合电刺激使得注射准确性都提高了，因此用药量减少了[28]。

不良反应

苯酚的副作用从轻微到严重不等。轻微副作用包括注射疼痛、出血和瘀伤，与其他介入性手术类似[5]。在混合神经或感觉神经周围注射苯酚可能引起感觉障碍，但感觉障碍的发生率为2%～32%[28-29]。与MSCN或闭孔神经相比，感觉区域较大的神经（例如胫神经）可能具有更高的感觉迟钝率，后者报告的感觉迟钝发生率较低，如果存在，则为轻度的和短暂的[28]。在具有马蹄步态的儿童中，如果儿童出现感觉迟钝和抗痛步态，阻断腓肠肌运动神经的益处将减少[21]。

更严重但更罕见的副作用包括外周水肿、皮肤脱落、过度运动无力和深静脉血栓形成，这可能是由对内皮的腐蚀性作用所致。全身剂量超过8.5g会导致中毒，表现为惊厥、中枢神经系统抑制和最终的心血管衰竭。无意的血管内注射可能是灾难性的，可导致动脉硬化和远端组织梗死[30]。为了消除这种罕见的并发症，注射针应连接到麻醉管上。如果在注射前抽吸时发现管路中有血液，则应在滴注苯酚之前立即拔出针头。鉴于苯酚经过肝脏代谢，晚期肝病患者通常避免使用苯酚[5]。总体而言，当使用适当的技术和剂量时，严重的副作用并不常见[30]。

乙醇

历史

乙醇，通常称为“酒精”，是第一种在神经细胞上研究并用于神经阻滞的醇类化合物[31]。在用于治疗痉挛之前，乙醇有一系列应用，从治疗三叉神经痛和顽固性癌到进行交感神经切除术[32]。

作用机制和浓度

与苯酚一样，乙醇会导致蛋白质变性和组织破坏，例如神经凝固和肌肉坏死。在5%～10%的低浓度下，乙醇通过降低钠和钾电导率来起到局部麻醉剂的

4

作用。在较高浓度下，乙醇会非选择性地使蛋白质变性并导致细胞损伤[32]。临床上最常用的稀释度范围为35%～60%[1]。早期的动物研究分析了不同浓度乙醇的影响，结果各不相同。较低的浓度导致不一致的轴突破坏，而无水乙醇导致神经元变性，伴有广泛的纤维化和部分再生。

在功能上，乙醇浓度为48%～95%的研究发现不同程度的暂时性瘫痪，浓度与虚弱程度无关[1]。在脑瘫儿童中，多项研究将45%的乙醇应用于痉挛性肌肉，针对肌肉体积和运动点。结果显示，随着运动力量的保持，痉挛减少。一项研究报告称，获益持续时间为6～12个月，偶尔可达2～3年[1]。

多项研究比较了乙醇和苯酚的功效，结果各不相同。Moller等的一项研究发现苯酚比乙醇更有效，而Kocabas等另一项研究发现它们同样有效[12,24]。

不良反应

一些研究表明，与苯酚相比，乙醇的全身副作用更小[5,12]。这些影响包括肌内注射时的灼痛、短暂的肌肉不适，以及局部充血和皮肤刺激（如果浅表注射）。此外，由于进入体内的乙醇大部分被代谢，接受乙醇神经溶解的患者可能会在注射后立即出现急性中毒。如果在神经周围注射，有暂时感觉缺陷和疼痛的风险。总的来说，在靠近运动点的肌肉内注射乙醇治疗痉挛是安全、有效的[1]。

注射技术用于神经阻滞、化学神经溶解和运动点阻滞

神经阻滞和化学神经溶解

神经阻滞可以更广泛地定义为使用化学剂损害神经传导，而化学神经溶解是专门指通过施加神经损伤来阻止神经传导的方法[1]。

运动点阻滞

运动点是神经运动分支进入肌腹的特定区域[34]。从解剖学角度来看，这代表肌肉中运动终板高度集中的区域[35]。使用神经肌肉电刺激可以通过施加最小强度和最短持续时间来引起可见的肌肉收缩而识别运动点[34-35]。

注射技术

历史上，苯酚和乙醇在电刺激引导下经皮注射。因为这个过程是痛苦的，并且需要患者保持不动，大多数儿童需要全身麻醉或清醒镇静，而青少年和成人可以在没有全身麻醉的情况下耐受这个过程[21]。通常使用带有特氟龙绝缘层的皮下注射针。针的平均规格为26号，长度为25～70mm，具体取决于患者的体型，针的底部是裸露的，用作刺激电极。

一旦针头连接到周围神经刺激器或常规肌电图（EMG）机器上，它就可以通过皮肤插入肌肉以定位运动点或神经[14]。根据库仑定律，对神经的刺激与电流除以距离的平方成正比。因此，使用1mA的电流，如果医生在1mm远的地方与在10mm远的地方，施加到神经上的能量会有100倍的差异。临床上，如果在低刺激强度下获得肌肉收缩，则表明针与电极非常靠近神经或运动终板。刺激是为了产生明显的肌肉收缩，通常为3～5mA，但在没有视觉指导的情况下，可能会更高。然后降低强度，直到肌肉收缩可见，理想的最小刺激强度应小于1mA。

为了改善神经或运动点的定位，已经开发了使用电刺激和超声（Ultrasound，US）引导的组合技术。高频US可以显示肌肉回声、运动神经、皮神经以及脉管系统。US可以识别神经和/或肌肉的解剖变异，以提高准确性和预后[36-37]。US可降低神经溶解术后感觉障碍和/或静脉炎的发生率。Karri等的一项研究对57例患者的139条神经进行了酚神经溶解，所有程序均采用电刺激和US指导，在超过40天的随访期间，未出现感觉障碍[38]。Matsumoto和同事对167个MSCN区块进行了比较，比较了单纯的电刺激与US指导的电刺激。结果表明，与单独使用电刺激相比，电刺激和US指导的组合与更低的注射剂量相关（2.31mL vs 3.69mL，$P<0.001$）。在随后的注射中，在电刺激指导下酚的剂量增加，但在电刺激和US指导联用下没有增加，这表明使用联合技术时瘢痕（Scarring）较少。两种方法均具有较高的技术成功率和较低的不良事件发生率[28]。该研究作者报道，在根据刺激反应识别神经后，可以关闭电刺激并单独使用US完成注射。此外，一级证据表明使用器械引导（包括超声、周围神经刺激或肌电图）的BoNT

注射比仅依靠解剖或手动引导更准确[39]。

苯酚注射技术要求熟练，一个新的注射者可能需要1小时才能完成。然而，US可以极大地促进神经识别，缩短手术时间。用探针进行电刺激是痛苦的，并且需要针尖非常靠近去极化神经，这对一些患者来说在技术上是困难的。为了获得有效的结果，必须在称为“水解剖”的过程中于神经周围注射苯酚。如果没有显像，医生无法确定液体层的位置（通常远离神经），但有了超声显像，医生有更好的机会获得神经水肿[21,40]。定位目标运动点或神经并选择合适的剂量需要经验以避免不良事件。与苯酚相比，BoNT很容易在身体组织中扩散，而且没有感觉上的副作用，这意味着它可以不那么精确地注射到肌肉中[41]。

单次多水平化学神经溶解术

单次多水平化学神经溶解术（SEMLC）是指使用一种以上化学神经溶解剂在多个层面治疗各种痉挛肢体的单次手术。BoNT和苯酚/乙醇具有独特的优点与缺点（表4.1）。联合应用这些技术可以比单纯BoNT更有效地治疗弥漫性痉挛，尤其是在基于体重的剂量限制的幼儿中。苯酚/乙醇的使用可以在单次注射中对较大的肌群进行治疗，而将BoNT留给儿童和成人的其他肌肉。例如，在Ploypetch等的一项研究中，SEMLC组治疗的痉挛性肌肉显著多于BoNT单独治疗组（分别为15块肌肉和8块肌肉）。此外，SEMLC组91.4%的患者达到了注射目标，而BoNT单独组为77.5%，且不良反应很少[20]。SEMLC治疗弥漫性痉挛安全、有效[20,42]。与口服药物或鞘内注射巴氯芬相比，SEMLC的优势在于能够选择性地靶向受累肌肉。此外，使用的剂量和药物可根据个别肌肉的痉挛严重程度和功能贡献进行调整。

一般来说，BoNT被注射到较小的肌肉中，而苯酚则被保留给感觉成分有限的运动神经，这很容易定位。苯酚神经溶解的理想靶点包括供应肘屈肌的MSCN和靶向髋内收肌的闭孔神经，以缓解修剪步态和个人卫生困难[21]。腘绳肌运动点和股直肌运动点阻滞，肱肌运动点阻滞，腓肠肌和胫后肌运动点阻滞也显示出临床效用。BoNT是腕屈肌和指屈肌或手部内在肌肉等肌肉的首选，这些肌肉由具有许多感觉轴突的神经供应，这些神经轴突一旦受损就会导致感觉障碍。BoNT也可用于治疗马蹄足定位，以避免通过胫神经供应腓肠肌和比目鱼肌的感觉障碍[43]。然而，在高频超声引导和对解剖的深入了解下，一些临床医生可以在上肢远端使用苯酚阻滞而不会引起感觉障碍[8]。

表4.1 化学神经溶解剂的优缺点

	优点	缺点
苯酚/乙醇神经溶解	– 快速作用 – 廉价 – 作用时间更长 – 助推器可以在第1次注射后的任何时间给予 – 通过注射近端运动神经来治疗多块肌肉	– 注射期间疼痛 – 技术上更困难 – 儿童可能需要镇静 – 感觉迟钝
BoNT注射神经溶解	– 更容易注射 – 疼痛更轻 – 没有感觉障碍的副作用 – 可选择性地针对较小的肌肉	– 与苯酚/乙醇相比，作用速度较慢（3～7天） – 昂贵 – 效果持续较短 – 在初次注射后12周内不能进行加强注射 – 由于费用和远处传播的剂量限制，将治疗限制在1～2个身体区域 – 当注射到头颈部肌肉时吞咽困难

小结

1. 苯酚和乙醇神经阻滞可用在混合的感觉运动神经，或运动神经分支，或在肌肉内的运动点。
2. 苯酚对许多患者的疗效可达6个月。
3. 使用BoNT和苯酚/乙醇的SEMLC是一个单次程序，使医生能够治疗多块痉挛性肌肉。
4. 超声引导有利于识别神经，并能明显缩短苯酚/乙醇注射时间。

4.2 冷冻神经溶解术——一种新的经皮微创治疗痉挛性肢体

Daniel Vincent, Eve Boissonnault, Paul Winston

诊断性神经阻滞（DNB）的原理可用于确定是否有更持久的微创经皮神经溶解术（如果可行）。例如，苯酚和乙醇用于对选定肌肉进行部分或节段性神经溶解。正如使用射频消融或冷冻溶解的疼痛医学实践所证明的那样，不使用化学药物进行神经溶解是可能的。Lloyd等在1961年首次使用液氮冷却探针，并在1976年发明了“冷冻镇痛”这个术语，当时他们注意到在操作过程中没有神经炎和/或神经痛[1]。冷冻神经溶解术在镇痛方面的疗效已经有几十年文献报道。与大量关于外科神经溶解术的文献相比，历史上很少提到经皮消融性神经溶解术治疗痉挛。在2019年前已有1例经皮射频消融术治疗运动神经痉挛[2]和1例冷冻神经溶解术的病例报道[3]。另一篇已发表的摘要表明，使用肌皮神经（MSCN）冷冻神经溶解术可改善肘关节痉挛[4]。

首先进行诊断性神经阻滞以确定引起痉挛的运动神经，然后可以使用直径为1.2～1.3mm的小型冷冻探针，经皮插入目标周围神经进行冷冻神经溶解术。它用于感觉神经和神经瘤已经超过50年的历史，持续缓解疼痛从几个月至几年[5–6]。低温神经溶解是可能的，因为通过一个孔节流气体从高到低的压力，导致气体迅速膨胀和温度下降，称为“焦耳–汤姆孙效应”[1]。在快速冷却过程中，使用压缩的CO_2或N_2O，在冷冻探针的尖端形成一个3.5～18mm的冰球（图4.1）。温度由气体的沸点决定，通常为−88～−60℃（N_2O的沸点[1]）。这个冰球造成轴突和髓鞘断裂。其病变被归类为森德兰神经损伤分级Ⅱ级。这是神经的轴突分离，由于靶神经的沃勒变性从病变向外延伸一段距离而导致轴突连续性丧失。然而，目标神经的基底膜、神经外膜和神经束膜保持完整，并作为神经再生的导管或导管。与乙醇或苯酚化学神经溶解术不同，它几乎不会破坏周围结构并导致神经周围和肌肉纤维化，也不会使得后续超声显示困难。使用冷冻神经溶解术时，液体不会广泛分散，神经妥乐平的释放很少，而神经妥乐平与疼痛性神经瘤的形成有关。

视频1. 上肢冷冻神经溶解术

视频2. 全胫神经冷冻神经溶解术

我们认为，通过一个小的冷冻探针（例如20G）进行冷冻神经溶解术，可以安全地以一种新的方式对周围运动神经分支进行选择性地损伤，以治疗肢体痉挛[8–9]。建议使用超声引导（图4.2）联合电刺激选择性地识别合适的神经。对于电刺激，肌肉抽搐的阈值应小于0.8mA。冷冻神经溶解术对感觉神经和运动神经产生即刻效应，类似于诊断性麻醉神经阻滞，以便容易识别靶肌肉。这是由神经传导的时间和温度依赖性热中断引起的。神经溶解的生理程度取决于产生的每个病变的温度与时间，因此如果发现任何感觉障碍，应立即终止该过程，以降低永久性神经损伤的风险。而化学神经溶解术（乙醇或苯酚）、射频神经溶解术和外科神经切断术则不是这样的。脉冲射频神经调节可能提供与冷冻神经溶解相同的结果，但尚未经过充分研究，因此未推荐使用。

关于痉挛，临床经验表明，肌张力和活动范围逐渐改善，在冷冻神经溶解术后1～3个月最显著。经过几个月的被动伸展、主动运动、治疗和支具治疗后，病情有了进一步改善[7–8]。还建议对拮抗肌进行康复训练。患者现在可能会经历无对抗运动的增加。例如，患者在通过冷冻神经溶解术克服屈肌痉挛后，可能主动背屈踝关节、伸展腕关节与手指或外展肩关节。物理疗法、全身支具和拮抗剂的电刺激也有帮助。此外，可能需要考虑一些因素，例如调整矫形器以改善活动范围。由于目标神经紧挨着血管，Gage在一篇综述中发现，大血管在冷冻后明显抵抗结构变化，但它们作为血液管道的功能没有受损[10]。

冷冻神经溶解术主要针对运动神经；然而，感觉分支和混合神经也可以按照疼痛管理的情况进行治疗。这包括治疗肩部疼痛的肩胛上神经，以及负责握拳和手腕疼痛的正中神经和尺神经干。胫神经干也会有感觉阻滞。肌内冷冻神经溶解小神经分支也是可能的，以避免感觉中断或保留远端肌肉目标，例如旋前圆肌、FCR、FCU、FDS或股直肌。

选择患者

靶向诊断性神经阻滞用于确定有问题的痉挛肌群。通常情况下，这些痉挛的肌群接受了BoNT、化学神经溶解（乙醇或苯酚）、物理疗法和支具的各种组合，但已达到治疗平台期。然而，冷冻神经溶解术可以作为初始治疗，前提是DNB识别出可复位畸形而不是挛缩。几乎任何肌肉都可以通过本书中介绍的肌内分支进行靶向治疗。针对特定神经分支及感觉运动神经干，我们建议：

肩带

- 胸外侧神经到胸大肌[11]。
- 胸内侧神经较难成像，深度较深，但有可能。
- 胸背神经到背阔肌。
- 肩胛上神经用于减轻疼痛，这可能会增加活动范围。

肘部屈肌

- 肌皮至肱肌和肱二头肌。
- 桡骨至肱桡肌。

手腕和手指

必须确保该组没有感觉减退。

- 如果DNB没有感觉减退，则使用正中神经。
- 如果DNB没有感觉减退，则使用尺神经。
- 手指伸肌使用桡神经。

髋带

- 闭孔肌至前后收肌群。

膝盖

- 股神经到股直肌。
- 坐骨神经治疗腘绳肌（可能影响所有远端肌肉）。

足踝部

- 胫神经到内侧和外侧腓肠肌、比目鱼肌、胫骨后肌和趾长屈肌：这是为了确保没有感觉障碍。
- 胫骨在脚踝为足内在肌肉。

应使用标准化结果测量来衡量DNB的结果以确保改进。推荐使用改良Tardieu量表、运动评估量表和视频采集进行比较。视频捕捉在记录神经阻滞疗效和运动控制方面非常有帮助。对于功能结果，目标达成量表、手臂、肩膀与手部残疾、盒子与积木测试以及握力等都是可以跟踪结果的结局指标。对于内收肌，使用膝盖之间的距离。对于下肢手术，除了主动和被动运动外，还可以使用多种步态评估。

冷冻神经溶解术的建议指南

DNB必须使用少量短效局部麻醉药［例如利多卡因（1～1.5mL，2%的溶液）］进行靶向和选择所需的神经或神经分支。可能需要再做一次DNB来确认。DNB将模拟预期的临床获益。DNB可以预测潜在的不良结局或事件，例如功能丧失或感觉障碍。这对胫神经和负重行走能力以及手的功能尤为重要。带有数字显示和易于调整电流输出的神经刺激器对于识别目标运动神经是必不可少的。它应该连接一个内部神经刺激器或一个外部刺激器，可以沿着探测针或探测器传导电流。

我们的临床程序需要（图4.3～图4.8）

1. 准备充分的皮肤抗菌预防措施，例如，使用无菌或抑菌（2%～4%氯己定）的超声凝胶。
2. 采用小剂量局部麻醉进行皮肤和皮下神经麻醉，以减轻经皮穿刺部位疼痛；小于0.5mL的1%利多卡因可避免弥散和麻醉神经。
3. 特殊的探针，允许更深的注射，不需要绝缘，应该根据制造商的指导使用。如果没有，则使用保温导管（16号或18号血管导管）或类似的比探头大的测量针作为引导，防止皮肤冻伤。导管的使用将作为一个额外的绝缘体，提供最佳的低剂量电刺激，并协助冷冻探针定位。
4. 彩色多普勒超声可明确目标神经在神经血管束中的定位。推荐采用平面内超声方法进行冷冻神经溶解，确保针头在接近目标神经时能被看到，以减少不必要的位置改变。引导探针直至其与运动神经分支并列，针头尖端清晰可见，远离任何静脉或动脉。
5. 在插入针或探针之前应启动刺激器，以确保肌肉在0.5～0.8mA低电流下反应。使用US和电刺激，观察所需的肌肉运动，调整针头和探针的深度，以获得最佳的肌肉刺激。避免过度或重复进入，如果有疑问，重新检查US图像，以确认最佳进入点和深度。如果感觉神经分支有疼痛的感觉刺激，就重新调整针尖的位置。

6. 如果患者在冷冻神经溶解术中沿着神经通路感到疼痛，则立即关闭装置，允许冷冻探针解冻，然后在恢复后续病变之前重新调整针头。
7. 为了确保神经完全溶解，建议两个病变沿同一神经分支至少间隔1cm或在同一神经的对侧进行。每个设备都有不同的设定。在–88～–60℃的温度下，建议每条大神经做2～3个溶解病变，共3～3.5分钟。可以对多条神经进行治疗；一次治疗1条神经，每条神经做2～3个病变。
8. 在上肢，我们发现从肩胛上神经阻滞开始可以减轻肩部疼痛，并有助于更好地进行外展定位。接下来可以做胸外侧神经。这也将允许肩关节外旋，并能更好地接触MSCN、正中神经和尺神经。
9. 手术完成后，通过压力和封闭敷料（例如创可贴）稳定经皮穿刺点。如果需要，可以涂上皮肤胶。
10. 不需要特定的活动限制。
11. 接受全身性抗凝治疗的患者可继续接受DNB或冷冻神经溶解术。然而，如果有潜在的出血风险，抗凝剂可能要保持到手术完成后。必须权衡使用抗凝剂的风险和使用抗凝剂的益处。对于有栓塞现象病史的患者，谨慎的做法是咨询家庭医生、内科医生或心脏科医生。内科医生或血液科医生会诊时可使用抗凝桥接技术。

副作用包括罕见的感染和出血风险以及感觉障碍或感觉分支疼痛；通过确保DNB不引发这种情况来减少不必要的麻木感。复杂性区域疼痛综合征Ⅱ型或神经炎是可能的，但是自限性的，采用保守措施治疗。超声引导降低了静脉穿刺风险。可能会被冻伤。

视频1. 支配肱肌的肌皮神经冷冻神经溶解术

视频2. 肘部以上正中神经冷冻神经溶解术

视频3. 闭孔神经前段冷冻神经溶解术

视频4. 闭孔前段的冷冻神经溶解术

视频5. 胸外侧神经冷冻神经溶解术

视频6. 超选择性肌内冷冻神经溶解术

使用血管导管是为了保护皮肤

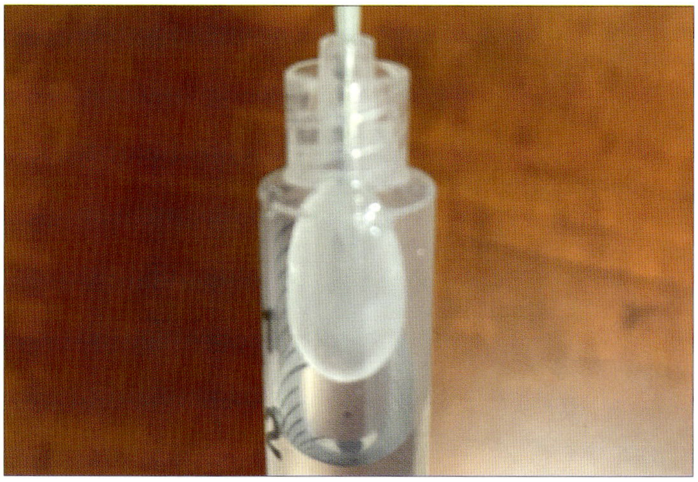

图4.1 IOVERA设备上的冰球（0.6mm×10mm）。

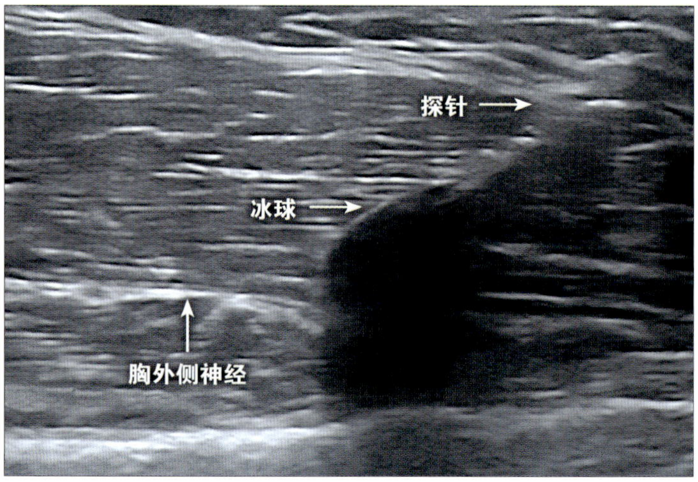

图4.2 沿着神经生长时形成的冰球。

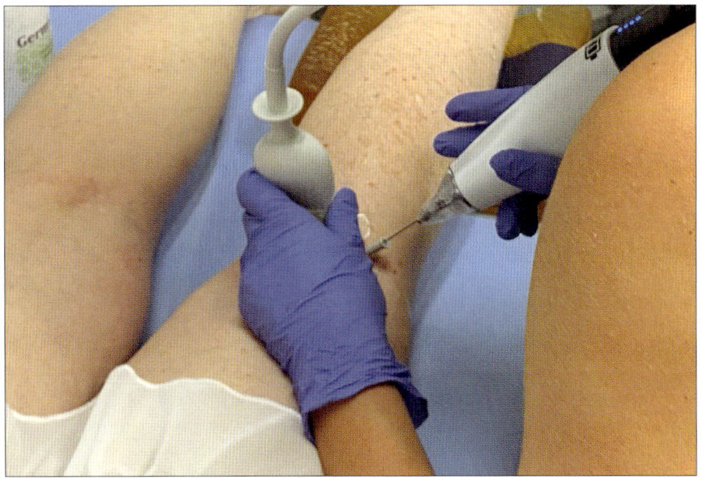

图4.3 经16号血管导管行胫神经冷冻神经溶解术。

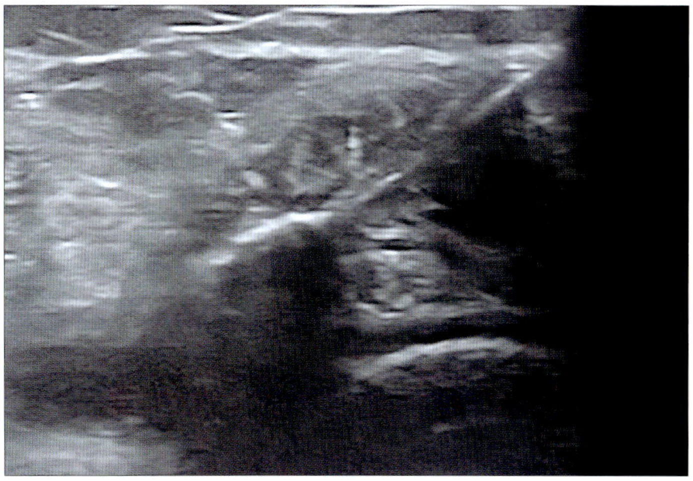

图4.4 冰球触碰到胫神经干。

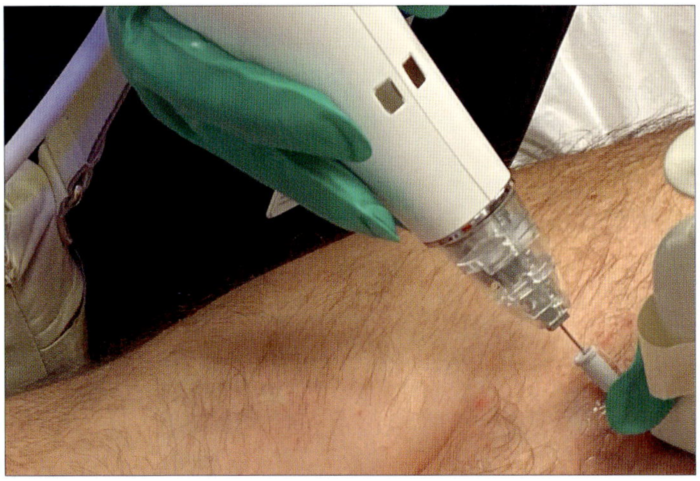

图4.5 通过16号血管导管冷冻溶解胸外侧神经。

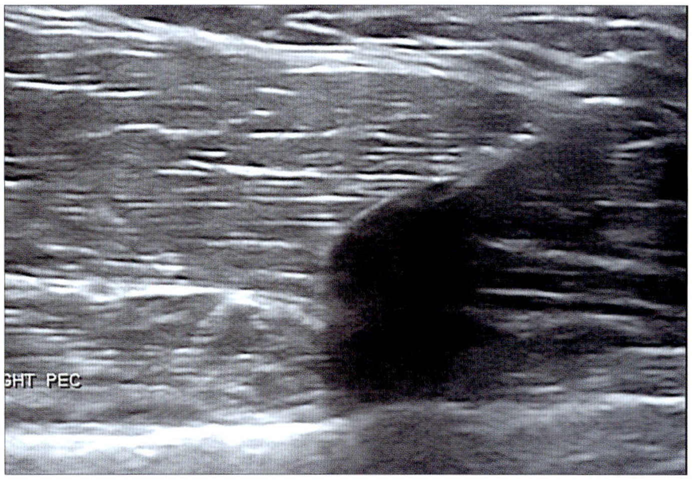

图4.6 胸外侧神经冰球。

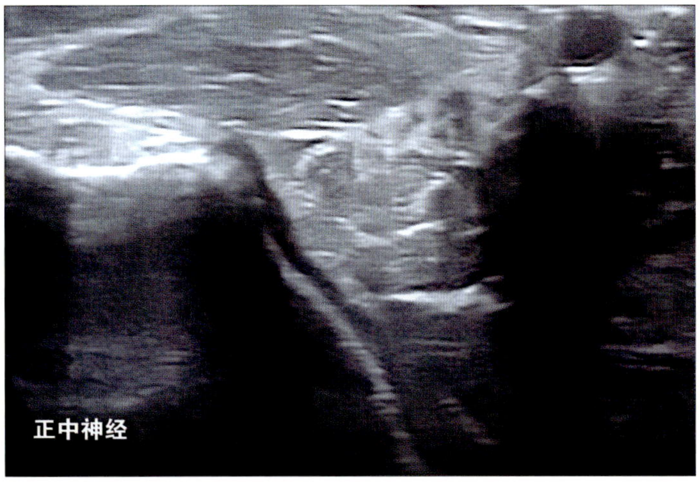

图4.7 正中神经冰球。血管结构下的广泛阴影。

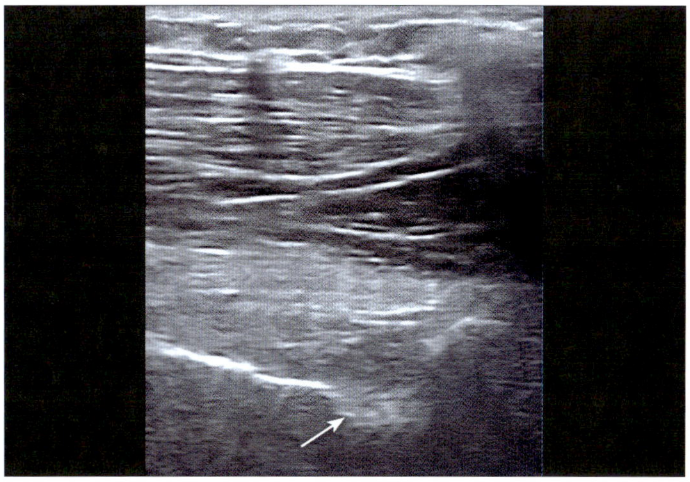

图4.8 腕上神经。脱离平面来缓解疼痛。

4.3 ViVe算法——使用诊断性神经阻滞来管理新发的卒中后偏瘫肩痛*

加拿大维多利亚、意大利维罗纳（ViVe）算法用于评估急性偏瘫肩痛（HSP）。这是卒中后最常见的疼痛障碍，发病率估计为30%～70%。17%的患者可在卒中后1周内发病。疼痛可能有多种原因。在急性情况下，肩部活动范围（ROM）的减少和疼痛可能是由早发性痉挛、关节囊僵硬、肩关节病变或复杂性局部疼痛综合征（CRPS）造成的。卒中后，高达50%的患者会形成挛缩。Kwah[1]等证明，在连续的200例患者中，25%的卒中患者以及其中38%的中度至重度卒中患者在6个月内发生了肩关节挛缩。卒中后肩-手综合征是一种已被详细描述的CRPS变异型，在最初28周内估计发病率高达48.8%。肩关节疼痛和上肢活动范围减少的有效治疗需要对每个可能的因素进行评估。DNB是区分痉挛与挛缩和其他不动性疾病的关键，可以用于确定适当的治疗途径，包括BoNT、苯酚、手术或冷冻神经溶解术。该算法

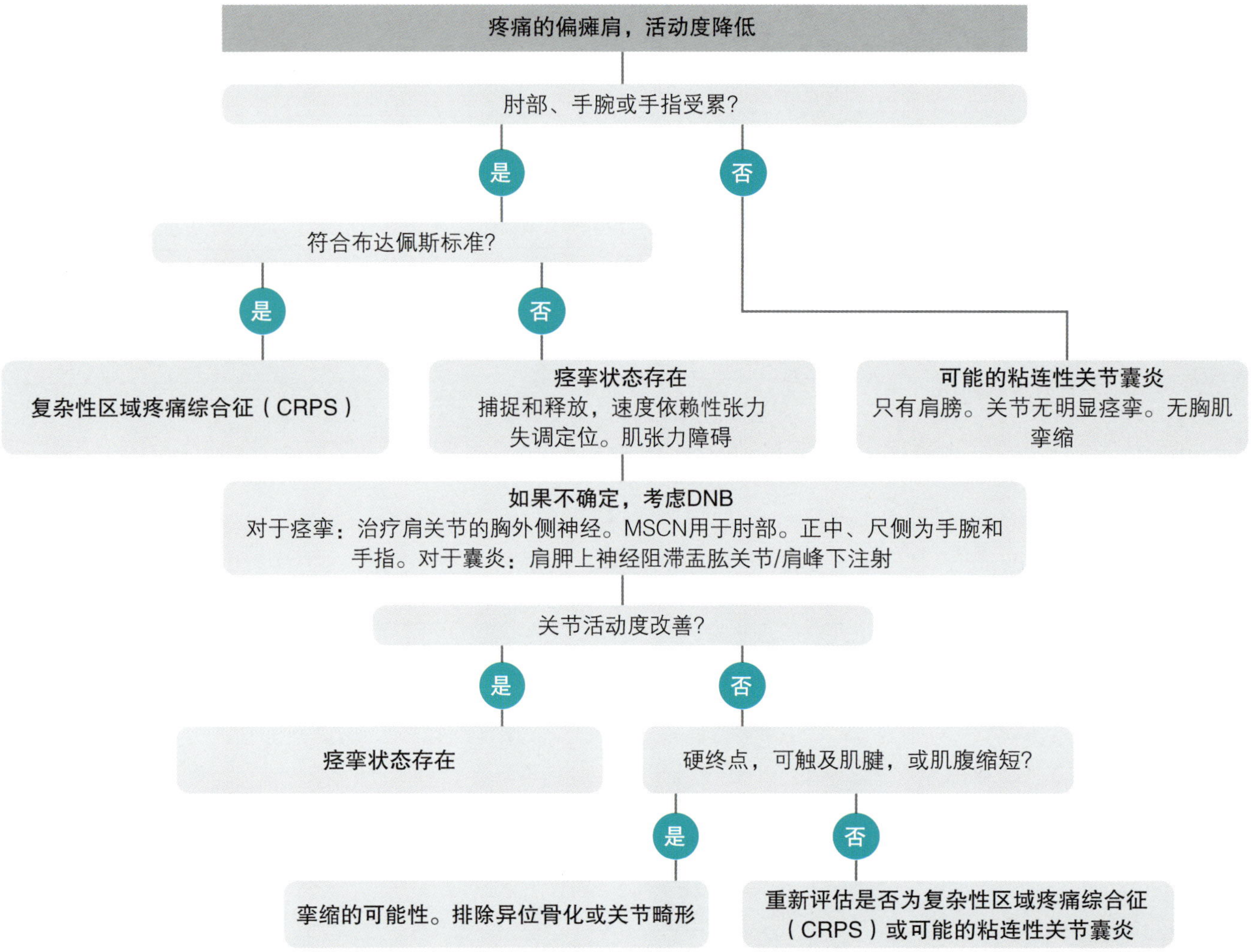

图4.9 ViVe算法。

* 来源：Fitterer, J, Picelli, A, Winston, P. A novel approach to new onset hemiplegic shoulder pain with decreased range of motion using targeted diagnostic nerve blocks: the ViVe algorithm. Front Neurol 2021;12:668370 | https://doi.org/10.3389/fneur.2021.668370.##

不适用于松弛或半脱位的肩部。

对HSP患者上肢各关节的检查可通过一种算法帮助鉴别每种诊断。孤立于肩关节的疼痛和僵硬可能被鉴别为原发性肩关节病变。肩胛上DNB感觉阻滞或关节内/肩峰下注射感觉阻滞可辅助鉴别粘连性肩关节囊炎、关节炎或肩袖损伤。CRPS可累及肩、肘、腕及手，可采用布达佩斯标准进行评估。痉挛可通过使用运动DNB来鉴别胸外侧神经。这些疾病的组合可能导致HSP，本章节提出的治疗方案（图4.9）可能有助于选择系统性治疗方案。

当不清楚关节活动度下降是由孤立的肩部疼痛、CRPS或痉挛性肌肉过度活动引起时，可实施DNB。随着关节内注射，肩胛上感觉神经阻滞用于孤立性肩部疼痛（图4.10）。

采用布达佩斯标准评估是否存在CRPS。在急性期，建议使用推荐剂量的泼尼松治疗。

为了评估痉挛肌过度活动的影响，胸外侧神经（LPN）阻滞是内收肩关节（Adducted shoulder）的主要DNB。肱肌、肱二头肌的肌皮（Musculocutaneous）DNB，以及肱桡神经到肱桡肌的桡神经用于痉挛屈肘。桡神经和正中神经或尺神经阻滞用于手腕和手指（见本书各神经阻滞部分）。评估肩关节或其他关节的孤立疼痛，并通过临床判断和测试（包括必要时的肩关节诊断影像学检查）排除关节炎症、关节病或异位骨化的其他原因。

使用改良Ashworth量表和改良Tardieu量表评估患者的主动和被动活动范围以评估痉挛。对于CRPS，使用的是存在或不存在于布达佩斯标准中的体征及症状。

治疗包括泼尼松和治疗CRPS的药物或镇痛药。注射可的松治疗粘连性关节囊炎，以及肩胛上神经的射频消融或冷冻神经溶解术（图4.11）。急性期痉挛可采用BoNT、苯酚、冷冻神经溶解术，甚至外科神经切除术治疗。在慢性期，可能需要肌腱切断术或肌肉延长术。

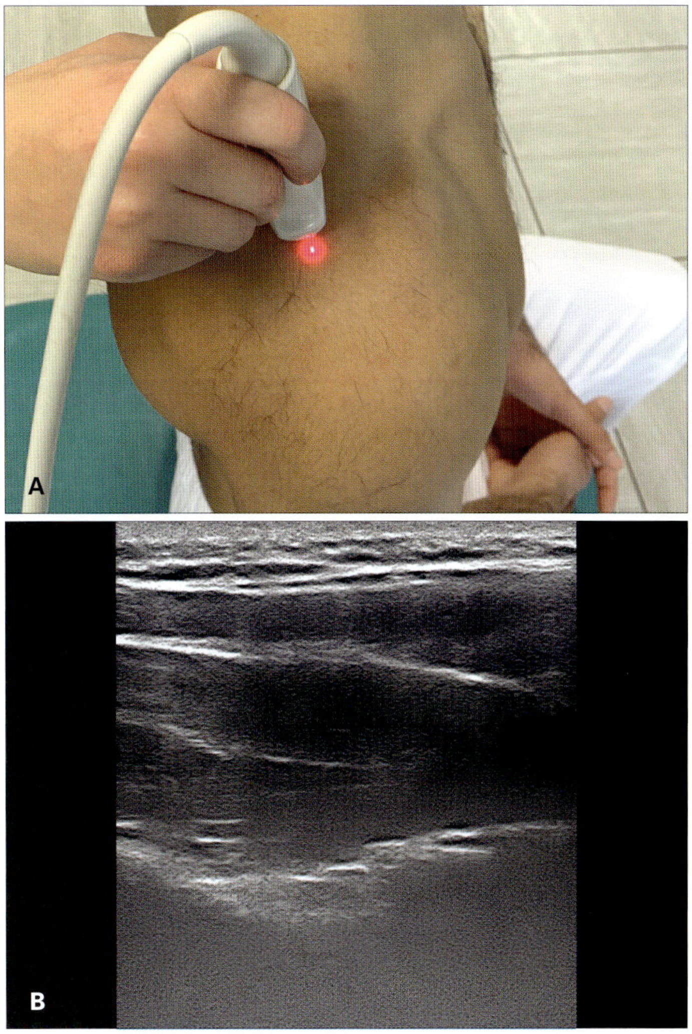

图4.10 A和B，超声引导定位肩胛上切迹处的肩胛神经。

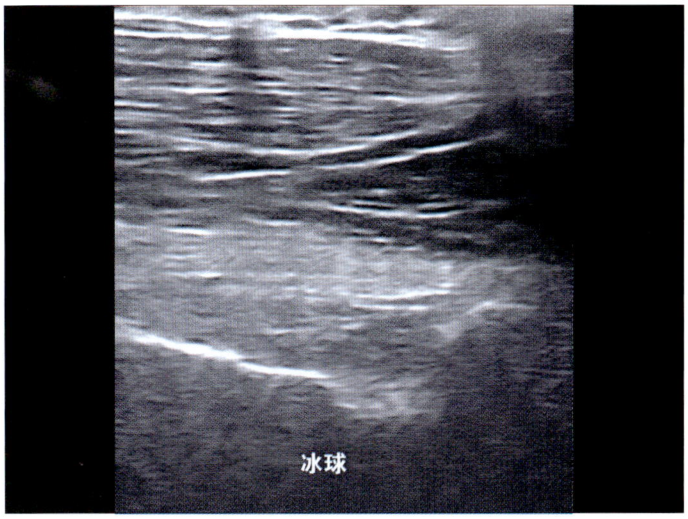

图4.11 肩胛上切迹处的冷冻神经溶解冰球。

4.4 上肢痉挛的神经切除术

Caroline Leclercq

痉挛可导致多种肢体畸形，以及不同程度的功能障碍。主要治疗方法为非手术治疗，但在特定病例中可采用手术治疗。目标是通过重新平衡现有的变形力，即痉挛、肌肉与关节挛缩及瘫痪，来改善功能。使用多个过程来依次处理[2]。

无论脑损伤的原因是什么，这一特定目标的手术计划强调了初步彻底的临床检查的必要性，这是评估的关键部分，也是手术决策的主要因素。

临床评价

痉挛是一种肌张力增高，具有以下5个典型临床特征：

1. 有选择性，主要涉及屈肌、内收肌和旋前肌。
2. 很有弹性。减少畸形的尝试会遇到阻力，阻力随着施加的力量而增加，但一旦停止尝试，最终随着肢体恢复到初始位置。
3. 在休息时出现，并随着随意运动、情绪、疲劳和疼痛而增加。
4. 骨腱反射增加、活跃、弥漫性和多动性。
5. 可能有相关的联觉（Synkineses）。

痉挛的定量评估是复杂的。经典Ashworth量表和改良Ashworth[3]量表被认为过于主观[4]，因此应与更准确的Tardieu量表相结合[5-6]。

肌肉挛缩是长期无对抗的肌肉痉挛的结果。与痉挛不同，它是永久性的，不能克服，尽管缩短受累关节节段可以缓解。

挛缩和痉挛之间的临床区别可能难以确定。神经阻滞或BoNT对痉挛是有效的[7-8]。

运动障碍：对痉挛的上肢进行运动觉检查是困难的，特别是当存在严重畸形时。屈肌、内收肌和旋前肌大多为痉挛型，通常有一定的自主控制力。这些痉挛的主动肌使其拮抗肌（伸肌和旋后肌）失效，而不是麻痹。BoNT可能通过降低它们的张力使其“瘫痪”，能对痉挛的肌肉进行适当的评估，这些肌肉可能最终显示出令人满意的自主控制。

选择性神经切除术

根据初始脑损伤的程度，手术治疗的目标可能有很大差异。手术治疗尽可能改善功能。然而在某些严重的畸形情况下，它将仅限于改善护理和舒适度。手术治疗必须考虑到畸形的所有组成部分，即痉挛、肌肉挛缩、关节挛缩和瘫痪，以恢复受累关节周围肌力的适当平衡。

神经手术在不同层面进行：周围神经、脊髓根、脊髓、背根入髓区[9]。本章仅涉及旨在减轻周围神经层面畸形痉挛成分的手术——选择性神经切除术。该手术包括切断主要周围运动神经的部分神经束。

早在1913年，Stoffel就提出了这一手术，目的是保留部分功能。1983年，Brunelli等[11]发表了一系列临床研究，并创造了“神经末梢减退”一词后，该手术开始流行。

手术在神经进入肌肉的入口处进行，在那里神经通常分成几小束。在放大镜下，部分纤维束被切除。Brunelli等[11]最初主张切断50%的纤维束，但在出现痉挛复发后，他们建议切除更多纤维。

为了更好地描述手术过程，避免与神经功能减退化相混淆，我们将这种技术[12]重新命名为“超选择性神经切除术”（HSN）。首先，我们进行了几项解剖学研究，以分析涉及痉挛的主要上肢肌肉运动分支的确切位置，并建立了肌皮神经、正中神经、尺神经和桡神经的运动分支绘图[13-16]。这些研究表明，大多数上肢肌肉是由几个不同水平的运动分支控制的，这些运动分支来源于主要的神经干，并有许多变化（见5.11）。

适应证和禁忌证

当患者希望永久性地减轻痉挛时，可使用HSN。它不影响肌肉或关节挛缩。肌肉挛缩应通过其他外科技术来解决，例如肌肉或肌腱延长术、关节松解术、骨缩短术或关节融合术等。如果可能，必须通过重建手术（例如肌腱转移）来解决拮抗肌的麻痹。然而，在HSN降低痉挛肌的张力后，弱拮抗剂可能会自发改善。

BoNT对减轻肌肉痉挛局部有效。BoNT直接注射到目标肌肉，可以持续减少痉挛达数月。因此，我们常规使用它作为诊断和术前工具，以制订适当的手术计划。

在一些严重痉挛的病例中，BoNT可以区分肌肉挛缩和痉挛。此外，当多块肌肉都有相同的功能时，它有助于决定哪些肌肉将从永久性减少痉挛中获益。它对于看似瘫痪或非常虚弱的拮抗肌尤其有用。在注射激动剂后，经过一段时间的强化和夜间夹板固定，可以表现出令人满意的自主控制。在这种情况下的功能恢复也是有意义的，在一定程度上模仿了手术结果，从而向患者展示NHS可以预期的结果。

通常的手术禁忌证也适用于该技术，包括肌张力障碍或异常运动、依从性差、不切实际的期望。认知问题不一定是该技术的禁忌证，只要患者能够配合手术操作和术后护理。

手术技术

根据患者和受损伤的神经，HSN可以在腋窝阻滞或全身麻醉下进行。建议使用放大镜和显微手术器械。止血带控制用于前臂手术。由于术中神经刺激的需要，肌松剂是禁忌的。

皮肤切口遵循以前解剖学研究的指南[13-16]（见5.11）：暴露神经干，仔细解剖运动分支。因为上肢肌肉的运动分支分布有很大的变异性，术中神经刺激有助于识别每一个运动分支，避免任何感觉分支（图4.12）。每块受累肌肉通常有几个分支，必须全部识别，以达到满意的效果。每个分支都被解剖到其进入肌肉的点（图4.13）。然后，使用显微手术器械和放大镜从每个神经支切除所需数量的神经束：最常见的是，我们至少分割受累神经分支的2/3，具体取决于痉挛的程度和期望的结果。一些研究人员会凝固近端残端以防神经再生[17]。

该技术的变体也有报道：为了简化手术，一些学者在不接近靶肌肉的情况下，在主要神经干水平进行部分神经切除术。使用刺激器在神经干的近端识别运动束并部分切除[18-20]。虽然在暴露有限的情况下速度更快，但这种技术变异不太精确，因为神经分支识别不足和感觉纤维潜在损伤可能导致痉挛缓解不足[18]。

术后护理包括软的、不黏的敷料，直到伤口愈合。随后开始使受累肌肉进行温和的运动。在最初几周内，靶肌肉的暂时性麻痹是常见的。在一些情况下，这种技术与其他再平衡手术（例如肌腱延长术、肌腱转移术）同时进行，术后方案将根据其他手术的要求而变化。

4

结果

对42例单纯痉挛且无相关挛缩的患者进行了前瞻性研究，这些患者接受了孤立的关节区域（肘关节、前臂或手腕）NHS[21]，该研究对术后6个月（早期随访）和末次随访（晚期随访）评估疗效，末次随访平均30个月。所有评估包括：Tardieu和改良Ashworth量表测量的

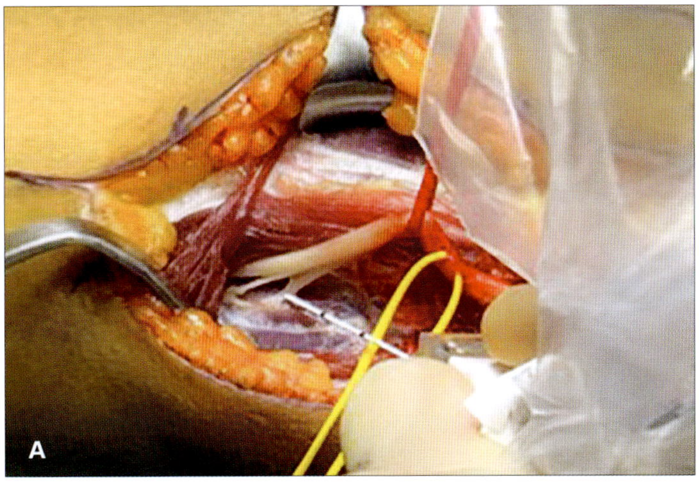

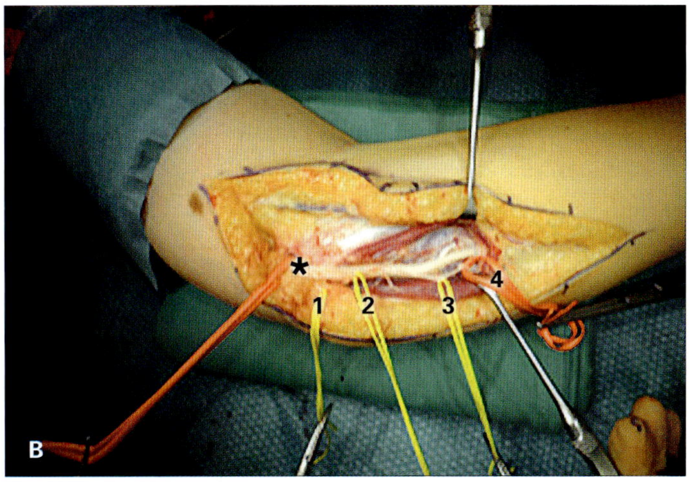

图4.12 使用神经刺激来识别尺侧伸肌尺神经的运动分支（A），尺神经运动分支的解剖：*尺神经，1～3个运动分支至尺侧腕伸肌（黄色环）；4条运动分支至指深屈肌（红色环）（B）。

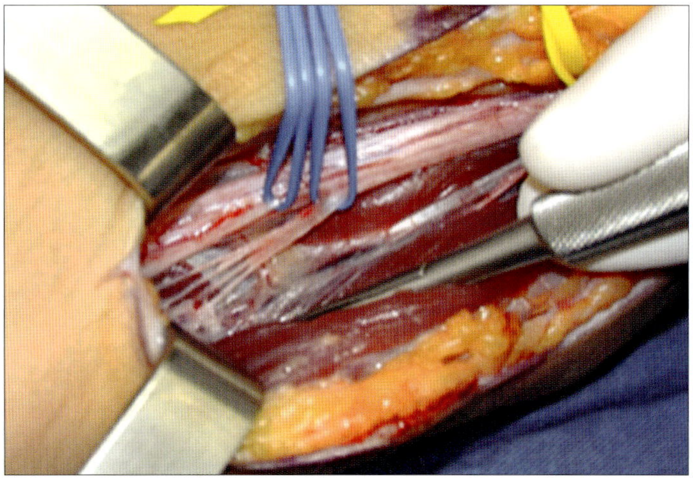

图4.13 在神经切除部分术前立即将正中神经的所有分支解剖至桡侧腕屈肌。

痉挛，肢体静止姿势，主动和被动ROM，手术者和拮抗者的肌肉力量；House量表测量的功能结果；目标实现和患者满意度（视觉模拟量表）。

我们在42例患者的101块肌肉上进行HSN的结果表明，HSN在减轻上肢痉挛方面是有效的。因此，手术关节的静息姿势有了显著改善。这项研究的另一个重要发现是，尽管切除了2/3的运动分支，肌肉力量仍然保持。在这个选定的组中，由于没有初始肌肉挛缩，主动运动范围没有总体改善。然而，根据House和目标实现量表，上肢功能有了显著改善。

早期随访与晚期随访比较发现痉挛有轻度复发，长期随访结果稳定。在比较不同关节时，除了前臂和手腕的拮抗肌的力量显著增加（但肘部没有），结果没有显示任何显著差异。本组患者均无术后即刻并发症。虽然在某些病例中有一过性肌力丧失，但没有患者主诉肌力永久性丧失，也无一例出现神经受刺激，甚至一过性的。2例患者肘关节痉挛行肌皮神经HSN后出现持续的肱桡肌痉挛，行桡神经运动支HSN至肱桡肌后均好转。

讨论

我们的结果与文献报道的上肢部分神经切除术后的良好结果一致[9,17,19-20,22-25]。然而，在评估、适应证、技术和术后结果方面尚缺乏共识。为了解决这些问题，我们系统地回顾了有关痉挛患者上肢神经部分切除术不同技术的文献[21]。与其他系列进行有意义的比较具有挑战性。Yong等[26]强调了不同系列中病例数量的差异、选择标准的差异、受累神经的数量、技术模式和可能的相关矫形手术。评估方法也有很大差异，随访时间也有很大差异。

对于指浅屈肌和指深屈肌的运动分支，解剖学研究表明HSN在不损伤肌肉的情况下是不可行的[15]。因此，不建议对指屈肌行HSN，而是建议在该水平行肌腱延长手术。

选择性神经切断术在不降低目标肌肉肌力的情况下缓解痉挛的现象与运动神经的两种不同成分有关：运动传出神经在部分切断后会通过发芽（“神经化”）再生，而传入神经成分（纤维 Ⅰa和Ⅰb）的中断会导致痉挛消失，而不会有序再生[9,18]。

结论

手术只是上肢痉挛患者康复治疗的一个组成部分。需要仔细的临床检查和局部化学神经溶解术来选择适当的神经部分切除术候选者。尽管存在多种选择性神经切断术，HSN治疗上肢痉挛的结果是有希望的，可以有效减轻痉挛和改善运动而不损失任何力量。此外，这些结果在中期保持稳定。假设通过力量的再平衡，拮抗肌力量的显著增加是结果稳定的原因。

HSN是一种较新的技术，它扩展了上肢外科医生的设备。需要更长时间的随访来评估该手术的长期效果。

5　上肢神经介入技术
Nerve-targeted procedures for the upper limb

5.1　肩关节内收和内旋

Paul Winston

痉挛的上肢通常处于内收和内旋的姿势[1-3]。Wissel等注意到上肢5种最常见的痉挛模式中有4种包括肩关节内收和内旋。第5种模式——内旋后伸，更多的是由其他原因导致的肌张力障碍，而不是痉挛。

肩内收畸形最常见的注射肌肉为胸肌和肩胛下肌[2,4-5]。众多研究阐述了肩胛下肌的作用。Jacinto团队对肩的注射方法进行了15年的回顾，发现35.4%的患者接受了肩胛下肌注射，而31.4%的患者接受了胸肌注射[5]。从实际操作的角度来看，Keng认为胸大肌的注射效果更容易评估，因为直接触诊肌肉的紧绷带更容易，而肩胛下肌不能直接触诊。以神经为中心的观点认为，通过外科神经切除术[7-8]和经皮苯酚神经溶解术[9-10]可以治疗胸部神经相关的痉挛。作为治疗痉挛性肩关节的先驱，骨科医生Mary Ann Keenan回顾了5年多来对胸外侧神经（Lateral pectoral nerve，LPN）进行苯酚注射的经验，发现其对解除肩内收肌和内旋肌的痉挛无效。最近在美国休斯敦的Sheng Li团队注意到，LPN和胸内侧神经（Medial pectoral nerve，MPN）是苯酚最常见的肌肉靶点[9]。值得注意的是，胸大肌（Pectoralis major muscle，PMM）的支配神经是LPN[12-13]。Sheng Li也关注到胸背神经对背阔肌的作用。

诊断性运动神经阻滞（DNB）可以帮助进行最佳目标肌肉的选择。由于评估肌肉是否有挛缩经常仅仅是推断，DNB对于评估肩是痉挛性的肌肉过度活动还是真正的肌腱挛缩，从而评估畸形是否可改善非常重要。近期法国发布的《French Clinical Guidelines for Peripheral Nerve Blocks》强调了在正确选择肌肉以区分肌肉过度活动与挛缩时，这一步骤至关重要[14]。

PMM是肩部最主要和最大的肌肉之一，有几个独立的组成部分：锁骨部分、胸骨部分、肌腹部分[13]。在解剖研究中发现，LPN与PMM下表面的血管是一致的，在连续的100例样本中，LPN沿着PMM下表面分布。研究指出，在PMM肌肉神经支配中，LPN比MPN占优势。LPN支配PMM的两个头，而PMM的下部受MPN和肋间神经支配。Hoffman指出，在根治性乳房切除术的病例中，切除MPN后，胸肌几乎没有萎缩[12]。以LPN为靶点也可能对胸小肌有影响，因为LPN通过胸小肌间袢支配胸小肌[15-16]。

胸外侧神经血管束

LPN高度一致的解剖位置也比MPN变异更少，使其成为可识别的目标[12-13]。因此，LPN非常适合使用超声引导和刺激来确定位置。由于与胸袢吻合，LPN与胸袢可作为同一个阻滞点并可对大部分胸肌产生影响。胸背神经可以作为评估背阔肌作用的靶点。这块肌肉内收并伸展肩膀，并向内侧旋转肱骨。由于它可能妨碍手臂的抬高，因此在首次评估LPN后，胸背神经的DNB可以作为辅助DNB[17]。

虽然经常注射肩胛下肌以减轻肩关节的痉挛，但它并不适合DNB。肌肉有3～4条神经支配：肩胛上、下神经及其分支。这些分支起源于臂丛的不同部位[18]。肩胛上神经支配肌肉的上半部分，而下半部分则由肩胛下神经支配。这两部分肌肉也被认为有不同的作用[19]。因此，在本书中不推荐对肩胛下肌进行DNB。

定位

LPN

表面解剖结构可用于估计内侧和外侧胸神经的位置，因为这两条神经均出现在胸锁关节与肩锁关节之间连线1/3处，位于锁骨下缘下方（0.5～2cm）[16]。

Versyck描述了胸肌阻滞的两种麻醉方法，尽管不是为痉挛专门设计的。在胸大肌与胸小肌之间，阻断胸神经在胸锁筋膜与胸筋膜深层之间的胸间平面。外侧入路包括将超声探头放置在锁骨外侧1/3以下和第3根肋骨的水平。探针方向几乎与锁骨平行。针从内侧向外侧平面内插入注入胸大肌与胸小肌之间。内侧入路包括在锁骨远端喙突内侧矢状位放置超声探头。识别腋动脉和静脉后，将探头放置到更靠尾部的位置，靠近第2～第3根肋骨的水平。针从颅骨向尾椎方向插入[20]。

MPN

由于已知MPN变异是比较多的，针对容易识别的LPN应该是胸肌DNB的第1步。它可以在穿透胸小肌后找到，在那里分成几个分支[17]。

胸背神经

胸背神经沿着腋窝后壁–肩胛下动脉走行至背阔肌。其走行高度一致，几乎总是从后索直接发出一条神经。当该神经在胸腔中部进入背阔肌后，即可对其进行定位。

5.2 胸肌和血管神经结构（图5.1）

Mark A. Mahan

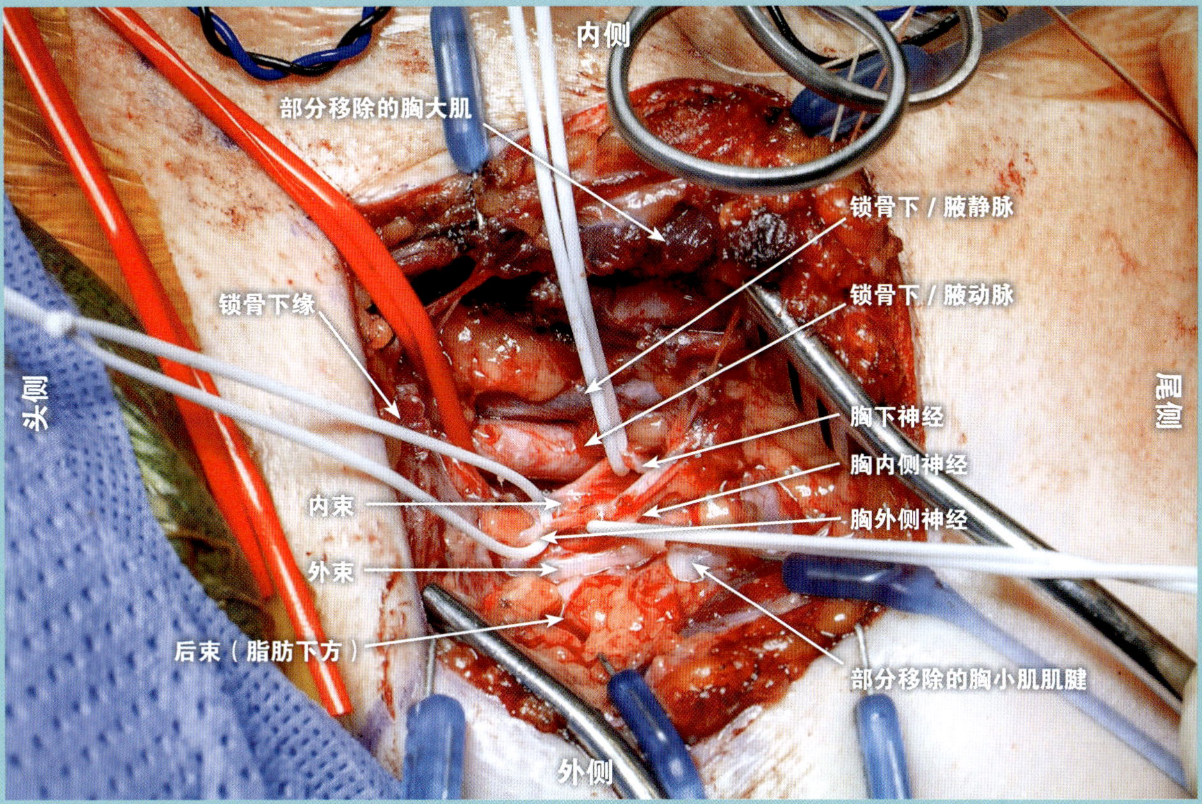

图5.1 胸肌和血管神经结构的术中解剖图。（由Mark A. Mahan医生提供）

5.3 支配胸大肌的胸外侧神经

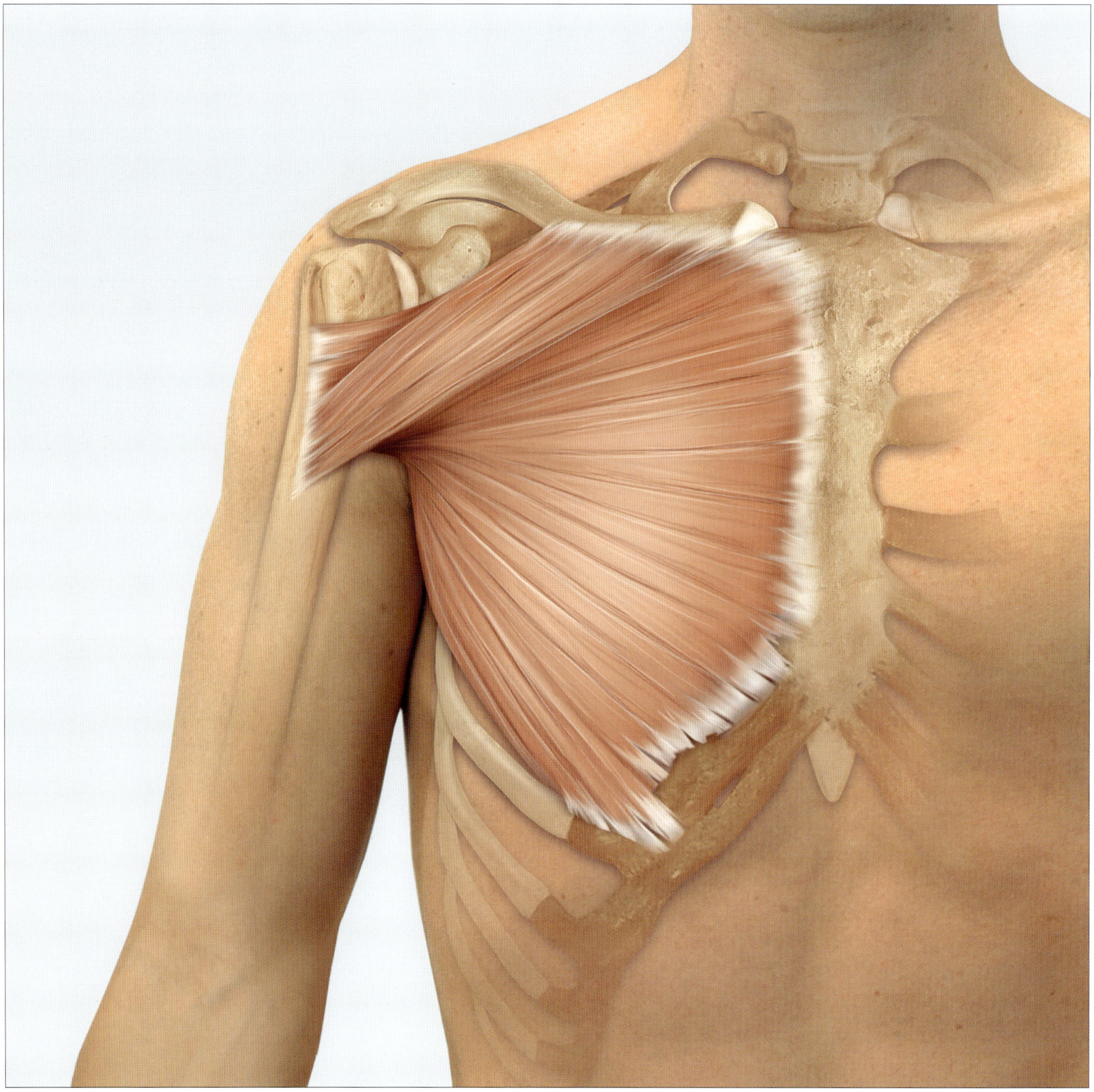

5

神经支配

胸外侧神经支配。锁骨头C5-C6\胸骨头C7-T1。胸内侧神经C8-T1参与部分神经支配。

起点

锁骨附着点：锁骨前表面的中间部分。

胸肋附着点：胸骨腹面，第6～第7肋软骨，腹外肋肌腱膜。

腹部附着：腹直肌鞘前板。

止点

肱骨大结节的顶端。

学习要点

由于胸内侧神经的路线变化很大，本书推荐胸外侧神经作为最初的胸神经阻滞或其他操作点。

视频1. 胸外侧神经刺激胸大肌

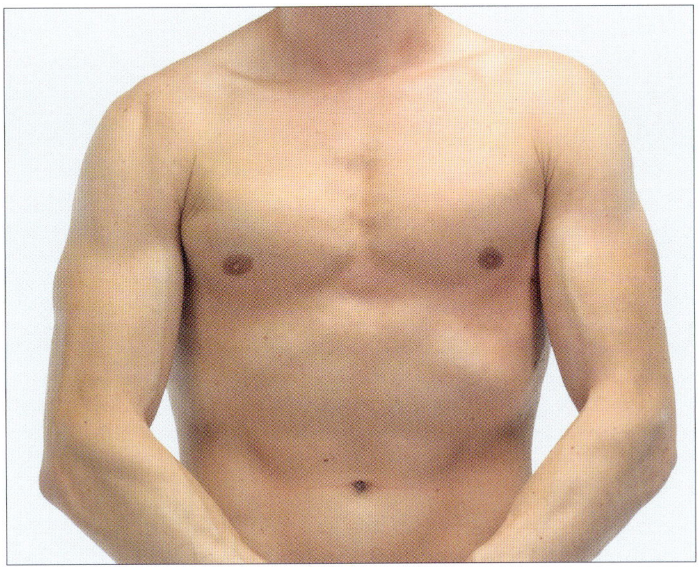

动作

胸肌下部和中部（腹部和胸骨附着物）内收并向内侧旋转手臂。除此之外，锁骨部的孤立收缩使肩关节屈曲（前屈）。

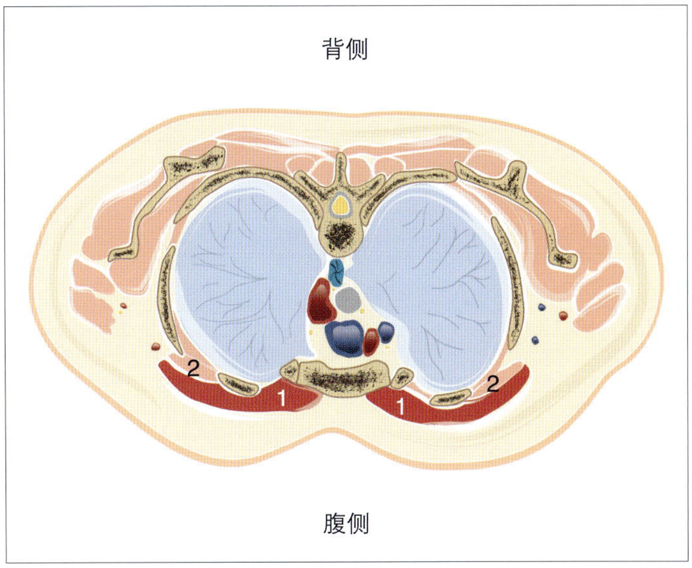

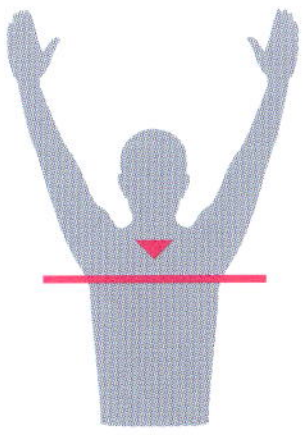

解剖图示

（1）胸大肌。
（2）胸小肌。

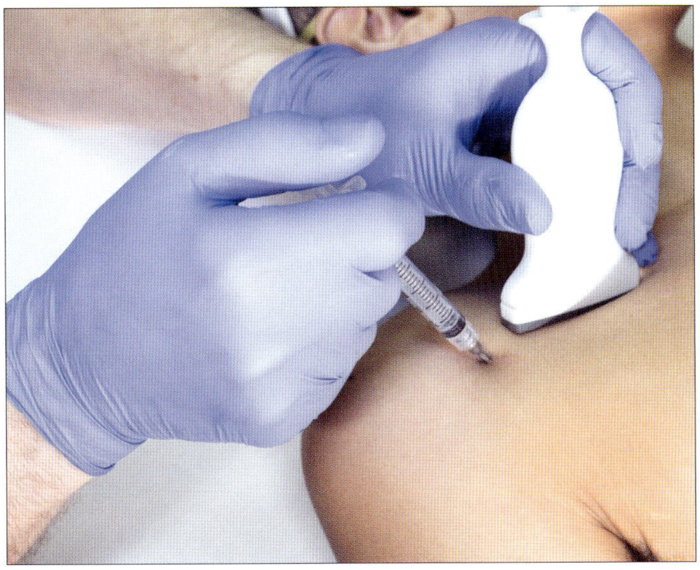

注射技术

胸锁关节与肩锁关节之间连线1/3处，锁骨下缘下方（0.5～2cm）。

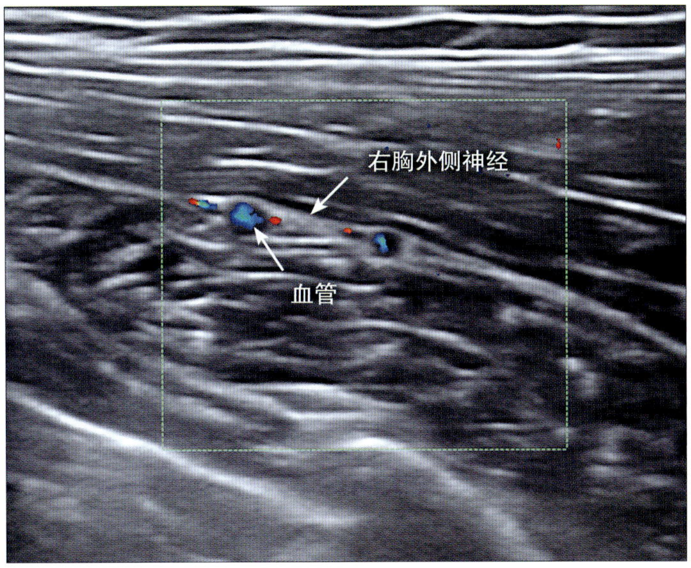

超声要点

胸外侧神经具有高度一致性。它位于胸大肌下缘，通过定位胸肩峰血管很容易找到。

5.4 支配胸小肌的胸内侧神经

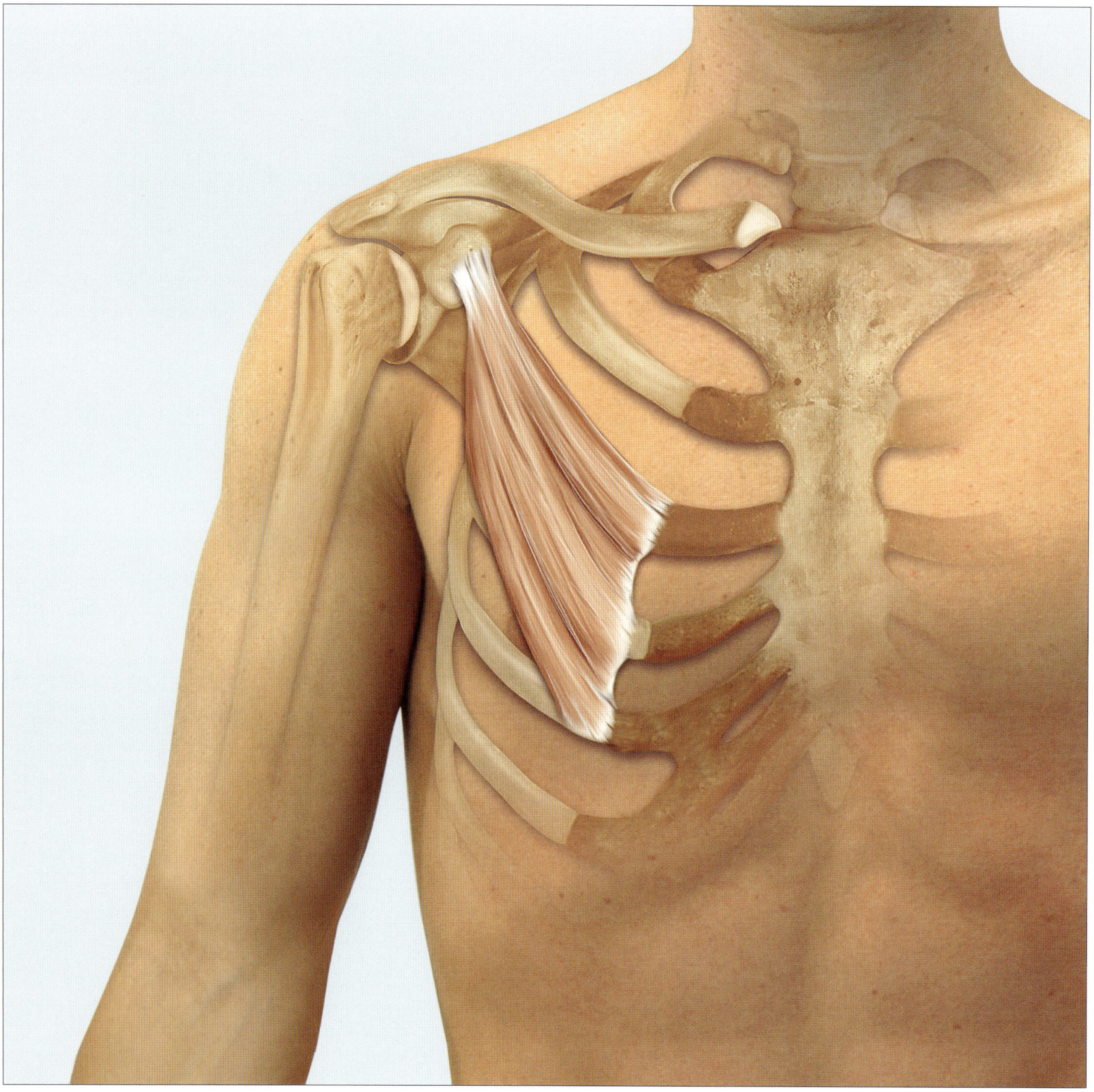

神经支配

胸内侧神经和胸外侧神经，C6–C8。

起点

第3～第5肋骨的上缘和腹面靠近肋软骨。

肋间筋膜。

止点

肩胛骨喙突。

学习要点

与胸外侧神经相比，胸内侧神经的深层变异分支更难识别。

视频1. 胸内侧神经刺激胸小肌的标志

视频2. 胸内侧神经刺激胸小肌

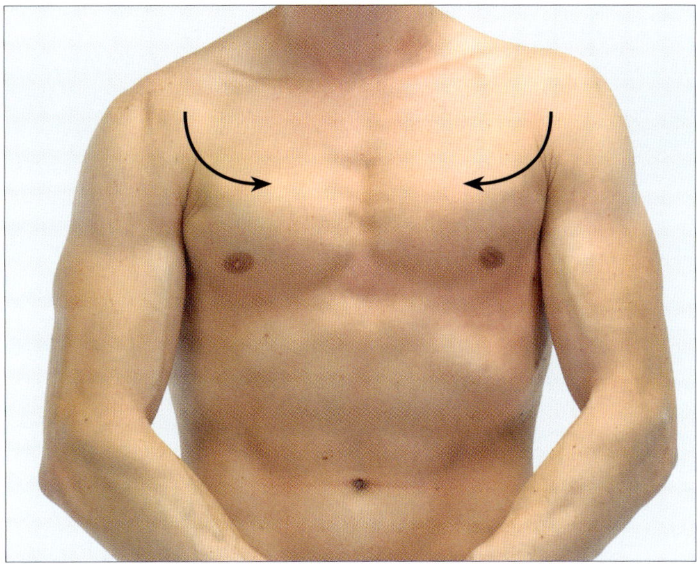

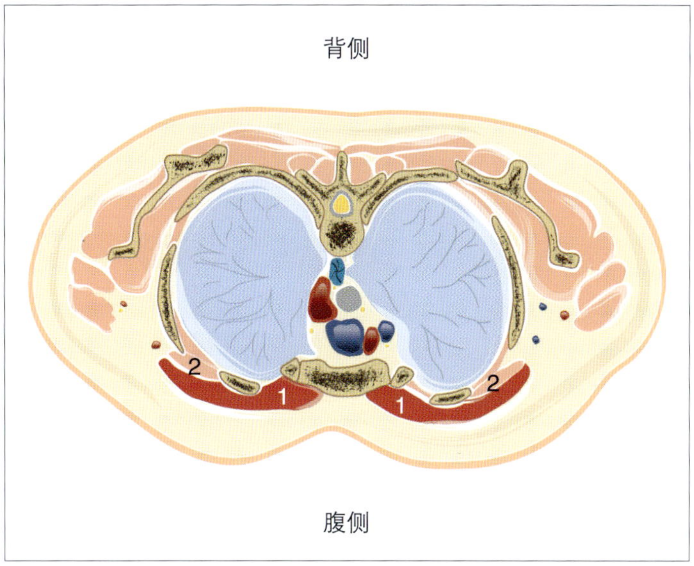

动作

胸小肌将肩胛骨固定在胸壁上，防止俯卧撑时背侧移位或引体向上时颅侧移位。它也可以向下、向内拉肩胛。

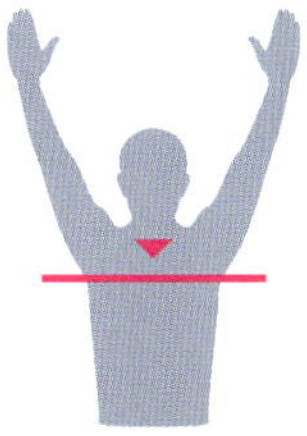

解剖图示

（1）胸大肌。
（2）胸小肌。

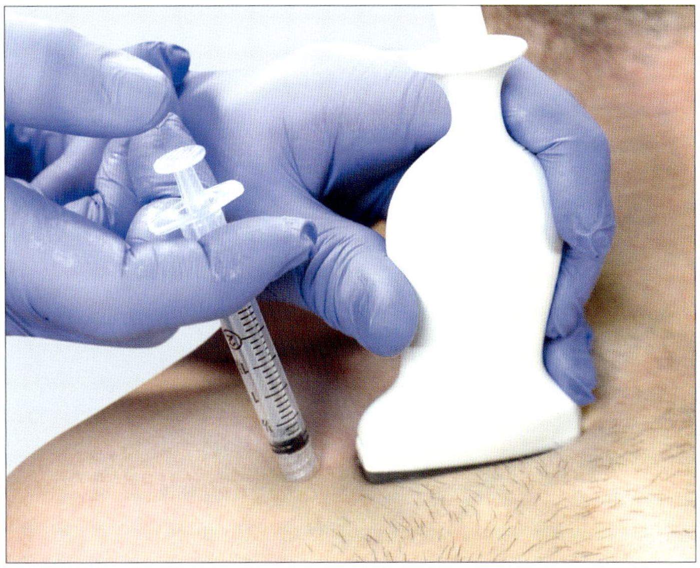

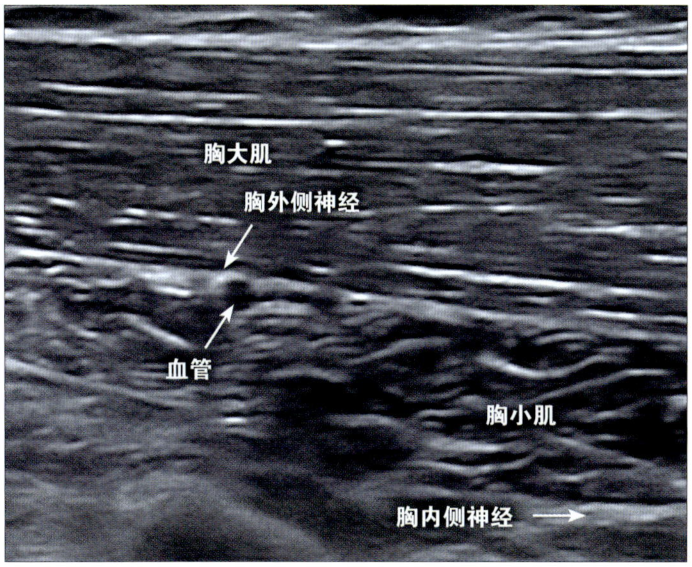

注射技术

胸锁关节与肩锁关节之间连线1/3处，锁骨下缘下方（0.5～2cm）。

超声要点

胸内侧神经变异很多，必须使用电刺激来确保当前的神经分支定位。

5.5 支配背阔肌的胸背神经

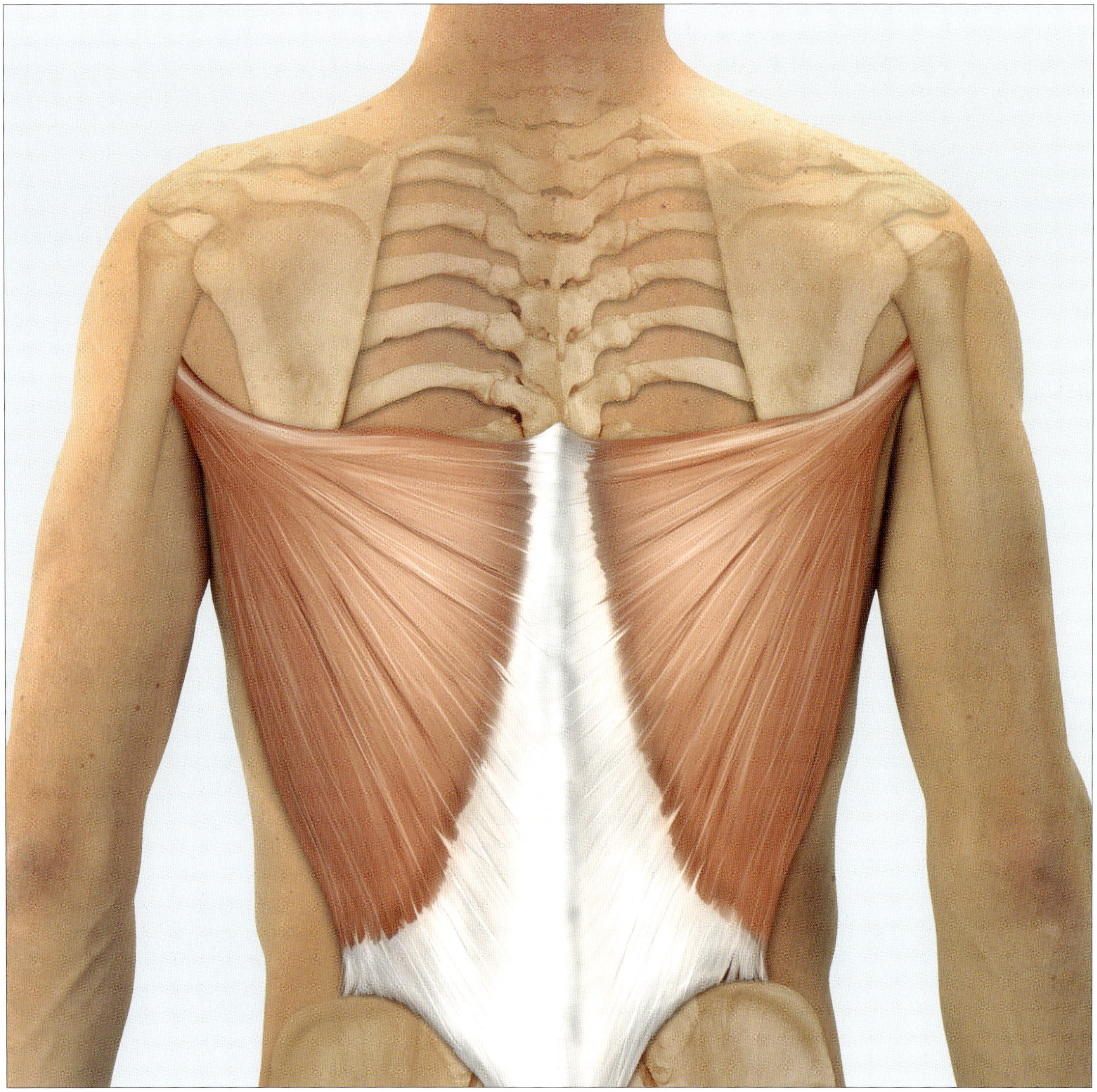

神经支配

胸背神经，C6–C8。

起点

胸腰筋膜。

棘上韧带。

髂骨外翼后部。

第9～第12肋骨。

肩胛骨下角（小部分）。

止点

肱骨的结节间沟。

学习要点

变异很少的神经定位。通过刺激背阔肌，看肩关节是否有可能进一步外展而判断定位是否准确。

视频1. 支配背阔肌的胸背神经冷冻神经溶解术

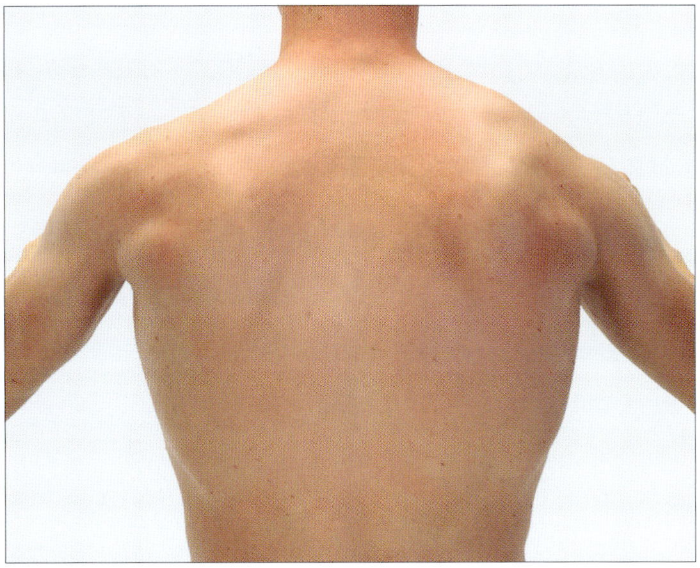

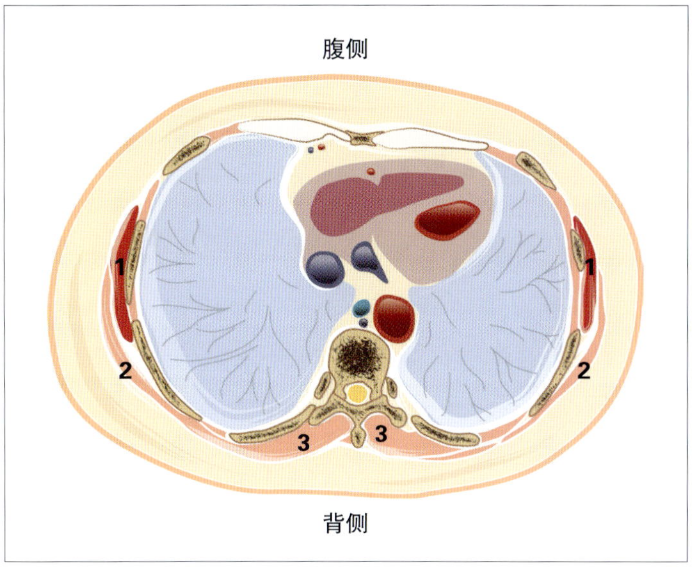

动作

背阔肌可使肱骨伸展、内收和内旋。它通过胸锁关节间接或直接牵拉肩胛骨下角使肩胛骨后缩。此处省略其对脊柱的作用。

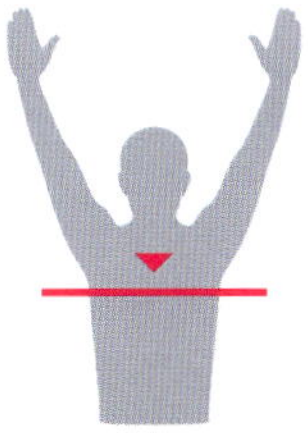

解剖图示

（1）背阔肌。

（2）斜方肌。

（3）竖脊肌。

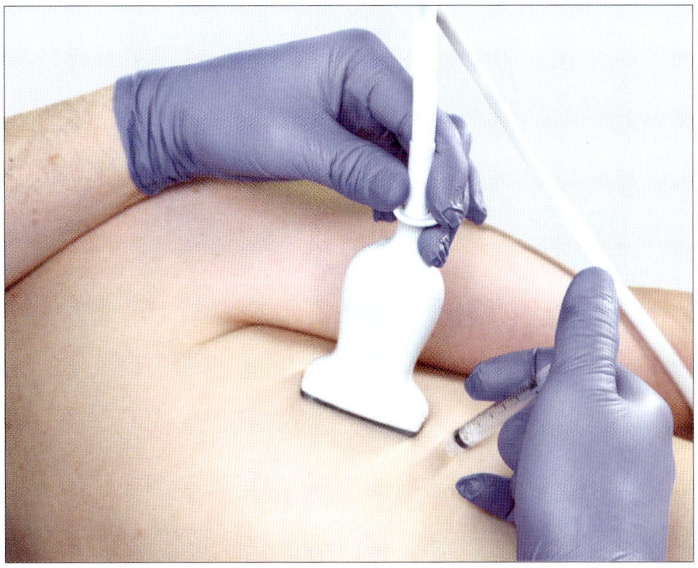

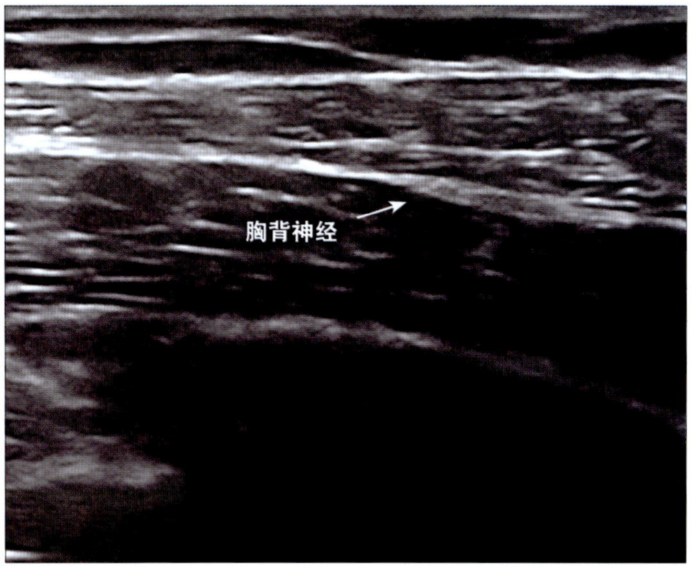

注射技术

将注射点选在神经沿着胸廓进入背阔肌后的中间一点。

超声要点

神经走行明显且变异少。

5.6 肘关节屈曲痉挛

François Genêt, Paul Winston

肘关节是上肢中间位置的关节，在抓握和手向嘴方向的搬运中起着相当大的作用。因此，肘关节活动范围（ROM）的减少会引起活动障碍和参与障碍，即使在手部功能恢复的情况下，肘关节活动受限影响也是十分显著的。痉挛肘关节通常处于屈曲状态，脑卒中后痉挛的5种模式中有4种涉及肘关节弯曲[1]，同时也会限制手部功能。高达40%的脑卒中患者有肘部痉挛[2]。症状值得注意的是，Ashworth量表是为肘关节开发的，是该关节痉挛的可靠测量方法[3]。肘关节屈曲主要有3种肌肉的神经支配：支配肱肌和肱二头肌的肌皮神经（Musculocutaneous nerve，MSCN），以及支配肱桡肌的桡神经[4]。

进入肘关节的前臂肌肉（内髁）主要有指浅屈肌和旋前圆肌，也包括桡侧腕屈肌、尺侧腕屈肌和掌长肌[5]。在缺乏共识指南的情况下，2017年，Genet等提出了一种使用诊断性神经阻滞（DNB）的系统方法来治疗痉挛性屈肘[6]。他们首先使用10具尸体确定了DNB在3个主要肘关节屈肌的位置。随后，他们对20位患者的3块肌肉进行了DNB。得出的结论是，肱肌是最限制肘关节伸展的肌肉。重要的是要注意，MSCN分支到肱二头肌和肱肌可以单独靶向介入。

例如，对于具有完全可复位畸形的痉挛肘关节，最常见的干预措施是肉毒毒素，肉毒毒素的证据是强有力的，并且在上肢被广泛接受[7-8]。大多数患者对上肢注射肉毒毒素感到满意[9]。肉毒毒素的干预是许多文章和教科书的主题，不在本书中做过多论述。

痉挛肘关节可导致挛缩和关节活动度降低。表面肌电图可以识别肌肉的痉挛模式，但不能确定是挛缩还是痉挛阻碍了关节的充分活动。当肘关节的最大活动范围（改良Tardieu量表上的V1）小于完全伸展时，DNB可以帮助区分痉挛性肌肉过度活动或肌腱缩回（挛缩）。Genet等证明，肌皮神经到肱肌DNB使ROM增加最大。2011年一个有视频记录的研究中，11位患者证实了DNB和冷冻神经切断术对ROM有明显改善[10]。许多研究证实苯酚注射治疗可以增加肘关节ROM[11]。1990年，Keenan等证实肘关节活动度平均增加53°[12]。2004年，有研究表明对肱肌和肱桡肌进行神经靶向手术可以在不降低力量的情况下降低张力[13]。也有很多针对MSCN外切除术的研究[14-16]。

视频1. 前臂屈肌的选择。

因此，DNB可以帮助改善肘关节痉挛性屈曲。正如Genet等所证明的，如果DNB肱肌成功，BoNT可以直接作用于肱肌而不是其他两个肌群，以保持力量，且保持肱二头肌的旋后。这样做可以省下肘肌的BoNT剂量来用于其他肌肉，或者增加其他肌肉的剂量。例如，如果患者接受了BoNT的最大推荐剂量，但DNB显示ROM有进一步改善且痉挛减少，那么可以对所需的神经分支进行靶向神经手术（例如外科神经切除术、苯酚或关节镜神经切断术）。前臂旋后的患者同样可以用靶向DNB评估肱二头肌分支是否造成旋后；其他两个屈肌的作用可以在移除肱二头肌活动后进行评估。在肱二头肌DNB手术后，如果挛缩仍然存在，通常可以通过可触及的肌腱张力来识别，后续应进行挛缩松解手术[17]。Keenan在许多文献中描述了肘部肌肉痉挛解除的策略[18]。

MSCN及其分支的定位

许多研究表明，体表标志和超声可引导MSCN阻滞。文献提供了几个精确的定位：尸体解剖发现，肱二头肌分支和肱肌分支都可以在距离肱骨大结节10～20cm处找到，平均距离肱骨大结节基部11.46～12.87cm，距离肱二头肌16.36～19.1cm[16]。

肱二头肌受1～5支初级运动支支配。第1个分支平均从臂长的37.1%处分出，最远为55.7%处。肱肌有1～3支。第1支平均从臂长51.7%处分出，最远为69.3%处。肱二头肌和肱肌终末分支的平均数目分别为7.9支和6.5支[19]。

Yang等将肱肌的运动分支描述为起源于喙突远端170mm的MSCN。肱二头肌和肱肌的运动分支可从MSCN主干的出口处近端分出，平均距离为44mm和53mm。Yang等注意到两个肌肉都有非常明显的神经分支[20]。

基于苯酚注射，许多研究也描述了肱肌MSCN的超声标志[21–22]。

上肢的解剖变异很多，有时很难实现完全的运动神经阻滞。关于肘部屈肌，Mahakkanukrauh等发现，在大约81.6%的病例中，肱肌受益于双重神经支配：MSCN分支（多数）和桡神经[23]。

MSCN和桡神经体表标志

MSCN体表标志

MSCN的选择性阻滞针对肱二头肌和肱肌（因此位于喙肱肌分支下游），在手臂内侧进行，位于肱二头肌下凹口中胸大肌肌腱远端和下缘水平。

肱肌分支标志

Genet等认为肱肌位于内侧髁上方1.5个手掌宽处、肱二头肌腹部下方。他们将在偏瘫患者身上验证的尸体研究测量结果转化为目前的临床实践，并使用电刺激作为检测方法。臂肌神经分支从MSCN干分出，距内髁平均距离（155 ± 10.5）mm（范围140 ~ 170）。进入肱肌的平均距离为距内髁（102 ± 17.9）mm（范围70 ~ 130），平均深度（28.8 ± 4.84）mm（范围20 ~ 38）。肱肌分支进入肱肌后，离MSCN干（53 ± 13.7）mm（范围30 ~ 80）。

肱二头肌分支标志

由于经常有许多分支支配肱二头肌，通常很难在远端通过形态解剖标志实现完整的运动阻滞。

桡神经体表标志

患者仰卧，肩外展20°，肘部微屈。注射部位位于外侧髁近端和肱桡肌与肱二头肌肌腱之间3根手指宽处。

超声定位肌皮神经及其分支和桡神经

MSCN及其分支

我们提出两种方法定位MSCN肱肌分支。更简单的方法是手臂外展并向外旋转。然而，由于肩部痉挛、挛缩或肩周炎，许多患者不可能采用这种姿势。患者仰卧，肩外展90°，肘关节屈曲90°，前臂旋后。超声探头横向放置在上臂内髁近端10 ~ 15cm处，肱二头肌腹部下方。超声探头位于肱二头肌和肱骨之间，可见MSCN及其肱肌分支。肱肌分支位于神经血管束的血管旁。注射通过平面内入路进入肱肌分支的神经周围间隙。

MSCN外侧定位方法

外侧入路可采用相同的标志，在神经分支接近神经血管束时识别。我们认为内侧入路更容易识别。探头可放置在内侧并滑过手臂至外侧入路，而MSCN和神经血管束则保持在超声显示的中心。

桡神经识别

超声引导下注射：患者仰卧位，肩外展20°，肘部微屈。超声探头垂直于上臂内髁近端3根手指宽处放置。桡神经可见于肱骨外侧，在肱肌和肱桡肌之间。

5

5.7 支配肱二头肌的肌皮神经

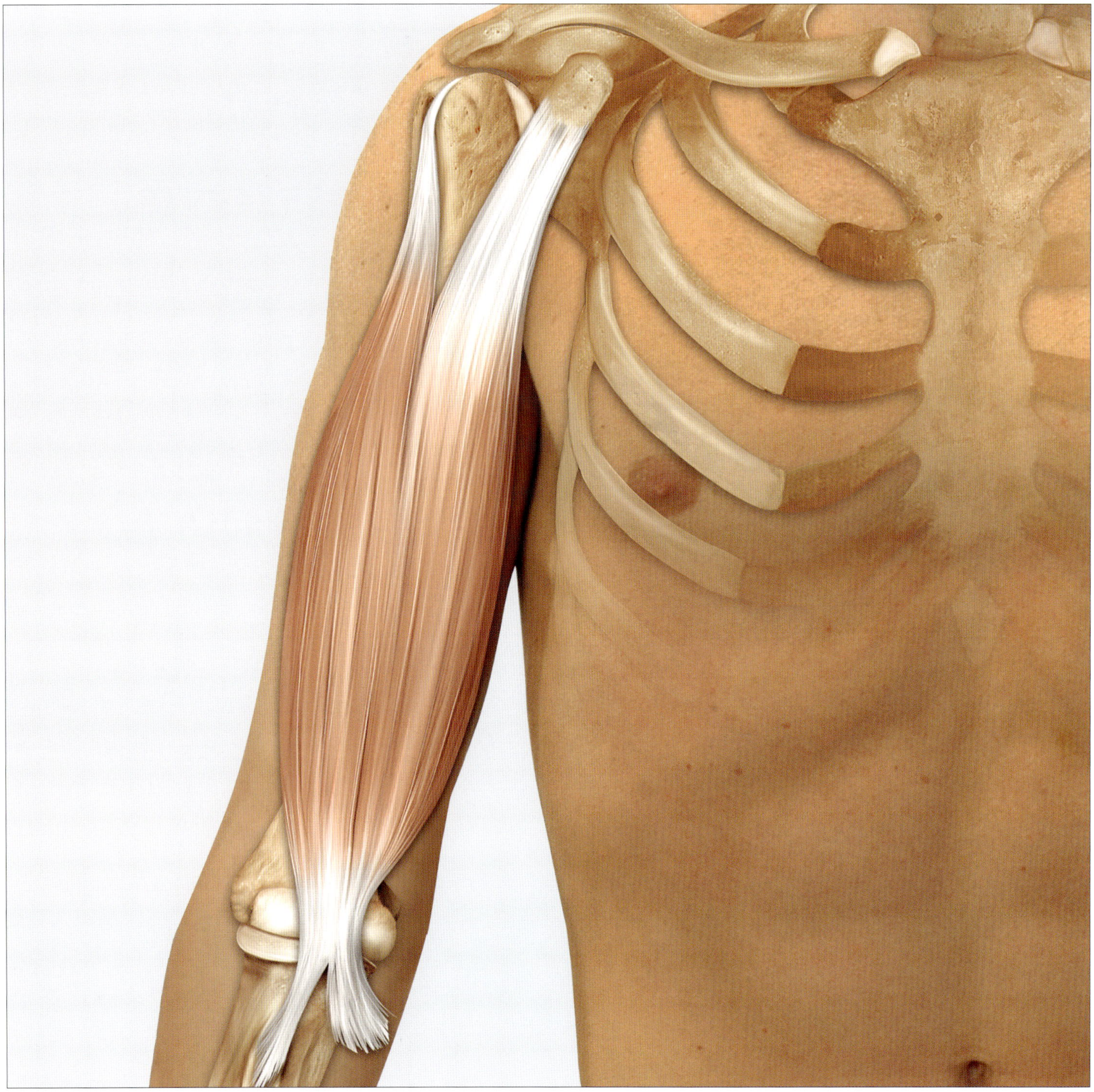

神经支配

肌皮神经（MSCN），C5–C6。

起点

长头：肩胛骨臼上结节。

短头：肩胛骨喙突。

止点

桡骨粗隆。通过肱二头肌腱膜进入前臂筋膜。

学习要点

如果屈曲肘部有旋后现象，则可以阻滞肱二头肌。如果进行肱肌阻滞，神经切除术和神经切断术可以保留肱二头肌，使其成为肘关节屈肌。它还可以确定该肌肉是否需要肉毒毒素来改善伸展。

视频1. 支配肱二头肌的肌皮神经阻滞

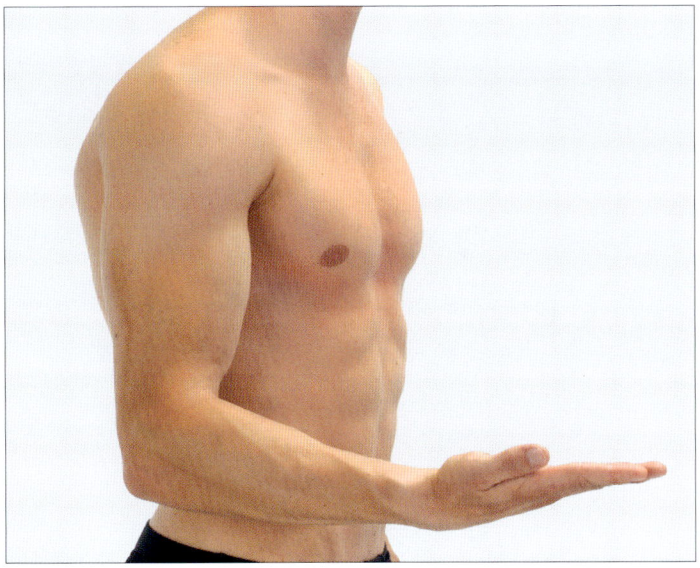

动作

肱二头肌屈曲并在前臂肘关节处旋转。当肘关节成90° 时，这两种动作都是力量最大的。肘关节的伸展会导致旋后肌力丧失。肱二头肌也在肩关节处屈曲，它的长头外展肩关节，特别是在外旋的位置。长头还可以稳定肩关节和肩袖肌群。

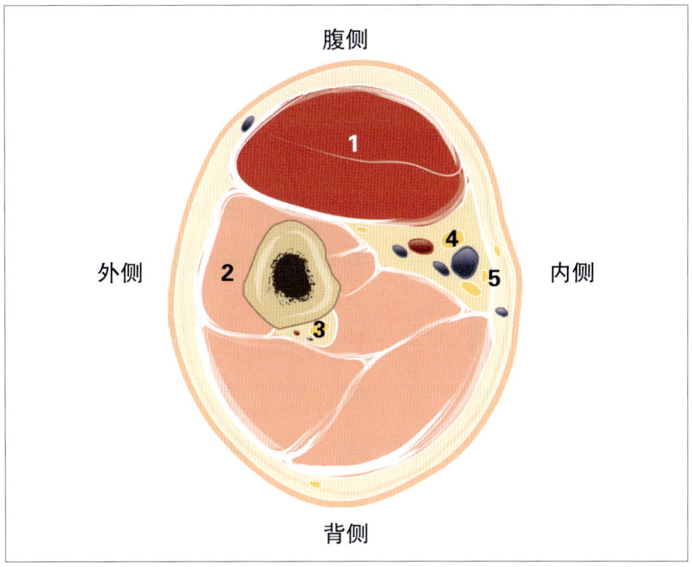

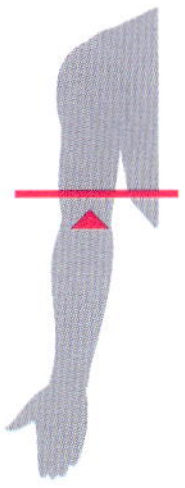

解剖图示

（1）肱二头肌。
（2）肱肌。
（3）桡神经。
（4）正中神经。
（5）尺神经。

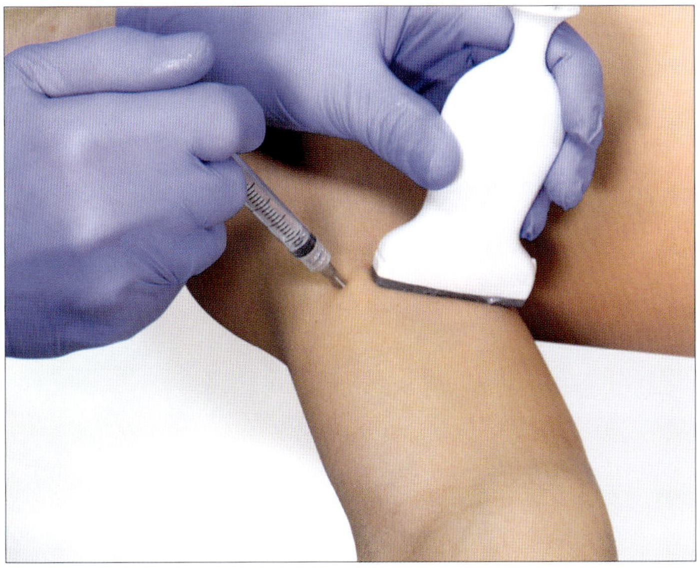

注射技术

神经最容易通过上臂内侧入路找到。

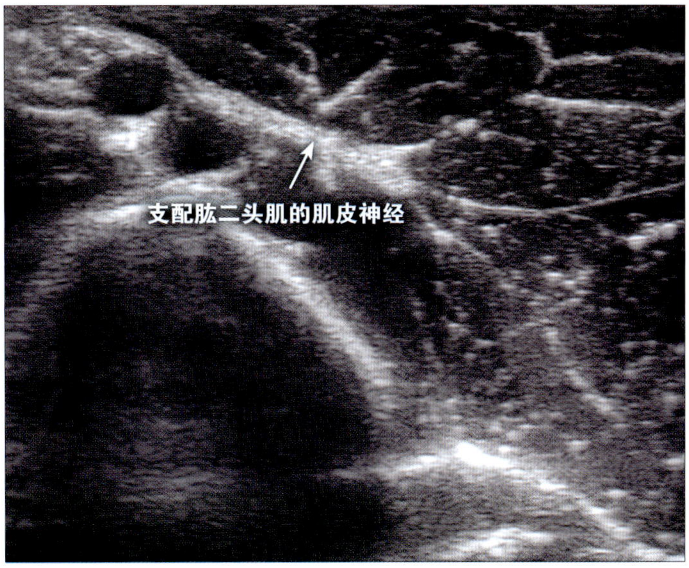

超声要点

神经从神经血管束分支出来。有几个潜在的分支。电刺激是必不可少的，以避免因与其他神经距离过近而导致错误刺激。

5.8 肌皮神经肱肌分支

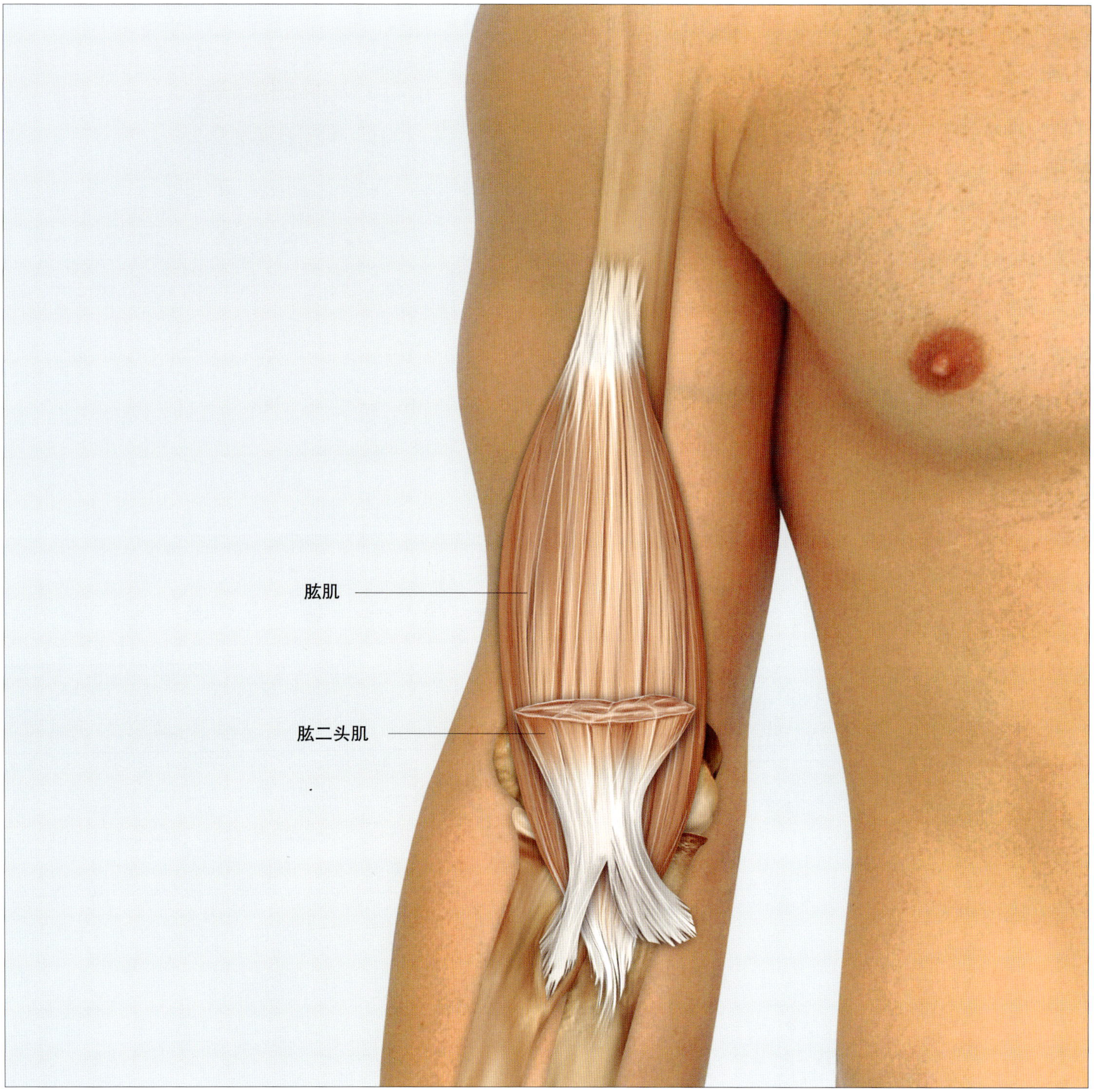

神经支配

肌皮神经（MSCN），C5–C7。

桡神经，C5–C6。

起点

肱骨前干远端2/3，肱肌与肱三头肌之间的肌间隔。

止点

尺骨结节、尺骨冠状突。

学习要点

神经切断术和神经切除术最常针对肱肌的支配神经。如果肉毒毒素仅作用于该肌肉就足以让肱二头肌和肱桡肌获得动力，那么神经阻滞也可能有效。

视频1. 肌皮神经肱肌分支穿刺

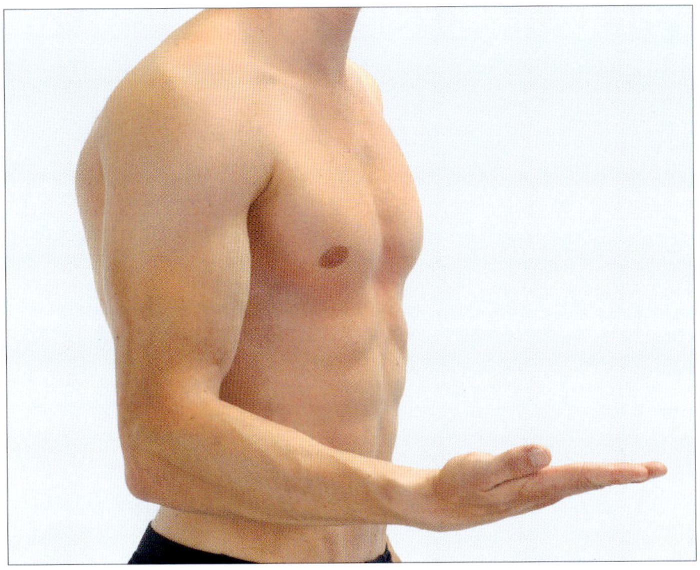

动作

肱肌是肘部最有力的屈肌。它对尺桡关节没有影响，因为它的唯一止点在尺骨。肌肉运动造成肘部弯曲和旋后。作为单关节肌，它的功能比肱二头肌更容易评估。

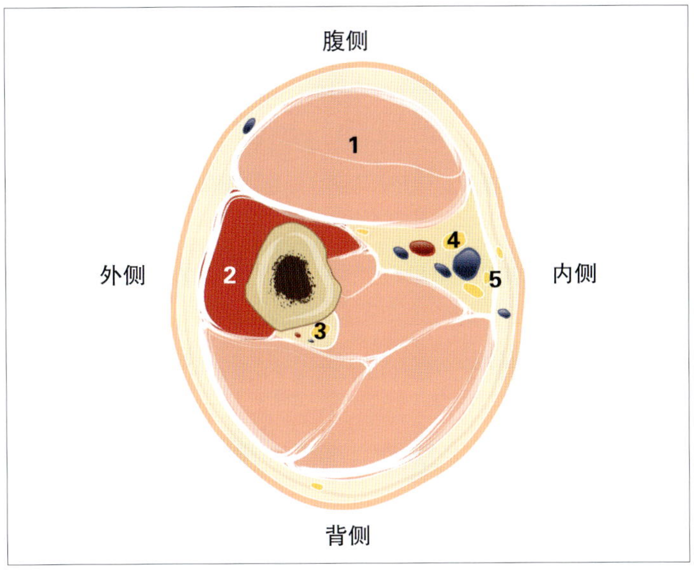

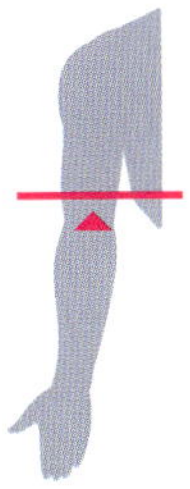

解剖图示

（1）肱二头肌。
（2）肱肌。
（3）桡神经。
（4）正中神经。
（5）尺神经。

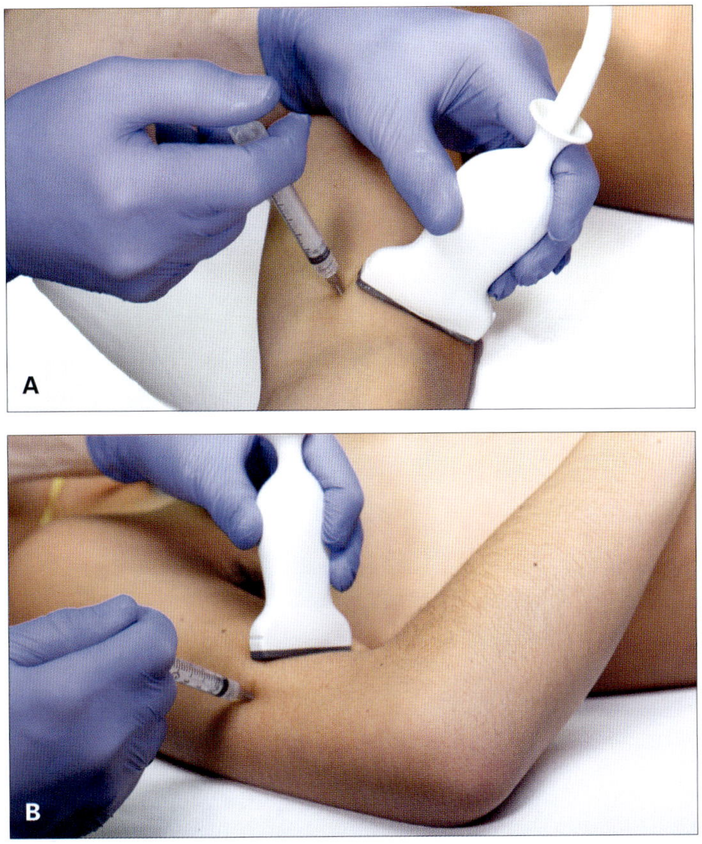

注射技术

A，内髁上方1.5个手掌宽。B，如果肩关节外旋，可采用外侧入路。

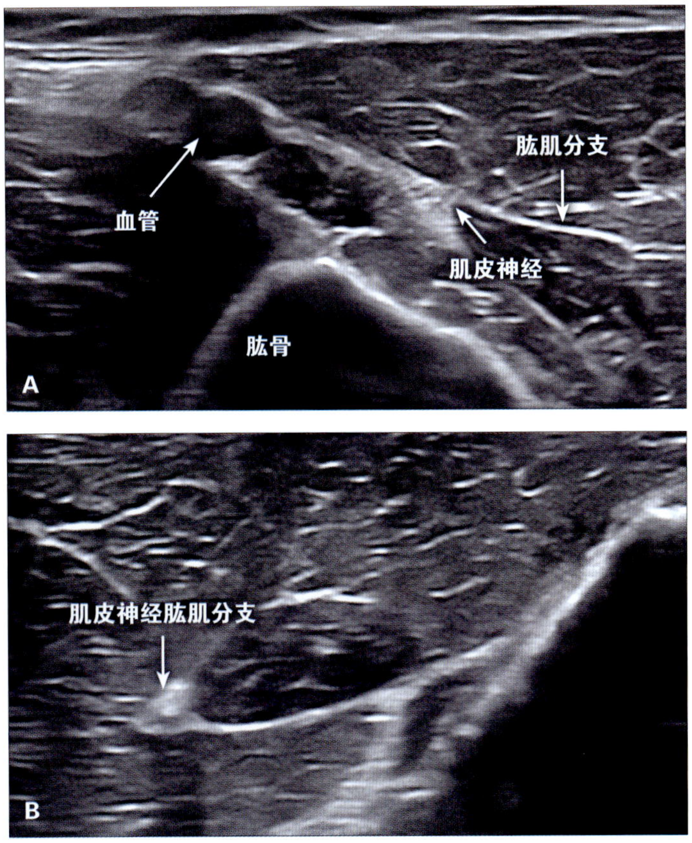

超声要点

A，神经从神经血管束分支出来。在刺激时必须谨慎以避开正中神经。B，从外侧入路看血管结构不太清楚。

5.9 支配肱桡肌的桡神经

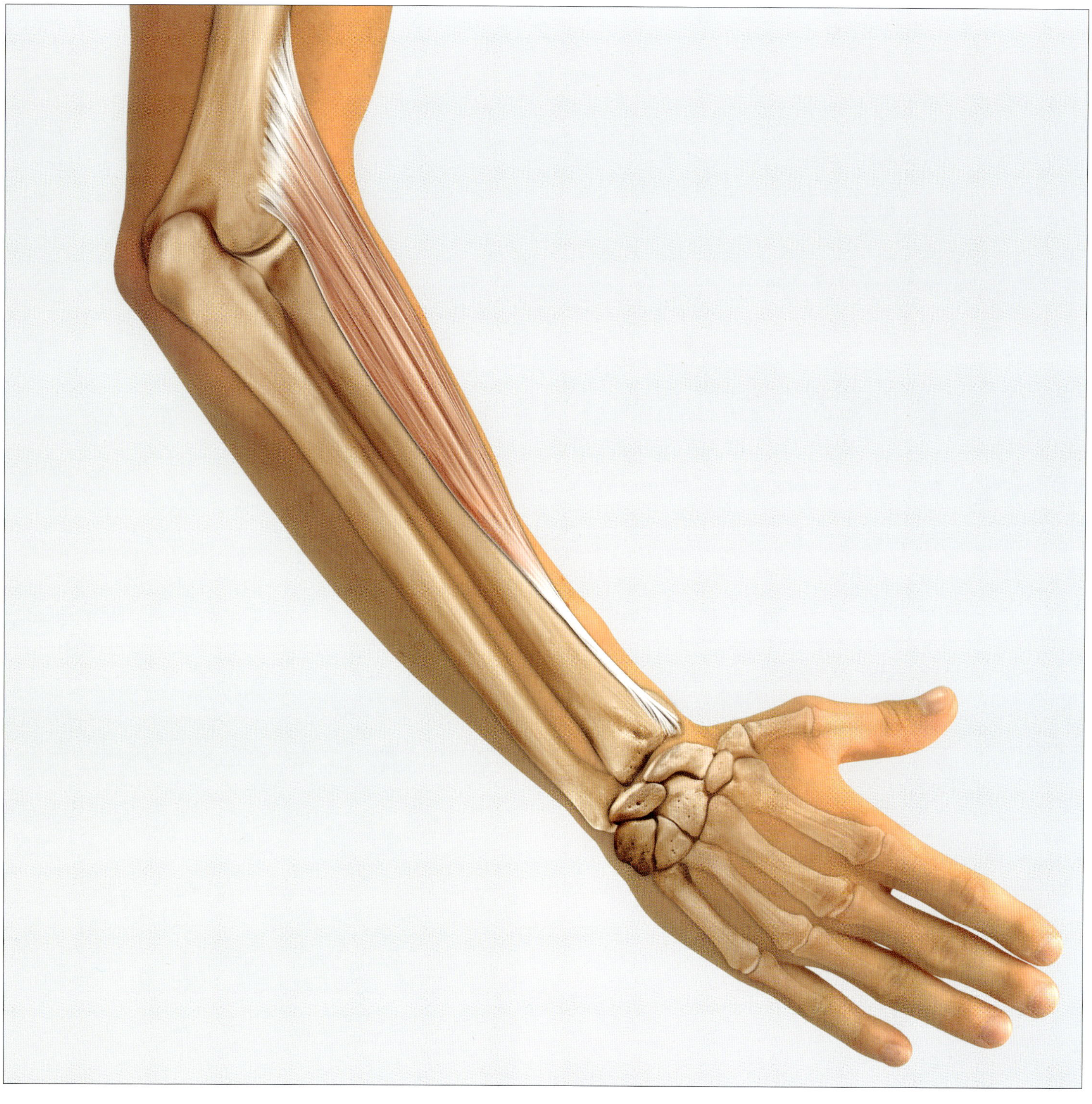

5

神经支配

桡神经，C5–C6。

起点

肱骨外侧髁上嵴。

外侧肌间隔。

止点

桡骨的侧面，桡骨茎突的基部近端。

学习要点

DNB可以证明肱桡肌对肘关节屈曲的影响。肉毒毒素、苯酚、神经切除术或神经切断术都可进行。

视频1. 支配肱桡肌的桡神经阻滞

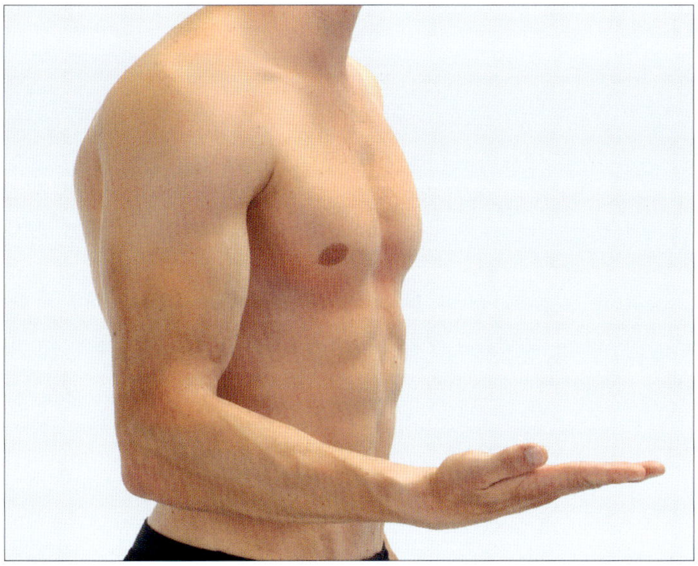

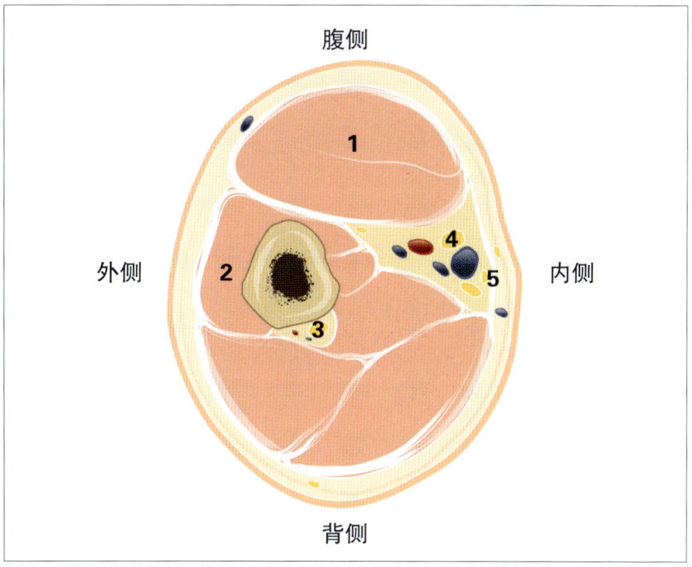

动作

肱桡肌使肘关节屈曲，使前臂从极端旋后或旋前回到中立位。它的功能最好通过弯曲肘部、拇指向上来进行测试。

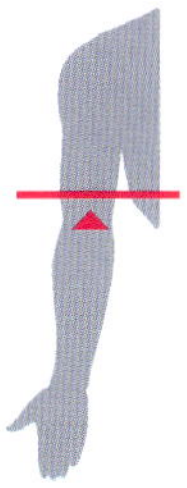

解剖图示

（1）肱二头肌。
（2）肱肌。
（3）桡神经。
（4）正中神经。
（5）尺神经。

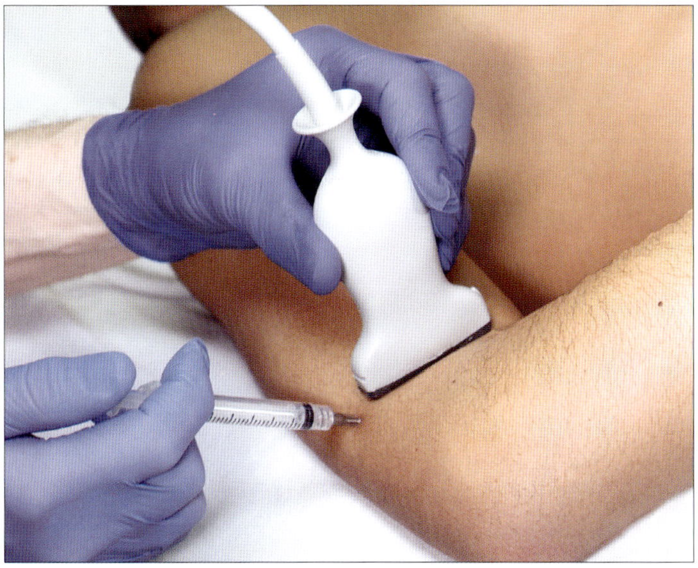

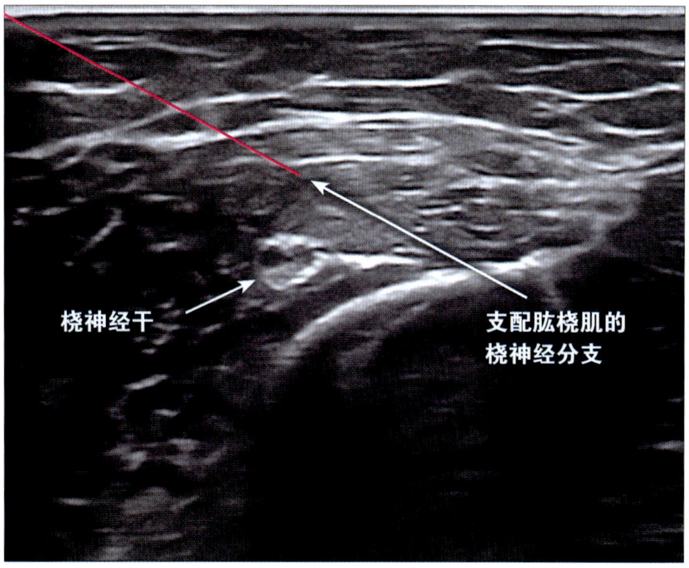

注射技术

离髁近3根手指宽。仅须关注肘部屈曲，而不是手腕或手指的伸展。

超声要点

在进行肌肉内刺激时，找到合适的刺激点至关重要，同时要避免影响混合的感觉运动分支。

5.10 手腕和手指：上肢远端的解剖指南和苯酚神经阻滞新用途

Sheng Li, Javier González-Buonomo, Jaskiran Ghuman

由于混合感觉神经和运动神经在手腕及手指区域内的解剖关系较为接近，且有许多分支和解剖变异，因此手腕和手指痉挛的治疗是神经靶向手术中最具挑战性的。最近使用苯酚神经阻滞的经验拓展了我们对各个运动分支解剖定位的了解。

苯酚神经阻滞通常用于上肢的近端神经，例如肌皮神经（Musculocutaneous nerve，MSCN）。随着引导技术的进步，准确定位上肢远端神经及其运动分支已成为可能。最近，我们在电刺激和超声成像的联合引导下，对正中神经、桡神经和尺神经的运动神经分支进行了经皮苯酚神经阻滞[1]。

这种方法极大地扩展了苯酚神经溶解术用于上肢远端痉挛引起的严重畸形的临床治疗，例如握拳畸形。在严重的握拳畸形中，我们观察到拇指和其余各指的被动活动度受限，通常伴有疼痛。握拳畸形的功能性后果可能包括手部清洁困难、皮肤浸渍、伤口和感染。如果不及时治疗，可能会出现关节挛缩加重。此时肉毒毒素疗法不太可能产生足够的效果[2]，通常需要手术来矫正握拳畸形。文献中报道了两种手术技术：尺神经深支运动神经的选择性神经切除术[3-4]和在Guyon管中对尺神经运动支进行苯酚神经阻滞的开放性手术[3]。

经皮苯酚神经阻滞使握拳畸形的非手术治疗成为可能。

为了成功地进行苯酚神经阻滞，首先也是最重要的是，对解剖结构有深入的了解，以帮助定位目标神经及其运动分支。这些知识对于上肢远端的苯酚神经溶解术至关重要。除了了解每个运动分支的起源之外，还必须了解感觉分支的位置以便避开它们，从而减少感觉并发症。由于神经和血管通常在神经血管束中走行，因此了解主要血管的位置及其与目标神经或神经分支的关系也至关重要，以避免血管内苯酚注射。

本章，我们详细描述了正中神经、尺神经和桡神经及其运动分支的解剖结构。最常注射部位的超声图像作为示例显示。但是每条神经及其分支的解剖变异是相对常见的。在临床实践中，建议首先通过超声扫描仔细定位目标神经及其分支，并在苯酚注射前用电刺激确认。当在电刺激期间观察到神经或其分支目标肌肉的孤立运动时，神经或其分支的定位在生理上得到确认。例如，当在最低水平的电刺激下观察到拇指在指间关节处的单独屈曲时，从正中神经到拇长屈肌（Flexor pollicis longus，FPL）的运动分支的定位得到确认。在本章的最后，我们通过真实临床病例展示上肢远端苯酚神经阻滞成功。虽然我们专注于苯酚神经阻滞，但神经和分支的解剖定位可以扩展到利多卡因神经阻滞评估、BoNT注射指导、外科神经切除术或新的经皮消融手术。

正中神经解剖

正中神经接收来自臂丛神经的外侧束和内侧束。外侧束由C6–C7神经根组成，将感觉纤维传送到鱼际、拇指、食指和中指。内侧束由C8–T1神经根组成，为前臂远端和手部肌肉提供运动神经支配，并为手外侧至无名指外侧半提供感觉神经支配。

正中神经位于臂丛神经起点的远端，下行至腋动脉内侧。在肘前窝，它位于肱动脉和肱二头肌肌腱的内侧。一旦进入前臂，正中神经就在旋前圆肌（Pronator teres，PT）的两个头之间运行，并向PT、桡侧腕屈肌（Flexor carpi radialis，FCR）、指浅屈肌（Flexor digitorum superficialis，FDS）和掌长肌（Palmaris longus，PL）提供运动分支。

在PT远端和髁间线远端约5cm处，骨间前神经（Anterior interosseous nerve，AIN）从正中神经分支[5]。AIN与前臂骨间筋膜前方的骨间前动脉平行，为FDP和FPL提供运动分支。并且，支配旋前肌完成运动。AIN为腕关节和骨间膜提供部分感觉神经支配[6]。

正中神经干继续走行；在腕管附近，出现手掌皮肤感觉支，为鱼际皮肤提供感觉（注意，这个小分支绕过腕管）。在手腕处，正中神经进入腕管，腕管由底部和两侧的腕骨形成，以腕横韧带为顶部。在腕管远端，正中神经分为运动支和感觉支。运动支发出交通支，以支配拇对掌肌、拇短展肌（Abductor pollicis brevis，APB）和拇短屈肌（Flexor pollicis brevis，FPB）的浅

5

头。正中神经运动支继续前行，为第1–第2蚓状肌提供神经支配[6]。感觉支行至腕管，为拇指内侧、食指、中指和无名指的外侧提供感觉。

当所有正中神经支配的肌肉同时激活时，就会形成典型的手部姿势。这种手部姿势如图5.2所示。

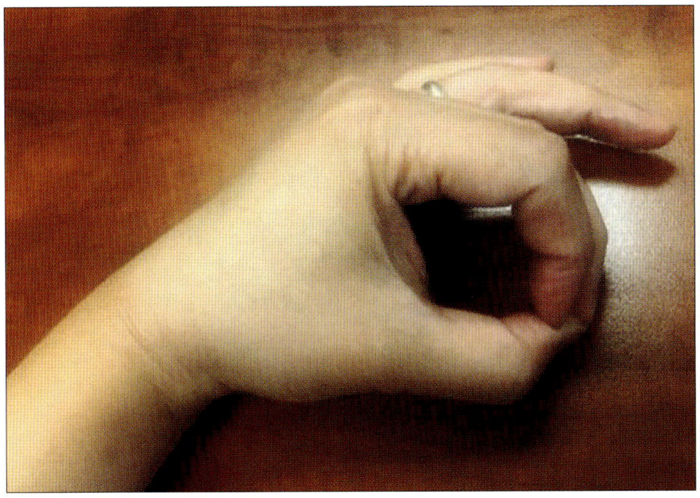

图5.2 正中神经激活手势。

旋前圆肌

PT有两个头，肱骨头（起源于内上髁）和尺骨头（起源于尺骨冠突）。两个头合并后进入一个肌腹，倾斜地附着于桡骨的内侧和外侧表面[7]，该附着点深入至肱桡肌。在大多数个体中，旋前圆肌只由1个神经运动分支支配，但在少数个体中，受直接从正中神经干发出的2个运动分支支配。这些运动分支可能出现在距肱骨内上髁近端0.7cm到远端5.6cm的区域内[8]。大多数患者的正中神经干在PT的两个头之间走行，应避开。其他需要避开的结构包括桡动脉（在肱桡肌和PT之间走行）和尺动脉（可能在手腕近端和手指屈肌下方走行）。

桡侧腕屈肌

FCR起于肱骨内上髁处的屈肌总腱，延伸至前臂桡侧，并插入第2、第3掌骨[9]。主要与尺侧腕屈肌（Flexor carpi ulnaris，FCU）一起发挥屈曲腕部的作用，对于某些人来说，还与PL协同发挥作用。它还会和桡侧腕短伸肌（Extensor carpi radialis brevis，ECRB）、桡侧腕长伸肌（Extensor carpi radialis longus，ECRL）共同作用，产生桡偏。FCR由单个神经运动分支支配，该运动分支出现在距肱骨内上髁近端约0.5cm处[9]。该运动分支还可以为PT、FDS和PL提供神经支配。从肱骨内上髁到神经穿入FCR肌肉的距离为5～10cm[9]。

指浅屈肌

FDS负责除拇指外4根手指的近端指间关节（Proximal interphalangeal，PIP）的屈曲。指浅屈肌有两个头：肱骨头（起源于肱骨内上髁和尺骨冠突）、桡骨头（起源于桡骨的掌侧近端）[10]。正中神经和尺动脉穿过FDS前臂段的头部[10]。FDS通过前臂掌侧，深面是FCR、FCU、PT，浅面是FDP和FPL。FDS有4个肌腹，移行为4根单独的肌腱，一同穿过腕管，分别插入第2、第3、第4和第5指的中间指骨掌侧基底部。

在大多数个体中，FDS由2个神经运动分支支配，但有些个体可能会多达4个分支[8]。在大多数情况下，第1分支和近端分支往往专门支配FDS，或者同时支配FDS和FCR；第1分支远端的所有分支都专门支配FDS。近端分支位于肱骨内上髁远端约5cm处，它插入FDS肌肉，距该标志不超过8cm。远端分支距离肱骨内上髁不超过16cm，并插入FDS肌肉，几乎是前臂长度的80%[8]。

指深屈肌

FDP负责除拇指外4根手指的远端指间关节（Distal interphalangeal，DIP）的屈曲。起源于尺骨掌侧近3/4、骨间膜和前臂深筋膜处。在大多数情况下，肌肉移行为1根宽肌腱，在腕管水平处分成4根独立的肌腱。肌腱继续穿行过手掌向手指延伸，直到插入远端指骨的基部。第2和第3指的FDP肌纤维由AIN支配，而第4和第5指的FDP肌纤维由尺神经支配。解剖学家之间对于FDP的尺神经支配与正中神经支配比例存在一些争议，因为部分人的FDP主要由尺神经支配[5]。

拇长屈肌

FPL起源于桡骨近端的掌侧面，并深入前臂桡骨。它的肌腱深入至腕横韧带，作为腕管内的9根肌腱之一，并插入拇指远端指骨的基底部。FPL弯曲拇指指间

5

关节，并在一定程度上协助拇指掌指关节弯曲。在大多数个体中，FPL受AIN产生的1个运动分支支配[8]。该运动分支在肱骨内上髁起的前臂长度的20%～50%处插入FPL[8]。

手部固有肌

正中神经支配的手固有肌是第1–第2蚓状肌、拇对掌肌（Opponens pollicis，OPP）、APB和FPB的一个头。第1–第2蚓状肌分别在第2和第3指的掌指关节处产生屈曲。OPP使拇指产生在手掌方向上的相对动作，APB使拇指外展，FPB使拇指掌指关节处弯曲。OPP、APB和FPB具体由正中神经运动分支的交通支支配，而蚓状肌则由主正中神经的末端部分支配，该部分还为某些手指提供感觉支配[6]。这是一个重要的考虑因素，因为主正中神经的神经溶解会带来更高的神经性疼痛风险。正中神经离开腕管后不远，即可在手掌中找到正中神经的运动分支。

尺神经解剖

尺神经源于臂丛神经下干，随后由臂丛神经的内侧束移行而成，通常受C8、T1脊髓根支配[11]。尺神经是运动神经和感觉神经的混合神经。它沿上臂内侧向远端走行，靠近肱动脉，但不会在该区域发出任何运动或感觉分支[12]。在上臂远端，尺神经向肘部内侧行进，进入内上髁和鹰嘴突之间的尺神经沟。平均而言，距内上髁远端1.5cm处，尺神经向肘关节囊提供1～4个感觉分支，用于感受本体感觉[13]。

在尺神经沟远端，尺神经穿过肱尺腱膜或肘管下方深处，肘管是由FCU的两个头形成的腱弓[11]。在肘管远端，尺神经将其第1运动分支插入FCU，然后插入第4和第5指的FDP。尺神经在前臂内侧于FCU和FDP之间继续走行，不发出任何运动分支，直到手腕处。

在距腕关节近端5～8cm处，尺背皮神经从主尺神经干发出，为手背内侧、第5指背侧和第4指内侧半提供感觉支配。在尺骨茎突处，发出掌皮神经分支，为手掌近端内侧提供感觉支配[11]。然后尺神经进入Guyon管，这是由豌豆骨和钩骨钩围成的手掌内侧纤维结构。尺神经与尺动脉一起位于豌豆骨的桡侧。在Guyon管中，尺神经分为浅感觉支和深运动支，前者为第5指掌侧和第4指内侧半提供感觉，并为掌短肌提供运动支配，后者为大多数手固有肌提供运动支配[11]。

尺侧腕屈肌

FCU有两个头，源自肱骨内上髁和尺骨鹰嘴，主要插入第5掌骨[14]。它主要引起手腕屈曲和尺偏。FCU是第一个接受尺神经运动神经支配的肌肉。此处尺神经干没有皮肤感觉分支。尺神经向FCU发出1～4个分支，距离内上髁远端的平均距离为1.4cm。然而，也有在距内上髁近端2cm处观察到FCU的分支。一些文献证明尺神经有多达6个分支，并且90%的分支可见于内上髁远端[15]。FCU的神经支配分支起源于尺神经和尺动脉在前臂的汇合点附近，约在前臂长度50%的位置处。FCU运动神经分支的超声扫描应从内上髁上方4cm处开始，直到约前臂中间处。

指深屈肌

尺神经为FDP的内侧或尺侧提供神经支配，使第4和第5指的远端指间关节屈曲[12]。尸体解剖显示，尺神经在内上髁远端平均5cm处向FDP提供1～2个神经分支，但仅有1个分支更为常见。一项研究发现，90%的尸体只有1个尺神经分支插入FDP[16]。另一项研究结果显示，平均神经分支至FDP的距离约为从肘窝到手腕两茎突之间中点距离的14%[17]。没有病例显示尺神经在遇到尺动脉（距离内上髁远端10～17cm处）前有其他分支[18]。

手固有肌

尺神经在Guyon管内或穿出之后发出神经运动分支，支配部分手部肌肉。手固有肌的大部分运动神经支配来自尺神经深支，该分支产生于Guyon管，包括小指外展肌（第5指外展）、小指屈肌［第5指掌指关节（Metacarpophalangeal，MCP）屈曲］和小指对掌肌（第5指对拇指）[11]。在Guyon管之后，尺神经深支继续走行，为第3–第4蚓状肌（第4和第5指MCP屈曲）、背侧骨间肌（手指外展）、掌侧骨间肌（手指内收）提供运动神经支配。拇内收肌（拇指内收）和拇短屈肌深头（拇指MCP屈曲）。尺神经浅支位于Guyon管远端，将皮肤感觉分支传送至掌侧小鱼际隆起、第5及第4指内侧，并将运动分支传送至掌短肌[17]。

手固有肌痉挛的患者通常表现为手指屈曲（主要在MCP关节），以及拇指内收和屈曲，例如握拳畸形[3]。尺神经深支运动分支负责大部分手固有肌的神经支配，可位于豌豆骨的桡侧。该区域要避开的结构是尺动脉和远端尺神经浅支，以避免出现小鱼际隆起以及第4和第5指神经性疼痛。对尺神经深支运动分支的电刺激应引起所有4根手指的MCP屈曲以及拇指内收和屈曲（病例1和病例2）。

桡神经解剖

在臂丛神经的远端，桡神经在肱三头肌外侧头和内侧头之间走行，并在三角肌结节远端约5cm处穿到外侧肌间隔。然后，桡神经在肱肌和肱桡肌之间向下行进，为肱桡肌和ECRL提供运动神经支配[19]。桡神经通过肘前窝向远端延伸，分为浅支和深支。不同个体的分支处不尽相同，但通常在肘关节近端或远端3cm以内[20]。浅支为感觉支，在桡骨外表面走行，为手背外侧及拇指背侧、第2及第3指提供感觉。

深支为运动支，在穿过旋后肌的两个肌腱头（Frohse弓）之前，先后支配旋后肌和ECRB。在运动支穿过Frohse弓进入旋后肌后，大多数解剖学文献将此神经段称为“骨间后神经”（Posterior interosseous nerve，PIN）[19]。一旦神经到达旋后肌的远端部分，它就会分为内侧支和外侧支。内侧支也称为“交通支”，支配背侧浅层肌肉，例如尺侧腕伸肌（Extensor carpi ulnaris，ECU）、指总伸肌（Extensor digitorum communis，EDC）和小指伸肌（Extensor digiti minimi，EDM）。外侧支也称为“降支”，支配前臂背侧深层肌肉，包括拇长伸肌（Extensor pollicis longus，EPL）、拇短伸肌（Extensor pollicis brevis，EPB）、拇长展肌（Abductor pollicis longus，APL）和示指伸肌（Extensor indicis proprius，EIP）[20]。

重要的是，虽然PIN由于没有任何皮肤感觉神经分支而被认为是纯粹的运动神经，但它为环形韧带、前肱桡关节、外上髁的骨膜、前臂骨间膜、桡骨骨膜和腕背侧关节囊提供感觉[20]。

桡侧腕长伸肌和桡侧腕短伸肌

ECRL和ECRB引起腕背伸及桡偏，与ECU一起是伸腕的主要肌肉。ECRL起源于肱骨外侧髁上嵴，插入第2掌骨的后表面[21]。大多数人的ECRL接收来自主桡神经的1～2个运动分支，或者较少见地接收来自PIN的运动分支[22]。桡神经分支到ECRL的长度为3.2cm，平均有3个运动终点[22]。在肱骨内上髁和外上髁之间画一条线，为髁间线（Transepicondylar line，TEL），作为解剖标志，运动分支预计会在距其近端1.5～3.5cm的距离插入肌肉[23]。

ECRB起源于外上髁，插入第3掌骨基底部[21]。它一般受桡神经深支的1个运动分支支配。最近的解剖学研究表明，ECRB可能受主桡神经干的分支支配，甚至在某些个体中受桡神经浅支的分支支配，这是在进行神经溶解术时的一个重要考虑因素。因为桡神经浅支本质上是感觉神经，因此存在神经性疼痛的风险[22-23]。无论哪条神经向ECRB提供运动支配，这条神经通常会分别在两个运动点插入肌肉的前表面[22]。ECRB的运动神经分支入口距TEL约5cm[23]。

尺侧腕伸肌

ECU起源于肱骨外上髁和尺骨后表面，附着于第5掌骨基底部[21]，引起腕伸和尺偏。主要受PIN支配，少数个体受桡神经深支分支支配[23]。运动分支在距TEL约10cm处插入ECU[23]。背侧骨间动脉紧邻该肌肉，这使得超声引导成为确保在该区域进行安全注射的合理选择。

指伸肌

在大多数个体中，EDC、EDM、拇短伸肌、拇长伸肌及示指伸肌都受PIN两个主要分支的支配[19,23]。由于PIN没有皮肤感觉神经分支，因此对此神经或其任何分支进行苯酚神经阻滞后出现神经性疼痛的风险应很小。然而，这尚未在文献中得到证实。

EDC起源于外上髁，在前臂远端分成4根肌腱，依次插入第2～第5指的中间指骨和远端指骨，作为指伸肌套[21]。该肌肉在一定程度上引起伸MCP和伸手腕。运动分支在距TEL约10cm处插入肌肉[23]。

EDM起源于外上髁，插入第5近节指骨的基底部，并引起该手指的MCP伸展。运动分支在距TEL约12cm处插入肌肉[23]。

EPB起源于桡骨和骨间膜的远端后表面，并插入拇指近节指骨的后基底部。EPL起源于尺骨远端后部，插入拇指远端指骨的后基底部。EPB和EPL都会引起拇指伸展[21]。运动分支在距TEL约15cm处插入EPB和EPL[23]。

临床病例

病例1：正中神经和尺神经联合阻滞治疗握拳畸形

男，62岁，9年前左侧豆状核出血，导致右侧痉挛型偏瘫。从卒中发病后15个月开始，他每3～4个月定期接受右上肢肉毒毒素注射。4个月前行最后一次肉毒毒素A注射，包括FDS的50个单位、FDP的25个单位、FPL的25个单位、蚓状肌（第1–第4）的100个单位。患者目前手及手指肌肉痉挛，要求行苯酚神经阻滞。

在阻滞过程中，患者处于舒适的仰卧位。通过实时超声成像（M Turbo；SonoSite）确认豌豆骨的骨性标志（图5.3）。用酒精棉清洁该区域后，在超声成像引导下插入27号特氟龙涂层针。针连接到电刺激器（Dantec Clavis；Natus Medical Incorporated）。通过手固有肌的可见激活（包括MCP屈曲、拇指内收和拇指屈曲）来验证针在深层运动分支的精确位置。通过观察电刺激强度降低至1mA（可用设备的最小刺激强度）后触发反应是否仍然存在，以进一步确认针的位置。在深层运动分支处注射总共1mL 6%苯酚。类似地，在前臂中部水平，分别向FDS和FPL的正中神经运动分支注射1mL和0.5mL 6%苯酚。通过最小电流强度下是否出现肌肉的孤立运动来确认位置。

图5.4显示了苯酚神经阻滞之前和之后，手及手指的静息姿势。对比手术前，患者的MCP和PIP处于更加伸展的位置。患者对手术的耐受性良好，并否认术后有任何感觉并发症。之后开始接受门诊作业治疗。在手术后2个月的随访中，患者的手和手指的静息姿势进一步改善，并且没有报告任何感觉并发症。

病例2：正中神经和尺神经联合阻滞治疗握拳畸形

女，38岁，2年前脑出血，导致左侧痉挛型偏瘫。左臂和左腿接受过肉毒毒素注射，并在卒中后2个月定期

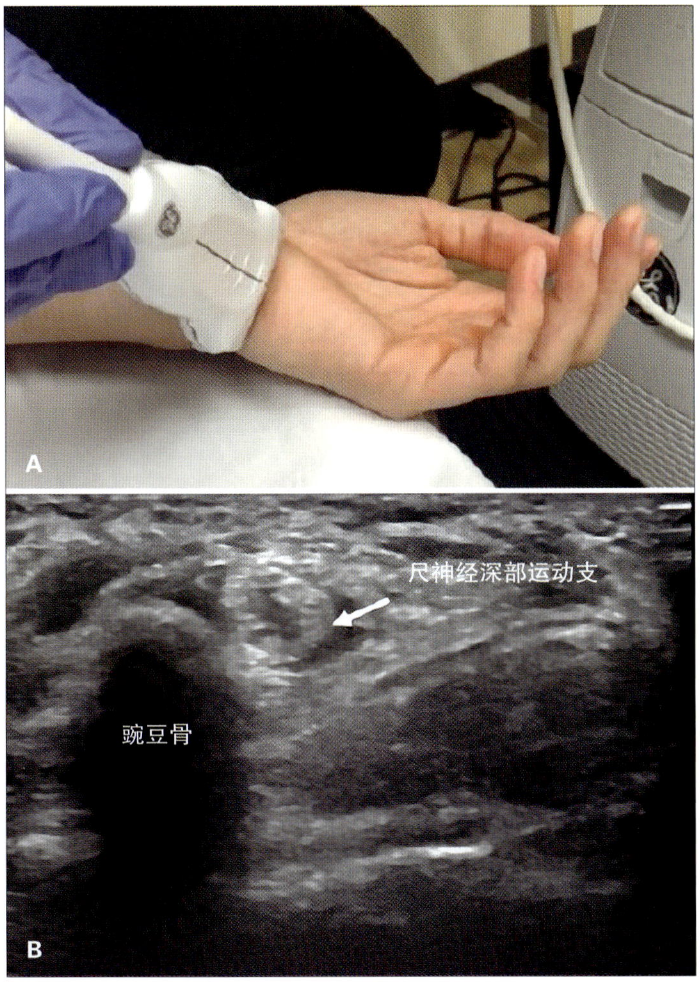

图5.3 Guyon管处苯酚神经阻滞。A，超声探头的位置。B，超声图像。尺神经深部运动支在豌豆骨桡侧。

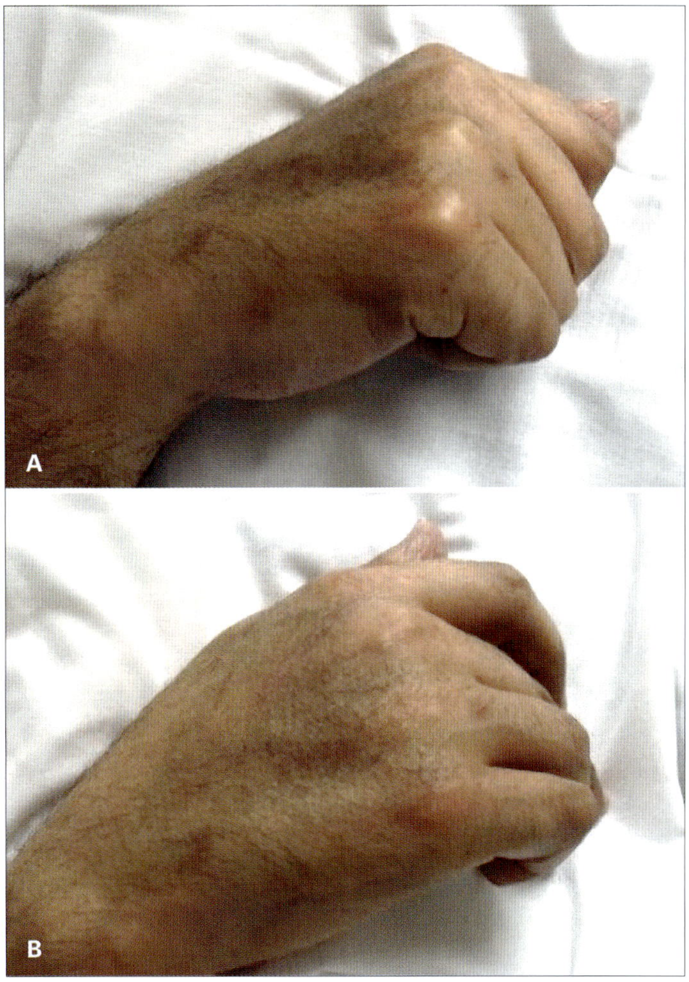

图5.4 A和B，苯酚神经阻滞之前和之后，手及手指的静息姿势。

开始苯酚神经阻滞治疗痉挛型马蹄内翻足。在1个月前的最后一次肉毒毒素A注射中，包括FCR的50个单位、FCU的50个单位、FDS的75个单位、FDP的75个单位、FPB的12.5个单位、拇内收肌的12.5个单位。如图5.5所示，当预计BoNT达到峰值效应时，治疗效果并不令人满意。由于脚踝和足部的苯酚神经阻滞成功，患者要求转而对其手部和手指肌肉进行苯酚神经阻滞。在最后一次BoNT注射后1个月，用6%苯酚进行神经阻滞，包括正中神经的FDS（1mL）运动分支、FPL（1mL）运动分支和尺神经深层运动分支（1.5mL）。使用与病例1中所述相同的程序。

如图5.5所示，患者手指能够在静息时放松，拇指没有内收或弯曲到手掌中。苯酚神经阻滞后，患者立即报告无名指和小指有些麻木。开具了加巴喷丁以治疗感觉并发症。患者继续接受门诊作业治疗和物理治疗。在2个月的随访中，患者报告说手和手指的被动及主动活动范围进一步增加。无名指和小指的麻木症状在神经阻滞后持续了约2周并有所缓解。并没有使用加巴喷丁来改善感觉并发症。

5

病例3：正中神经运动支阻滞

男，41岁，因枪击造成严重脑外伤。该患者经历了复杂的住院病程，包括意识障碍和痉挛型四肢瘫。截至目前，最后一次BoNT注射是在2个月前。右手腕和手指肌肉使用总共300单位的BoNT，其中FCR的75个单位、FCU的50个单位、FDS的75个单位、FDP的75个单位、FPL的25个单位。苯酚阻滞前的手如图所示（图5.6，前），尽管注射了BoNT，但手指仍然处于屈曲位，这使得进行手部清洁非常困难。

在前面描述的超声联合电刺激引导技术下，将针定位到FDS和FDP的正中神经运动分支。当观察到孤立的PIP和DIP运动并在手腕水平触及肌腱抽动时，即可确认针的位置。总共使用了6mL 6%苯酚。成功的阻滞体现在静息时手和手指姿势的显著改善（图5.6，后）。由于患者无法言语，未进行感觉并发症的评估。

病例4：桡神经运动支阻滞

男，18岁，7个月前遭受严重脑外伤。如苯酚神经阻滞前图片所示（图5.7，前），手腕处于伸展位置，手指处于屈曲位置。FDS和FDP的改良Ashworth量表（MAS）评分都为4分，这使得进行手部清洁时打开右手非常困难。在这种手腕伸展、手指屈曲的姿势下，手腕伸肌的痉挛（MAS为3分）可能会影响手指屈肌的评估，从而限制FDS和FDP的被动ROM。

使用与之前描述的相同的超声联合电刺激引导技术，总共使用6mL的6%苯酚来阻断支配ECRL、ECRB（4mL）和ECU（2mL）的桡神经运动分支。通过手腕处相应肌腱的明显抽动来确认目标运动分支的具体位置。然而，由于患者无法言语，因此未评估感觉并发症。

成功阻断ECRL、ECRB和ECU的桡神经运动分支可改善腕部静息位置（图5.7，后）。苯酚神经阻滞后，FDS和FDP的MAS评分均为2分。手指更容易被牵拉开。

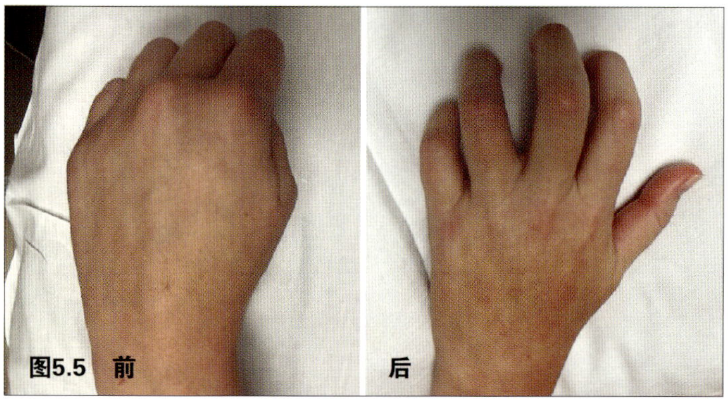

图5.5 前 后

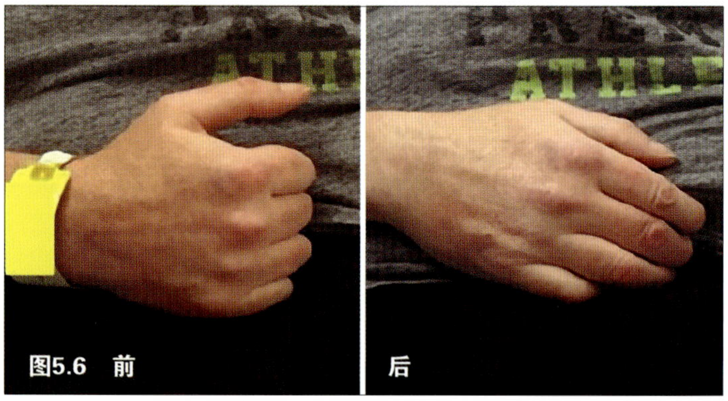

图5.6 前 后

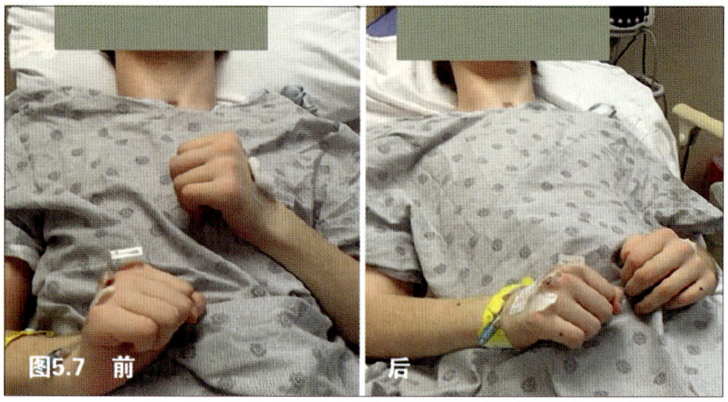

图5.7 前 后

5.11 上肢主要痉挛性肌肉神经运动分支解剖

Nathalie Bini, Adeline Cambon-Binder, Catalina Parot, Renata Paulos, Lorenzo Merlini, Caroline Leclercq

精确认识神经运动分支的解剖结构，对于痉挛患者周围神经相关操作至关重要，无论是非手术操作（运动神经阻滞）还是手术［超选择性神经切除术（Hyperselective neurectomies，HSN）］。我们在Ferau Moulin外科学院（法国巴黎）解剖了97只新鲜手臂，分布如下：

- 16条肌皮神经（Musculocutaneous nerves，MSCNs）。
- 前臂的20条正中神经。
- 前臂的20条尺神经。
- 手臂的20条桡神经。
- 拇指的21条尺神经。

目前一项分析支配拇指固有肌的正中神经分支的补充研究正在进行中。这些研究可以绘制出最常参与痉挛的上肢肌肉运动神经支配解剖图谱，并规划恰当的手术方法。

MSCNs

MSCN为肘屈肌提供运动神经支配，为前臂的桡侧皮肤提供感觉神经支配。我们研究了16个上肢肱二头肌和肱肌的神经支配模式[1]，发现MSCN的运动神经支配模式是多样的。在超过50%的病例中，肱二头肌仅由1个分支支配，但在某些情况下，观察到4个甚至5个分支专用于肱二头肌的支配。第1个分支的起点平均为上臂总长度的37.1%（范围为17.9%～45.3%）。在有多个分支的情况下，第1个分支和最后1个分支之间的平均距离为34.6mm（10～68mm），最后1个分支的起点平均为总长度的52%。肱二头肌的运动神经终支的平均数量为7.9个。

在16例案例中，12例（75%）有1个分支专用于肱肌，2例（12.5%）有2个分支，还有2例（12.5%）有3个分支（图5.8）。肱肌运动神经终支的平均数量为6.5个。感觉分支（前臂外侧皮支）总是在从主干到肱肌分支后出现个体化差异。

MSCN和正中神经之间的联系已描述过[2-3]。据报道，其发生率为5%～46.4%，平均为33%[2]。这与我们的研究一致，25%的个例（16例中4例）中发现MSCN和正中神经之间的交通分支。

当接近MCN以进行肱二头肌和肱肌的HSN时，我们建议在肱二头肌内侧沟上纵向切口，位于喙突和外上髁之间18%～75%的距离。

正中神经

正中神经负责旋前圆肌（PT）、桡侧腕屈肌（FCR）、掌长肌（PL）、指浅屈肌（FDS）、指深屈肌（FDP）外侧部分和拇长屈肌（FPL）的运动支配。肌肉的运动分支可能单独来自正中神经干，也可能几块肌肉由一个从主干发出的分支共同支配。我们研究了每一个分支，发现分支的分布变化很大。尽管如此，还是确定了一种一般模式，即分为2～3个分支，然后到达各个肌肉[4]。

PT的单独支配分支是最常见的模式（20例中有16例）。在这16例中的9例，与其他分支一起有共同的主干。在20例中的17例，由单独分支支配FCR，与其他分支有共同起源支。PT、FCR和PL的分支总是出现在FDS弓腱上方，位于前臂近端16%内（图5.9）。

2个、3个或4个分支支配FDS，第1个分支通常来源于与其他分支的共同主干。FDP的外侧部分接收骨间前神经的1～5个分支，FPL接收骨间前神经的1～2个分支。手指屈肌的神经支配是相关文献中最具争议的问题之一[5-6]，其研究需要广泛暴露神经，而这只能通过广泛分离PT和FDS近端的支配神经来获得。由于这些原因，我们不建议尝试对指屈肌进行高选择性神经切除术。

建议的皮肤切口位置根据需要行神经切除术的肌肉不同而有所不同：从肘横纹上方2cm开始，PT于前臂的33%、FCR于前臂的40%、FPL于前臂的63%（图5.10）。如果有指征，可以通过前臂前部（前臂的44%～63%）的单独纵向入路对FPL进行单独的高选择性神经切除术。由于这些运动分支的分布变化很大，因此术中的神经电刺激是强制要求的。

5

尺神经

尺神经负责尺侧腕屈肌（Flexor carpi ulnaris，FCU）和FDP内侧部分的运动支配。在我们对20例上肢的研究中[7]，神经运动分支的总数为2～5个。如文献报道[8]，在所有案例中，第1个运动分支是FCU的，在支配FCU的1～4个分支中，大多数（57%）来自神经后部、29%来自神经内侧、14%来自神经外侧。在FDP内侧部分的1～2个分支中，除1个外，其余分支均源自尺神经的桡侧。Martin-Gruber连接存在于9个案例中（图5.11）。在任何情况下，尺神经与尺动脉相遇后都不会发出运动分支。

理想的FCU神经运动分支入路应从内上髁上方4cm处开始，并向远端延伸至前臂长度的50%或尺动脉与尺神经的相遇点（图5.12）。在分离过程中，应抬高尺神经，以免错过源自其后部的运动分支。

如果进行前臂正中神经和尺神经联合HSN，建议使用2个单独的切口，以便更好地观察每个结构，而不是单个组合切口。

5

桡神经

桡神经负责肱桡肌的运动支配。我们在20例中的13例发现了1个主干，5例发现了2个主干，2例发现了3个主干。插入点为上臂长的66%（外上髁近端）至前臂的10%（外上髁远端）。肱桡肌运动神经终支的平均数量为3.3个（1～7个）。肱肌还在其下外侧区域接收来自桡神经的支配，高达81.6%的案例中[9]，有11%的相对神经支配[10]。

拇指

拇指畸形大多继发于拇指内收肌痉挛，单独发生或与FPL痉挛相关[11]。痉挛确实会影响拇指内收肌和第1骨间肌（主要由尺神经支配），但也会影响拇短屈肌（FPB）、拇指展肌（ABP）和拇对掌肌（OP）（主要由正中神经支配）。

我们分析了21只手的尺神经深支（Deep branch Of the ulnar nerve，DBUN）的分支模式[12]，它支配拇指内收肌和第1背侧骨间肌（Dorsal interosseous muscles，DIO）。在拇指内收肌两个头之间的小脂肪垫下方很容易找到DBUN，靠近位于第3掌骨的肌肉附着点，发出1～3个分支，分别支配拇内收肌斜头、横头和第一DIO。95%的斜头、62%的横头和100%的DIO接收不止1个分支（图5.13）。

关于正中神经对于FPB、ABP和OP的支配模式，我们正在进行的研究表明，大鱼际主要运动支的第1次分支（在20%的案例中，我们确定了第2个辅助分支）发生在距其起点平均距离为6.6mm（1～23mm）的位置，平均有2.2个分支（2～3个）。第2次分支发生在支持带远端，与第1次分支的平均距离为10.3mm（3～17mm），并产生5.7个（4～8个）子分支。

为了同时接触大鱼际肌肉的正中神经分支和尺神经分支，建议切口沿拇指对掌斜纹（图5.14）。

结论

我们对涉及上肢痉挛主要肌肉的运动解剖学尸体研究表明，它很复杂，并且有多种变化。在临床环境中，这些发现在行神经阻滞时可能很有用（例如，MCN会在很近的位置发出支配肱二头肌的第1个分支，如果阻滞位置更远，则很容易错过）。

当进行选择性神经切除术时，可指导切口和识别每个运动分支。鉴于存在多种变化，强烈建议使用术中神经刺激和手术放大镜来精确识别每个运动分支，并仅对目标肌肉进行NHS。

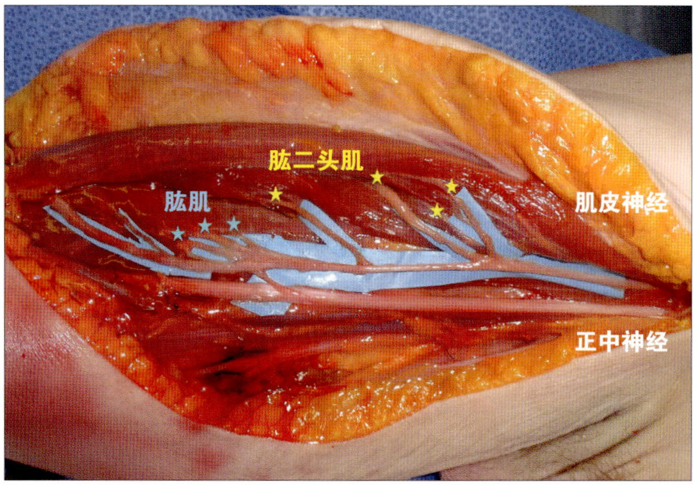

图5.8 MSCN（右臂）。MSCN发出两个分支向肱二头肌伸出，并分成4个终支（黄色星）。肱肌由起源于共同主干的3个分支支配（蓝色星）。注意感觉皮支在上臂长的82%处发出。

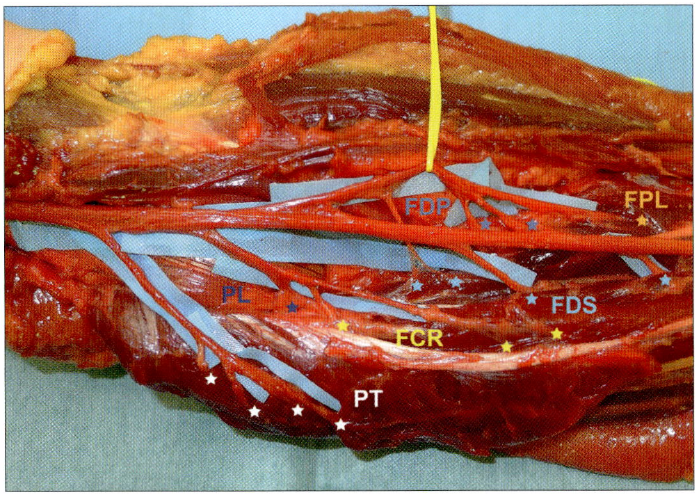

图5.9　正中神经（右前臂）。PT的常见支配模式，单个运动分支。FCR的运动分支作为FDP和FPL的公共主干出现。FDS还有2个远端分支。

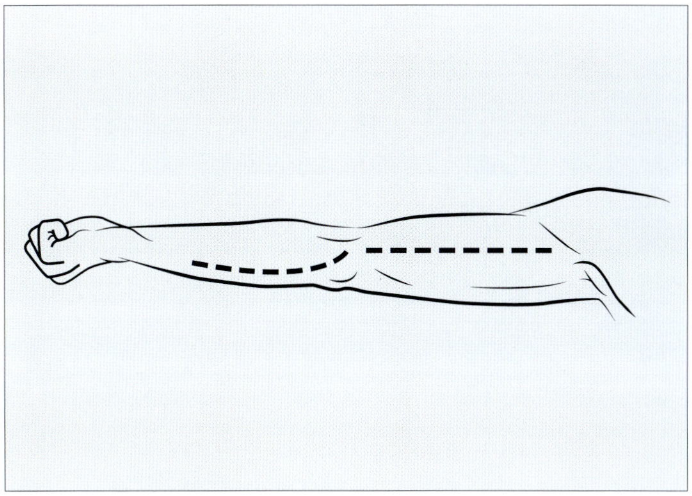

图5.10　MSCN建议入路。MSCN，在肱二头肌内侧沟上纵向切口，位于喙突与外上髁之间距离的18%~75%。正中神经，从肘横纹上方2cm开始，PT为到前臂段的33%、FCR为到前臂段的40%、PL为到前臂段的63%。

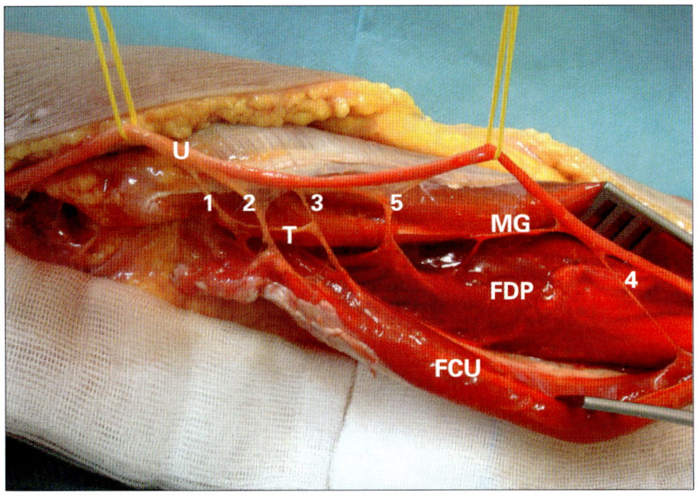

图5.11　尺神经（左前臂）。U，尺神经；1，FCU的第1个分支；2，FCU的第2个分支；3，FCU的第3个分支；4，FCU的第4个分支；5，分支到FDP。MG，Martin-Gruber连接；（*）Martin-Gruber与FDP吻合；T，横向交通；FCU，尺侧腕屈肌；FDP，指深屈肌。

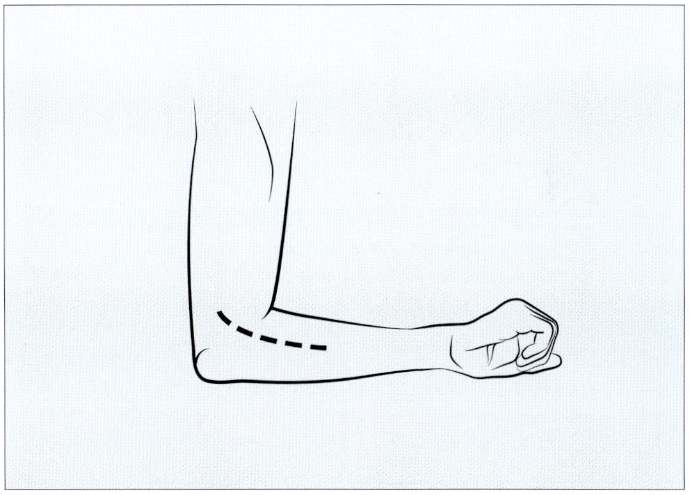

图5.12　肘部尺神经建议入路。FCU神经运动分支的理想入路应从内上髁上方4cm处开始，并向远端延伸至前臂长度的50%或尺动脉与尺神经的相遇点。

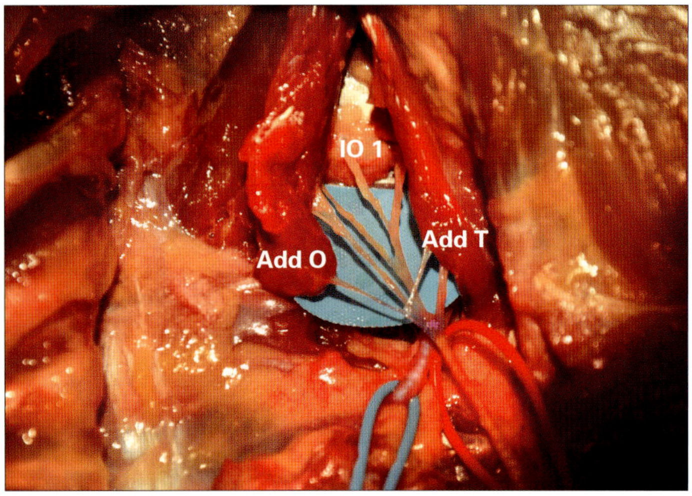

图5.13 DBUN。右手掌面；手腕位于右侧，手指位于左侧。屈肌肌腱已被抬高并向远端缩回。动脉（蓝色管）穿过DBUN（红色管）深层。拇内收肌斜头（Add O）有3个运动支，横头（Add T）有2个运动支，第1背侧骨间肌（IO 1）有2个运动支。（*）DBUN约在第2掌骨间间隙位置从拇内收肌的两个头之间穿过。

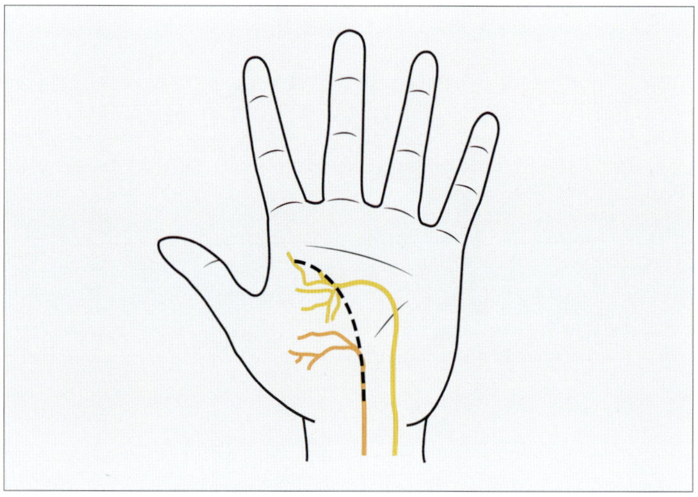

图5.14 为了同时接触大鱼际肌肉的正中神经分支和尺神经分支，建议切口沿拇指对掌斜纹。

5.12 使用诊断性神经阻滞评估痉挛手

Paul Winston

痉挛手为绘制此解剖图谱提供了关键性框架。痉挛手可能呈握拳状，在一天的大部分时间里，无论手是否在握拳，都不会观察到手指的动作。有一些情况是，可以偶尔放松张开，例如在刚睡醒的时候。如果撬开拳头，其他手指可能会弯曲得更甚。还有一些情况是，可以主动打开或握拳，但活动会受限。利用诊断性神经阻滞（DNB）可以深入了解是否存在可纠正的畸形或挛缩，或者帮助评估手指是否有主动活动的力量，尽管处于握拳位置。也可对正中神经或尺神经的感觉支进行DNB，以减轻疼痛。

对肘前窝下方正中神经进行DNB会导致运动感觉阻滞。所有正中神经支配的手内肌和手外肌都会松弛，包括桡侧腕屈肌（Flexor carpi radialis，FCR）。疼痛可能会因感觉阻滞而减轻。许多卒中患者在疼痛减轻后不会有其他感觉异常。在可完全纠正的畸形中，手腕可能会由于FCR［而不是尺神经支配的尺侧腕屈肌（Flexor carpi ulnaris，FCU）］的松弛而放松。指浅屈肌（Flexor digitorum superficialis，FDS）的松弛将允许近端指间关节伸展，类同正中神经支配的拇指肌肉松弛，第1、第2指远端指间关节会伸展开。然后手就可以主动或被动地张开了。如果手可以张开，则要求患者尝试弯曲手指。如果具备潜在力量，则尺神经支配的骨间肌和蚓状肌，以及第3与第4指指深屈肌（Flexor digitorum profundus，FDP）、小鱼际与大鱼际受尺神经支配的手内肌将收缩并引起活动。如果伸肌有力量，那么就可以无阻碍地伸展手指和手腕。

成功的阻滞将引导临床医生仅针对过度活跃的肌肉进行干预。例如，针对FDS、FPL和FCR，保留FDP以提供屈曲。同样，肘部上方的阻滞涉及旋前圆肌的作用。Guyon管中尺神经阻滞可以识别，手屈曲是否由手内肌屈曲掌指（Metacarpophalangeal，MCP）关节所致，或由第3、第4指FDP所致，抑或是由小鱼际或大鱼际肌肉所致。如果阻滞后没有改善，则可能需要手术松解肌腱或肌肉。

视频1. Guyon管尺神经阻滞

视频2. FDS正中神经支

视频3. 肘部上方尺神经和腕管处正中神经的DNB

视频4. 肉毒毒素治疗前或治疗后对多条神经行DNB可评估预期效果

5.13 正中神经：旋前圆肌

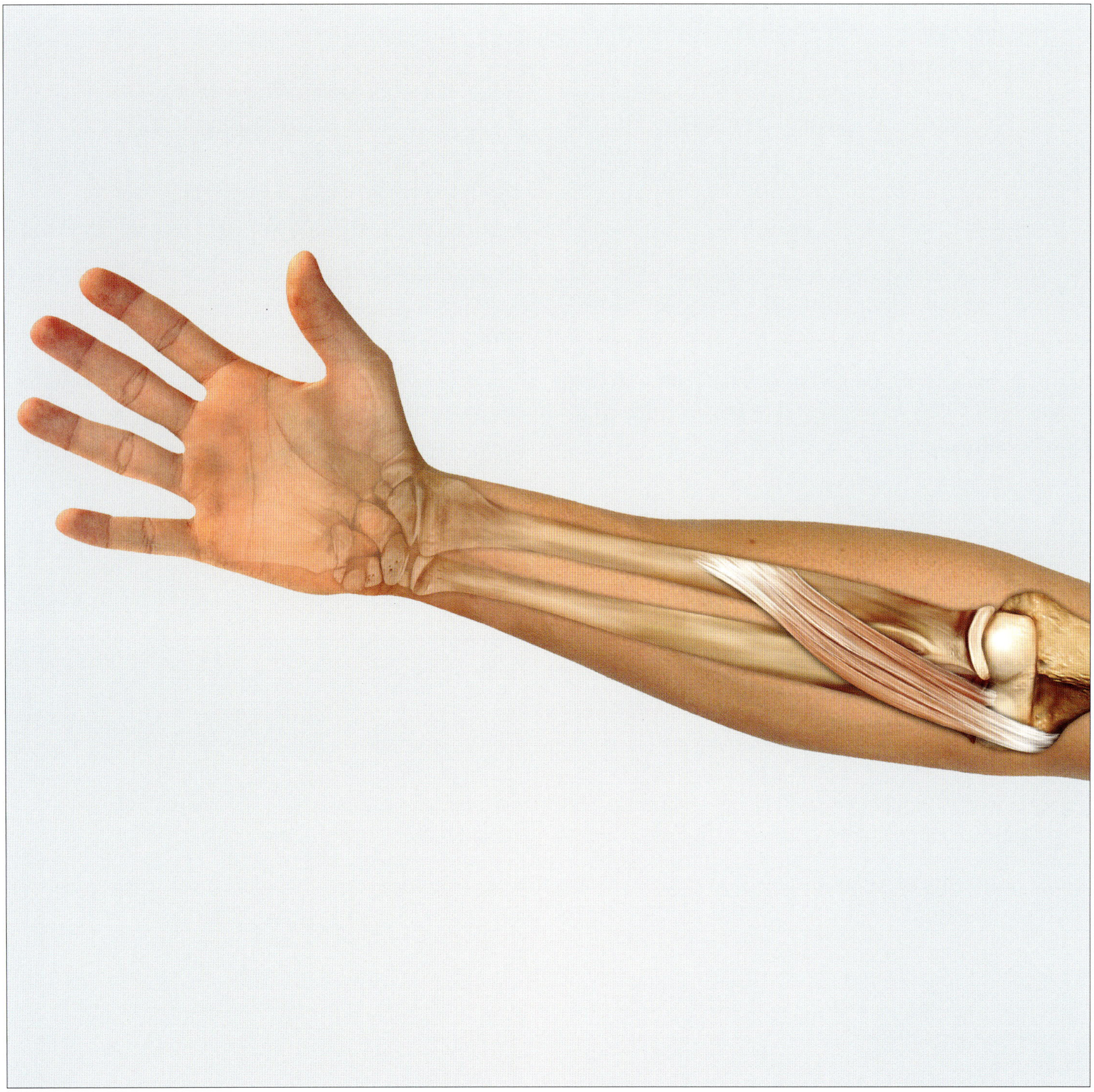

5

神经支配

正中神经，C6–C7。

偶尔也由肌皮神经支配。

起点

肱骨头：肱骨内上髁。

尺骨头：尺骨冠状突。

止点

桡骨外侧面中部，旋前肌粗隆。

学习要点

上图所示的肘部诊断性神经阻滞可作用于前臂和手指中所有正中神经支配的肌肉。神经阻滞有助于决定是增加肉毒毒素注射剂量，还是选择外科肌腱切断术、神经切除术，或者神经完全切断（例如冷冻神经溶解或苯酚注射）。

可对旋前圆肌内的感觉神经或远端运动神经分支进行肌内刺激，操作请参阅下方视频。

视频1. 旋前圆肌肌内刺激

视频2. 旋前圆肌冷冻神经溶解术

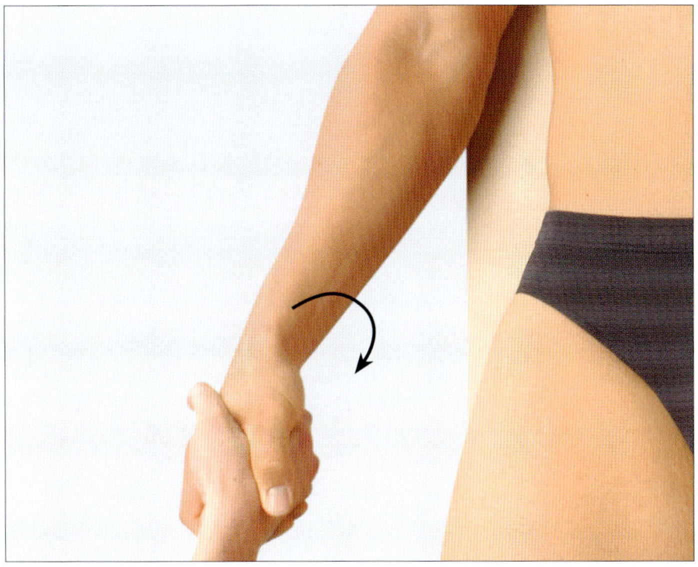

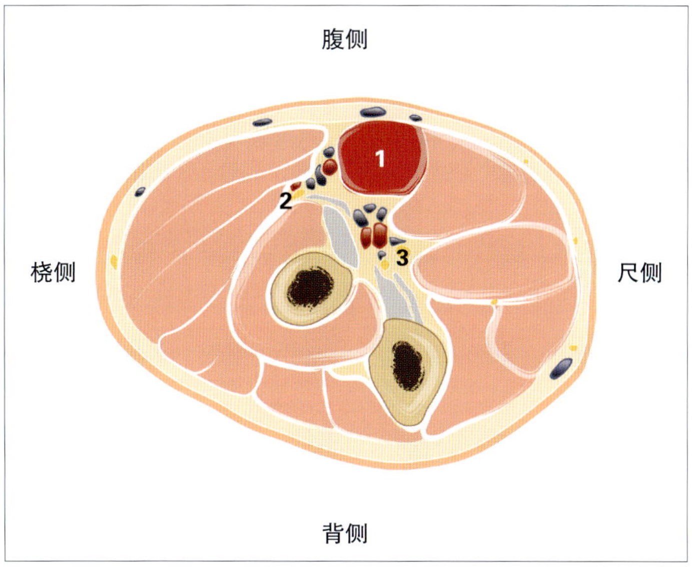

动作

旋前圆肌可使前臂旋前及轻微肘屈。

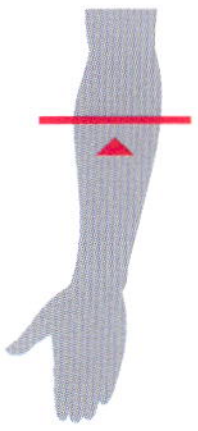

解剖图示

（1）旋前圆肌。
（2）桡神经浅支。
（3）正中神经。

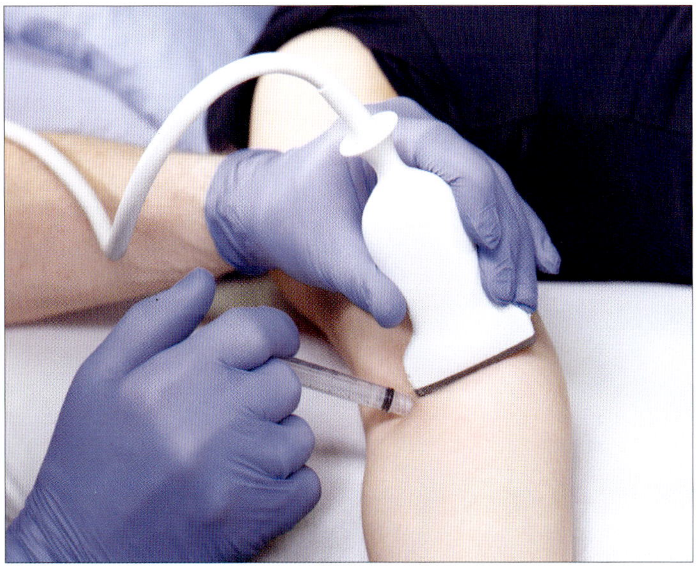

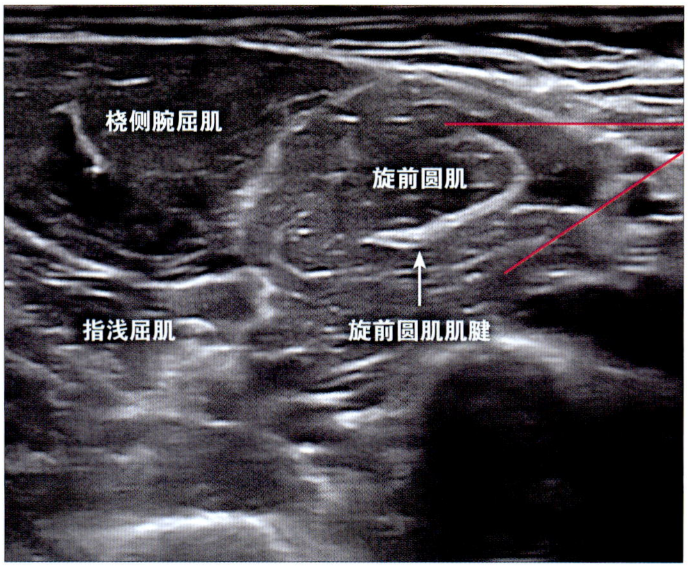

注射技术

旋前圆肌（PT）的肌肉内分支。在PT肌腱的上方和下方各有一条分支。

超声要点

这两条线标示了PT的两个刺激点的位置，分别位于肌腱的上方和下方。

5.14　正中神经：桡侧腕屈肌

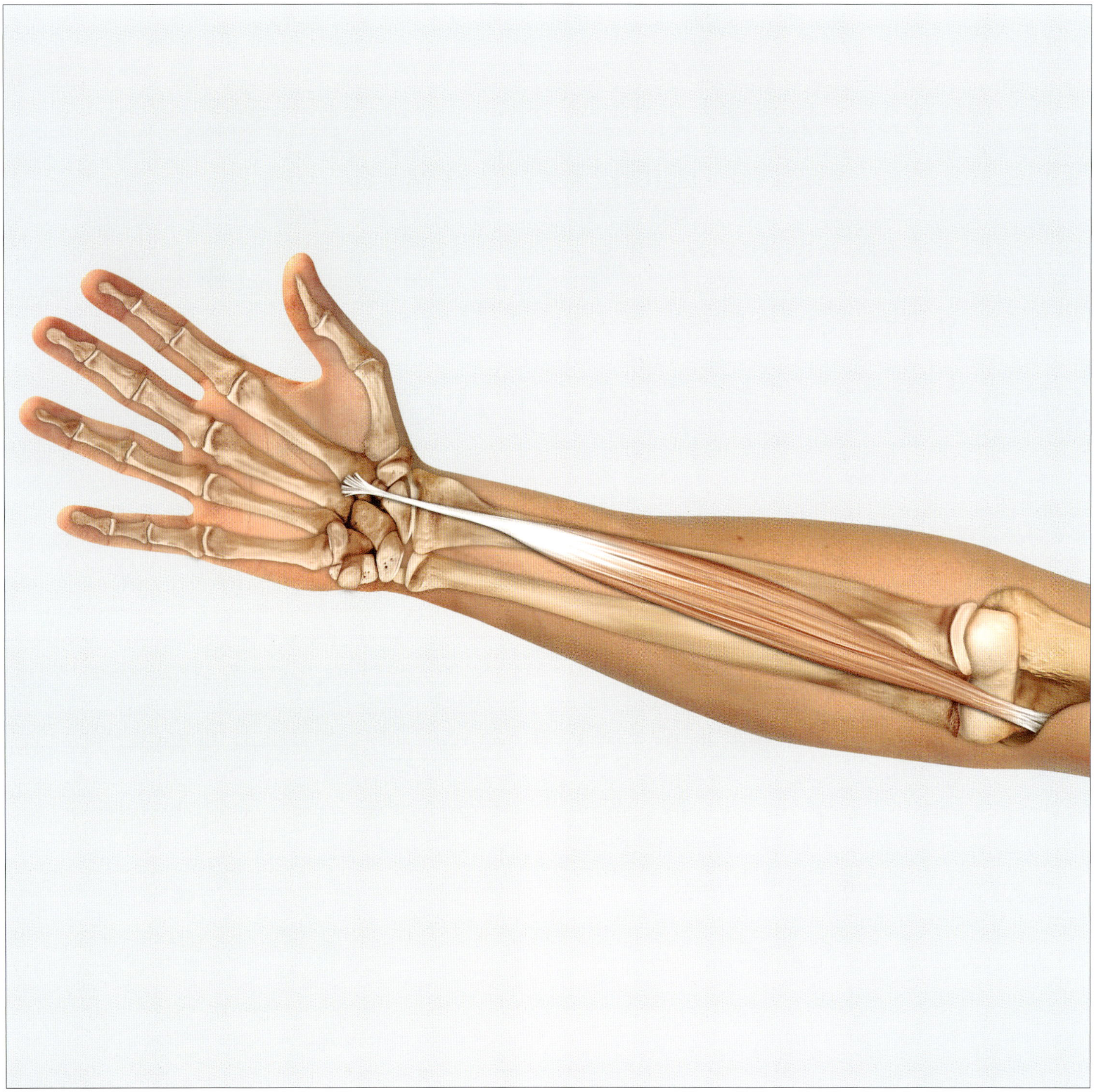

神经支配

正中神经，C6–C8。

起点

肱骨内上髁。

前臂筋膜。

止点

第2和第3掌骨近端。

学习要点

该部位的诊断性神经阻滞常用于鉴别手腕的可复性畸形与挛缩，同时也能用于预测肉毒毒素注射、苯酚注射、神经切断术或神经切除术的有效性。

视频1. 对肘部下方的正中神经行冷冻神经溶解术

视频2. 对肘部下方的整条正中神经行冷冻神经溶解术，以改善伸腕和伸指功能

视频3. 刺激旋前圆肌分支后行桡侧腕屈肌内冷冻神经溶解术

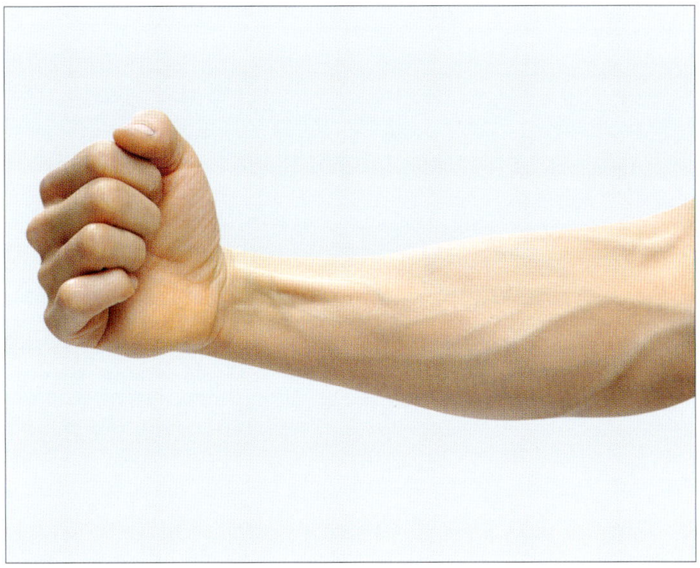

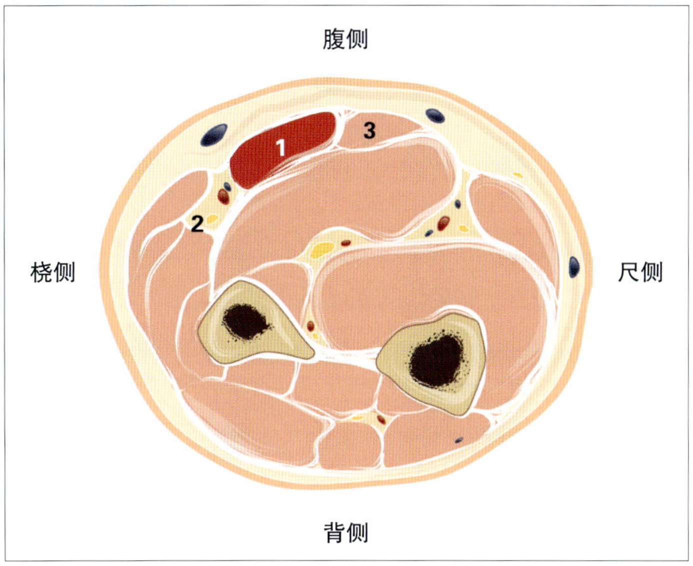

动作

桡侧腕屈肌可屈曲手腕，并与桡侧腕伸肌协同手外展（桡偏），同时有较弱的屈肘和旋前手臂作用。

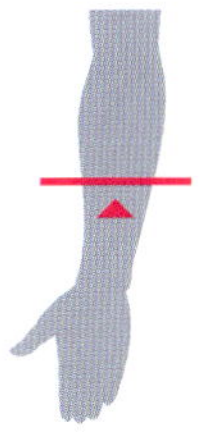

解剖图示

（1）桡侧腕屈肌。
（2）桡神经浅支。
（3）掌长肌。

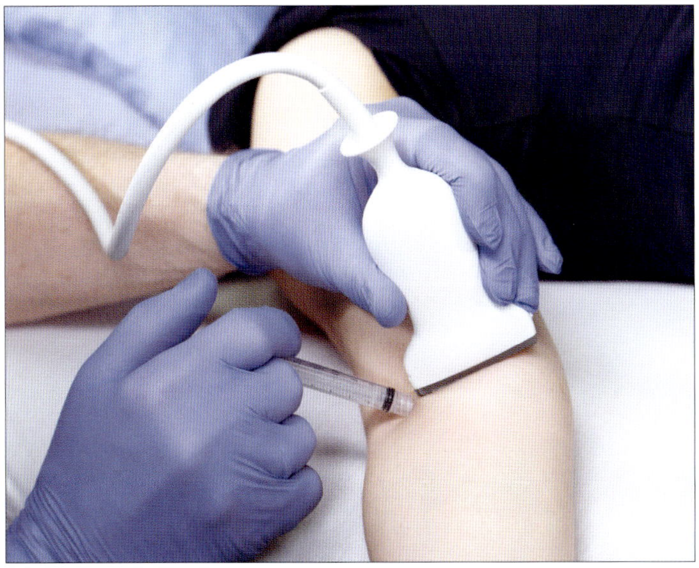

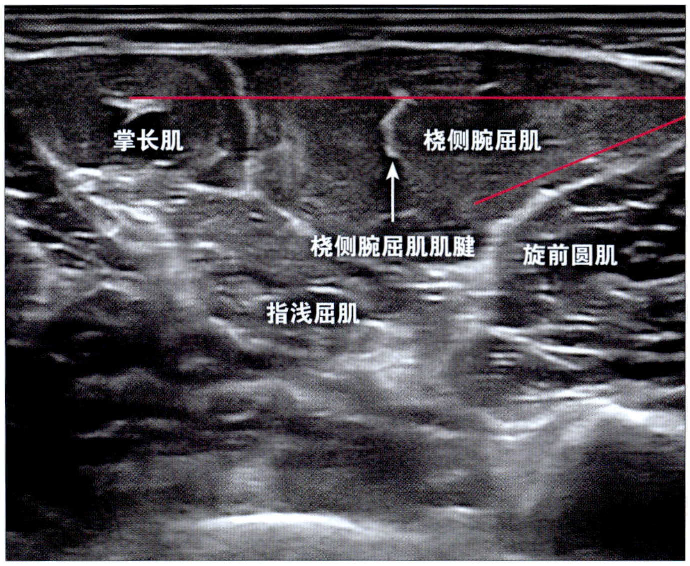

注射技术

桡侧腕屈肌由一条单一的运动分支神经支配，该分支通常从旋前圆肌穿过，从内侧向外侧进入桡侧腕屈肌。如果存在，同一分支会继续延伸至掌长肌（PL）。在没有PL的个体中，指浅屈肌会占据PL所在的空间。

超声要点

这条线标示了针头穿过以刺激桡侧腕屈肌最可能的肌肉内分支的路径。如果存在，位于内侧的掌长肌可以被看到，并且可以进行注射。

5.15 正中神经：指浅屈肌

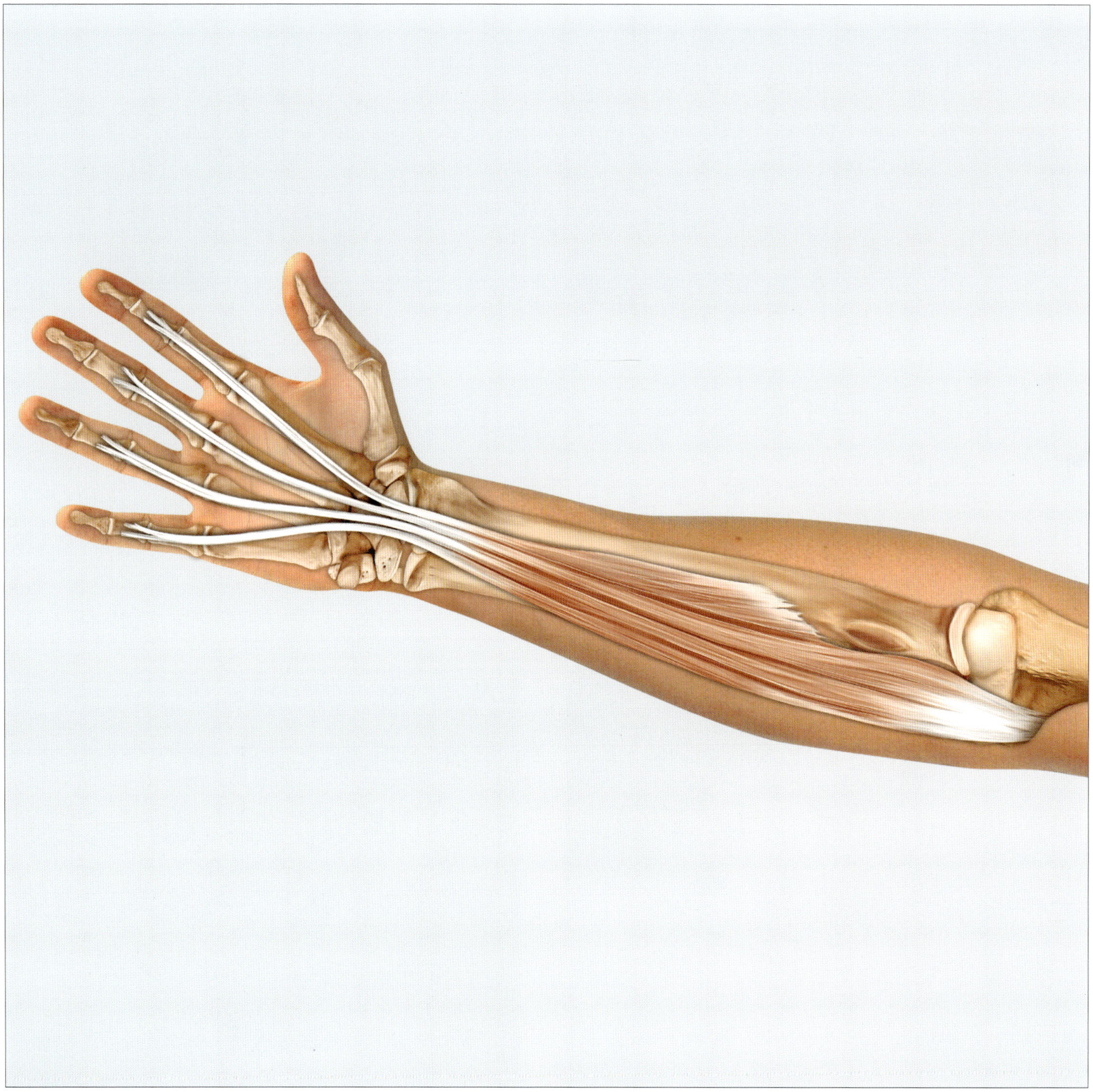

5

神经支配

正中神经，C7–T1。

起点

肱尺头：肱骨内上髁，尺骨冠状突。

桡侧头：桡骨干前表面。

止点

4根肌腱可分为两束，止于第2～第5指中节指骨基底部。指深屈肌穿过指浅屈肌肌腱并止于远节指骨。

学习要点

该部位的诊断性神经阻滞有助于评估手指处的固定挛缩及可复性畸形，也可降低屈肌张力释放手指伸直的能力。由于阻滞指浅屈肌神经将减少对尺神经支配的指深屈肌、第4～第5指蚓状肌及骨间肌的拮抗作用，因此还可用该方法评估手指恢复屈曲功能的可能性。外科干预可通过切断指浅屈肌的肌腱和神经，从而保留指深屈肌的屈曲功能。

视频1. 刺激支配指浅屈肌肌束的正中神经

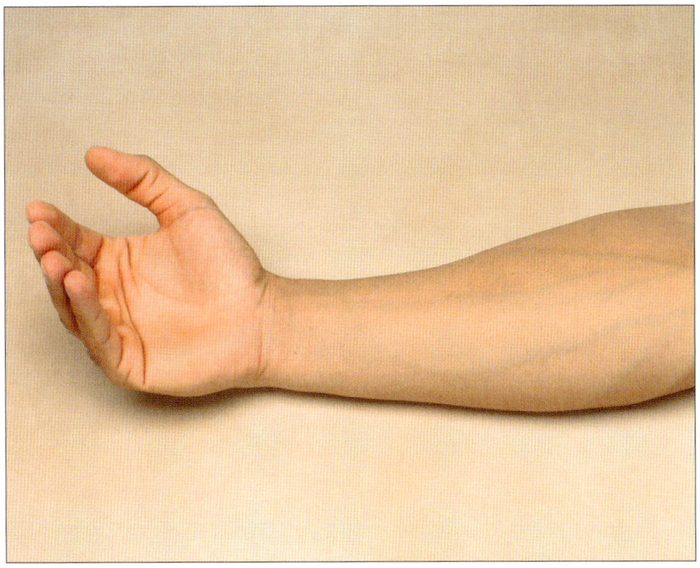

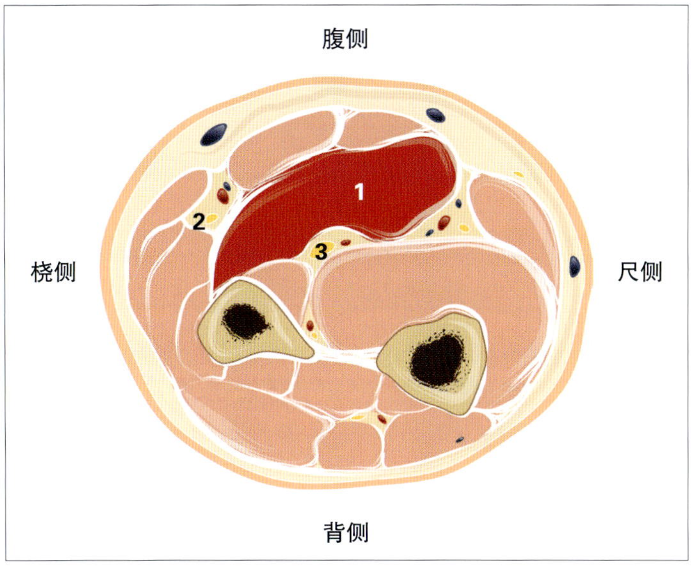

动作

指浅屈肌负责屈曲第2～第5指的掌指关节和近端指间关节。当手腕被伸肌固定时，指浅屈肌对手指的屈曲作用最为明显，否则指浅屈肌也会带动手腕屈曲。指浅屈肌几乎没有屈曲肘关节的作用。

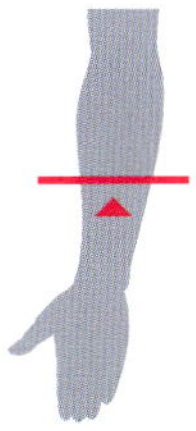

解剖图示

（1）指浅屈肌。
（2）桡神经浅支。
（3）正中神经。

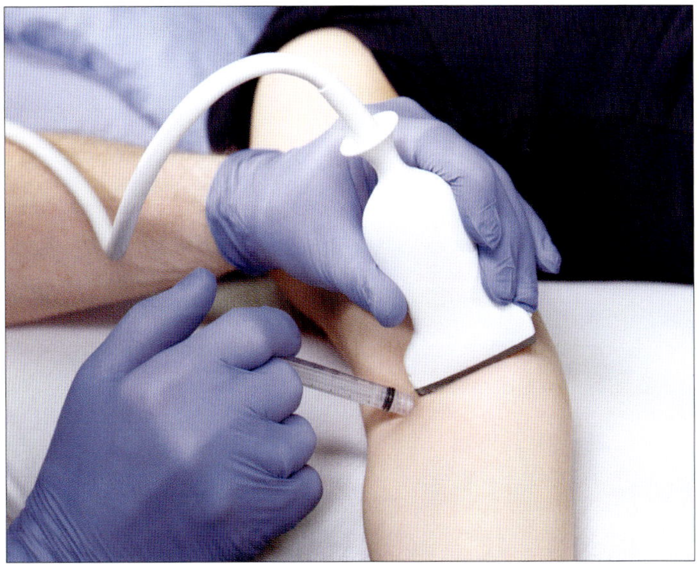

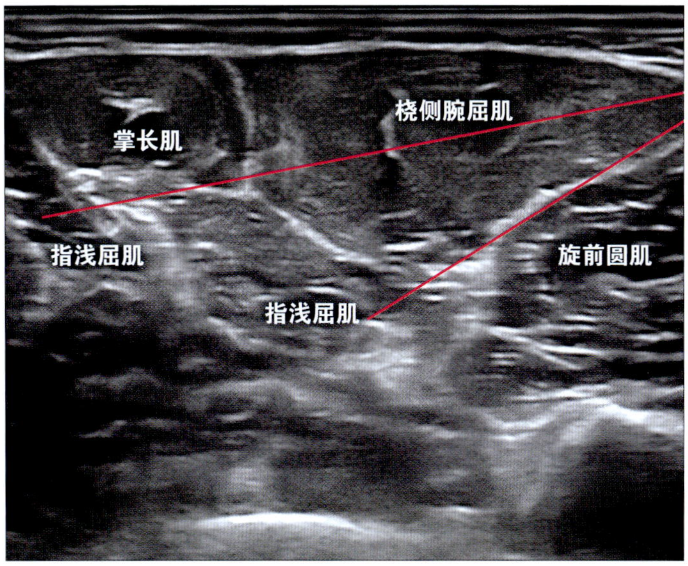

注射技术

指浅屈肌位于桡侧腕屈肌的深面和内侧，如果存在掌长肌，则位于掌长肌的下方。通过屈近端指间关节，可以识别所有4个肌束。可能需要2～4个注射点。

超声要点

这条线标示了针头穿过以刺激桡侧腕屈肌最可能的肌肉内分支的路径。如果存在，位于内侧的掌长肌可以被看到，并且可以进行注射。

5.16 正中神经：由骨间前神经支配的指深屈肌部分

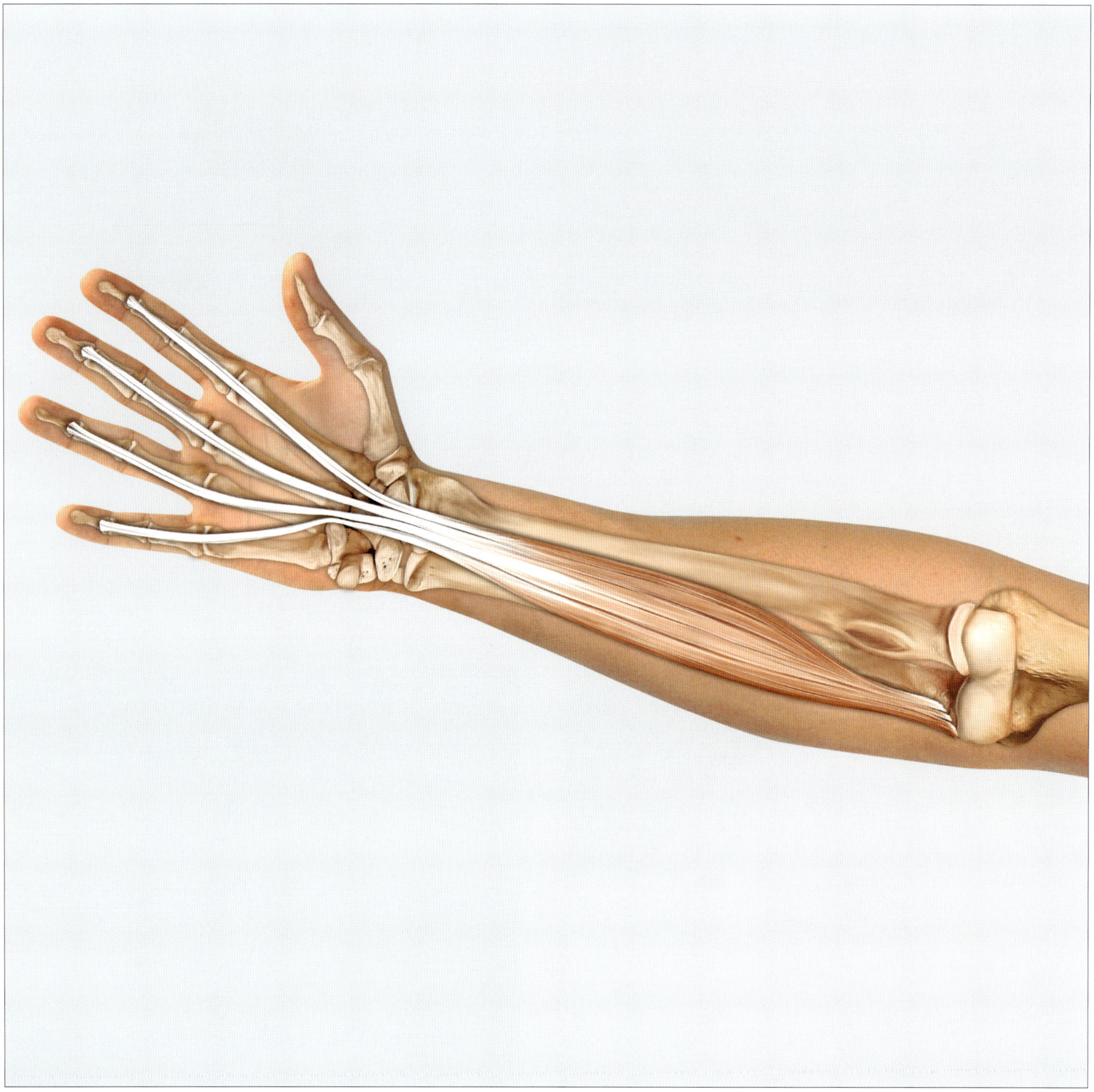

神经支配

外侧半：正中神经发出的骨间前神经，C8–T1。

内侧半：尺神经，C8–T1。

起点

尺骨近端前部。

前臂筋膜。

骨间膜。

止点

4根肌腱穿过指浅屈肌并附着于第2～第5指远节指骨底掌侧。

学习要点

第2～第3指的指深屈肌由正中神经发出的骨间前神经支配，该处的诊断性神经阻滞主要是针对正中神经及其所支配的远端肌肉。

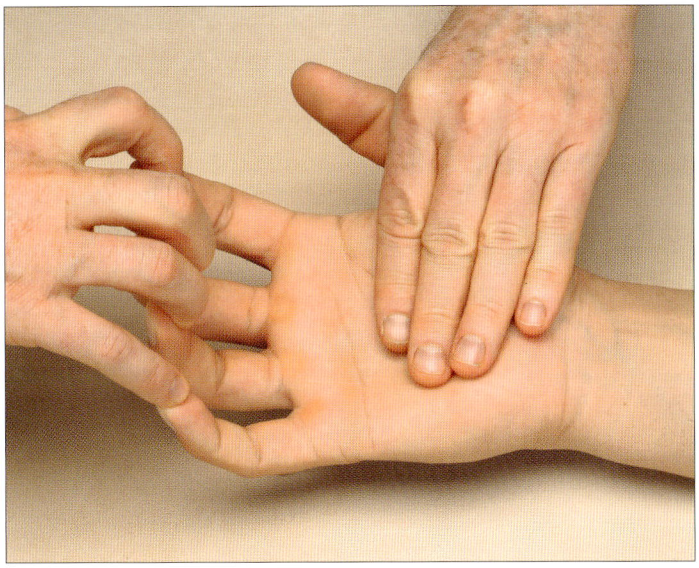

动作

指深屈肌负责屈曲第2～第5指的掌指关节、近端及远端指间关节，其是远端指间关节处唯一的屈肌。当手腕被伸肌固定时，指深屈肌对手指的屈曲作用最为明显，否则指深屈肌也会带动腕关节屈曲。

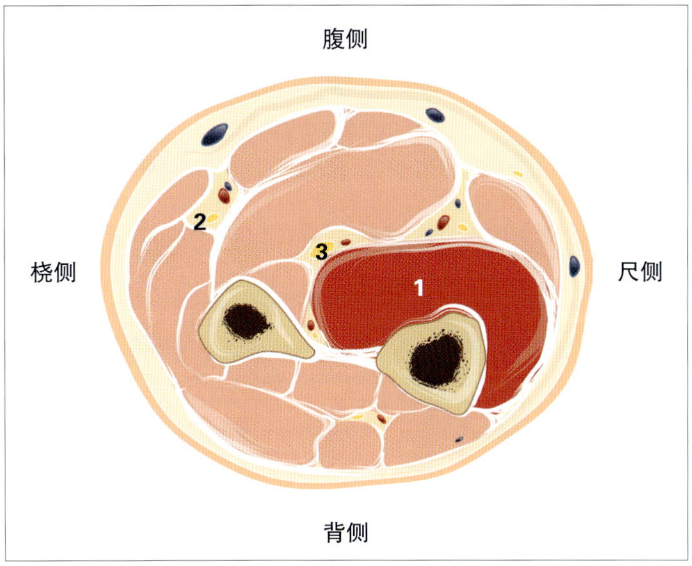

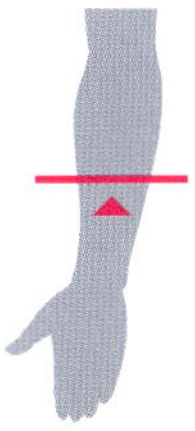

解剖图示

（1）指深屈肌。
（2）桡神经浅支。
（3）正中神经。

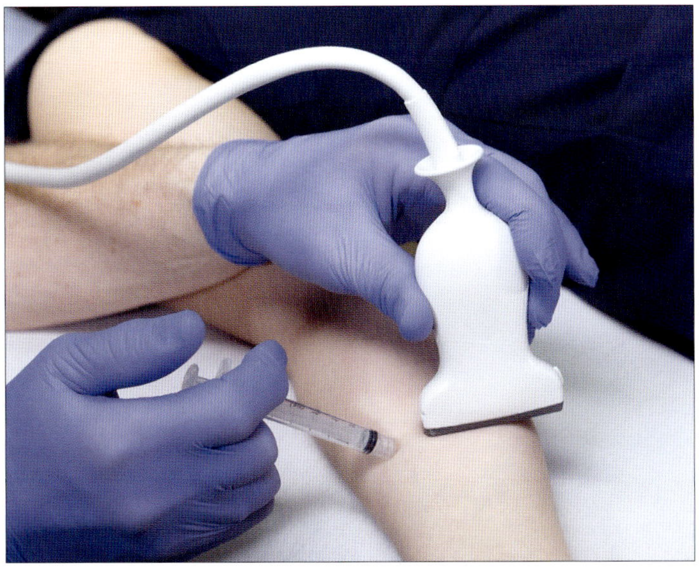

注射技术

注射部位位于指浅屈肌进针点的远端，该处的电刺激可用于分离指浅屈肌与指深屈肌，以保留指浅屈肌的功能。

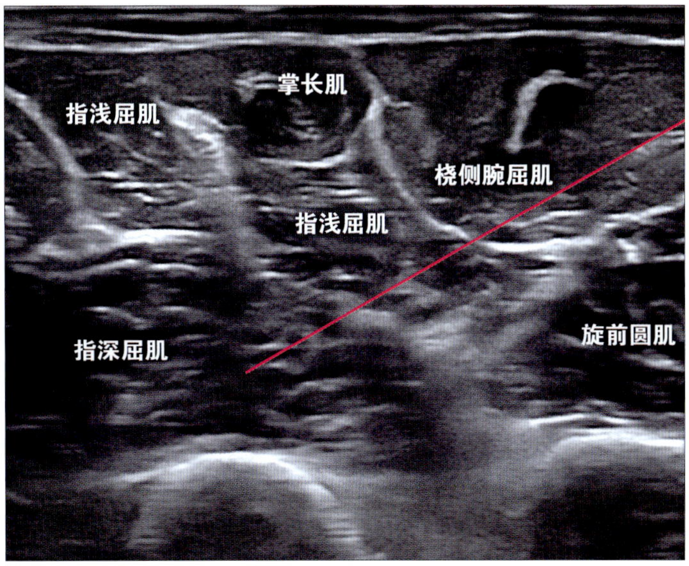

超声要点

这条线标示了针头穿过以刺激指深屈肌各肌束最可能的肌肉内分支的路径。有可能在一个点上刺激整个肌肉。

5.17 正中神经–骨间前神经：拇长屈肌

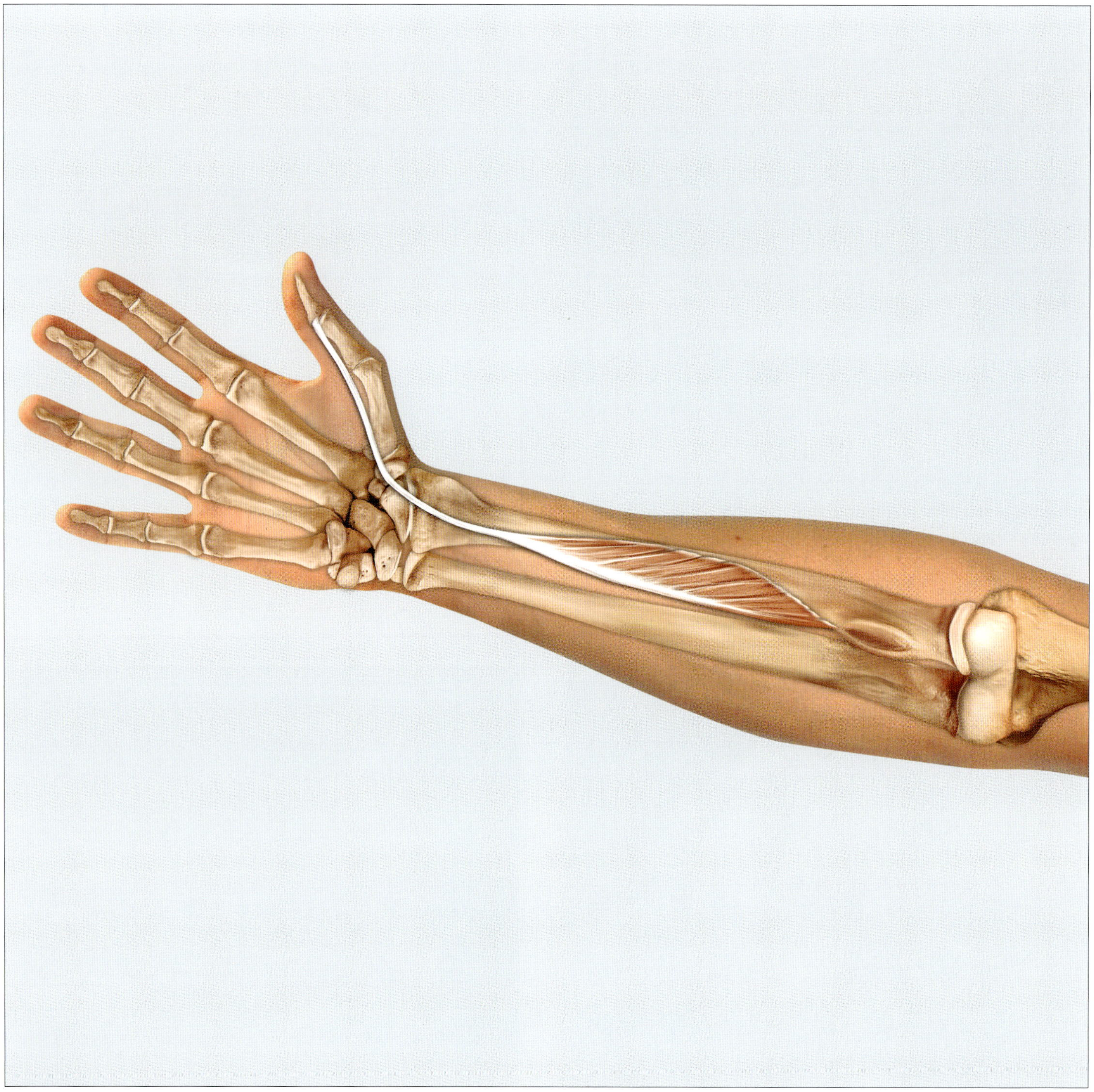

神经支配

正中神经发出的骨间前神经，C7–T1。

起点

桡骨前面中部。

骨间膜。

尺骨冠状突。

肱骨髁内侧。

止点

拇指远端指骨掌侧。

学习要点

在此水平的诊断性神经阻滞最有助于区分拇指掌侧的挛缩及可复性畸形。由于该处的骨间前神经较小、不易定位，可通过电刺激协助在正中神经附近寻找该分支。

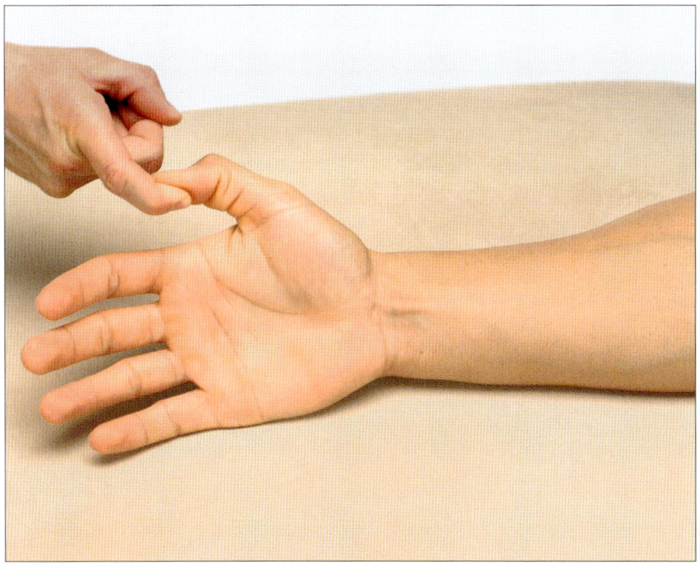

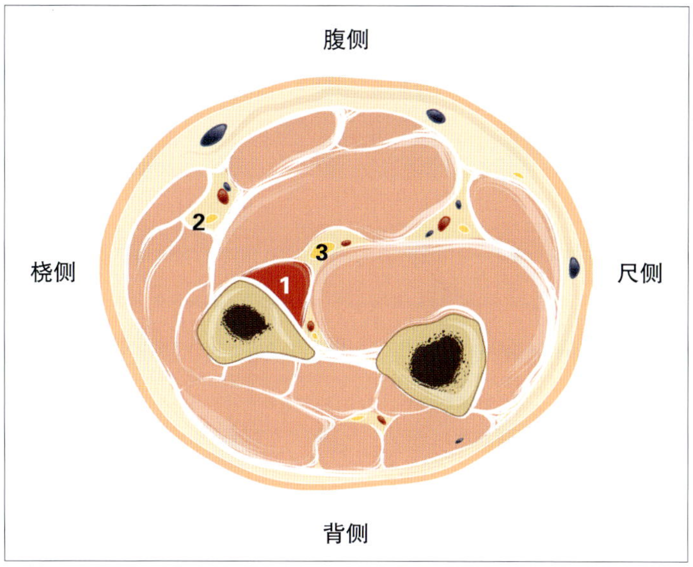

动作

拇长屈肌负责拇指所有关节的屈曲，而且是拇指指间关节唯一的屈肌。同时，拇长屈肌也可辅助手腕屈曲。

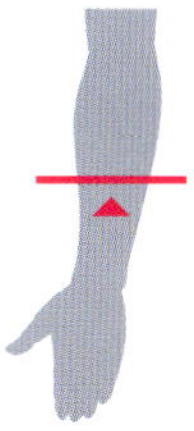

解剖图示

（1）拇长屈肌。
（2）桡神经浅支。
（3）正中神经。

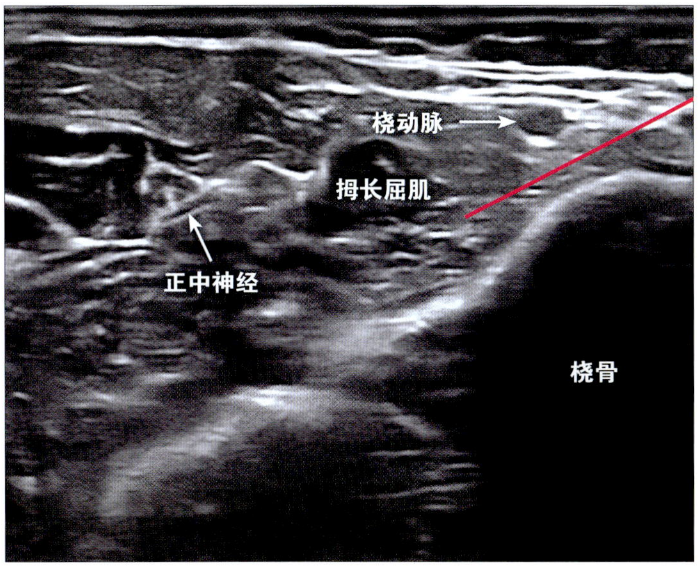

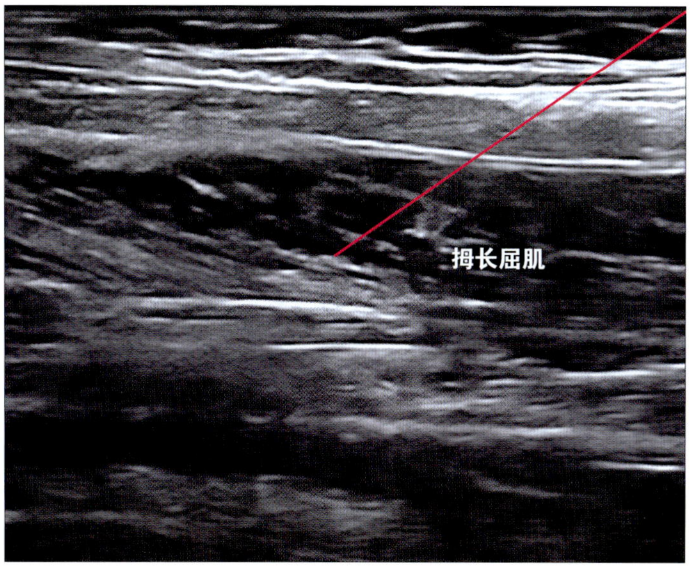

超声要点

拇长屈肌位于前臂桡侧，距离腕关节上方8～10cm处。如果桡动脉和正中神经不在针头路径上，可以进行注射，以实现肌肉内刺激。

如果由于空间狭小或血管、神经的存在而无法直接定位拇长屈肌，可以将探头纵向移动，以单独识别拇长屈肌。

5.18 正中神经-骨间前神经：旋前方肌

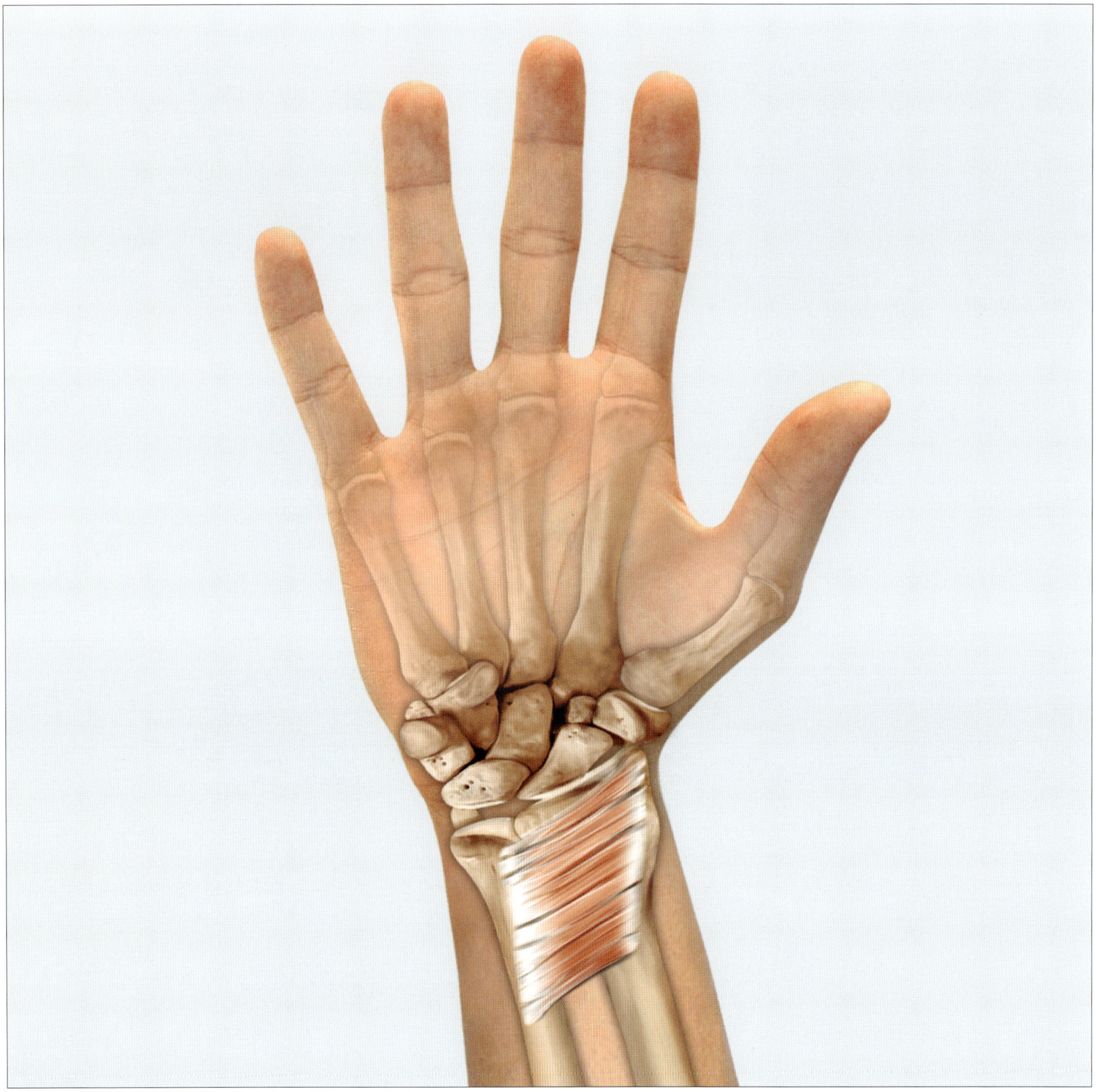

神经支配

正中神经发出的前骨间支，C6–T1。

起点

尺骨远侧前表面1/4。

止点

桡骨前表面和外侧缘的远侧1/4。

学习要点

旋前方肌可能与脑瘫患者的手腕旋前运动有关。外科医生常使用支配旋前方肌的微小骨间前神经分支作为神经供体，可见该处的神经切除或肉毒毒素注射都是可行的。该处的诊断性神经阻滞有助于明确旋前方肌是否参与前臂旋前。

视频1. 支配旋前方肌的骨间前神经分支切除后行诊断性神经阻滞

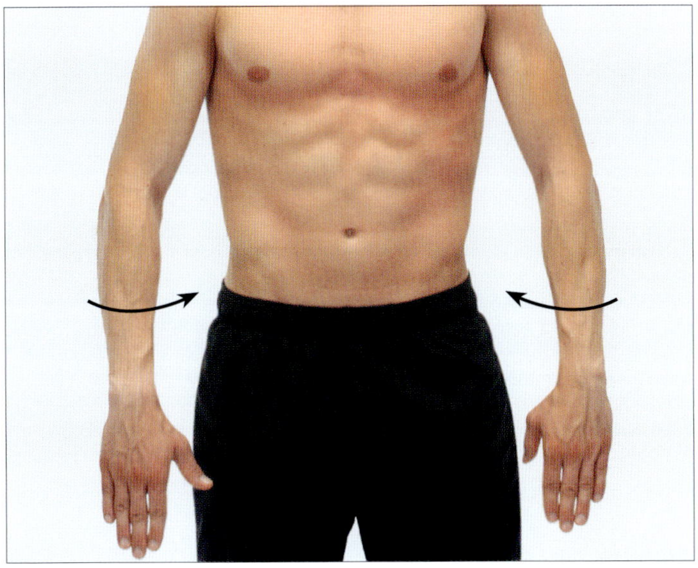

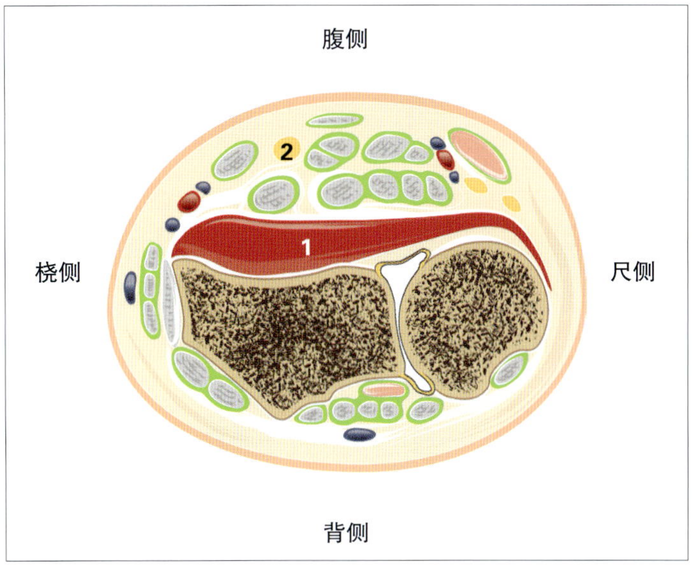

动作

旋前方肌通过将前臂骨骼固定在一起，与骨间膜协同作用，启动前臂旋前并稳定腕关节。

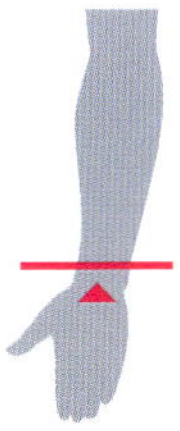

解剖图示

（1）旋前方肌。

（2）正中神经。

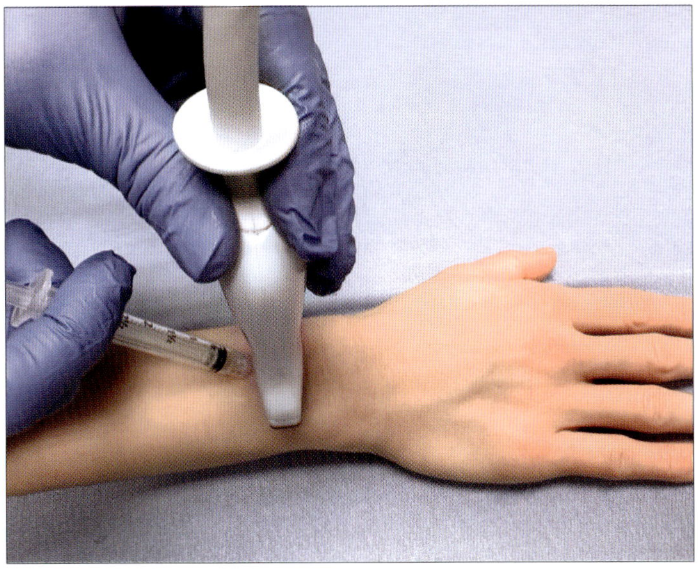

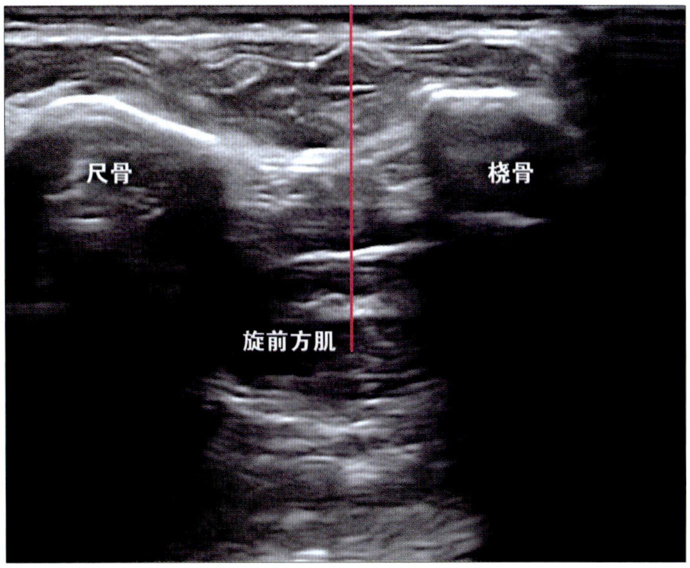

注射技术

由于尺骨和桡骨之间的间隙，需要采用平面外进针法。

超声要点

推荐采用背侧入路来刺激肌肉内分支，这样可以减轻疼痛并避免神经血管结构。

5.19 第1–第2蚓状肌、拇短展肌、拇短屈肌、拇对掌肌

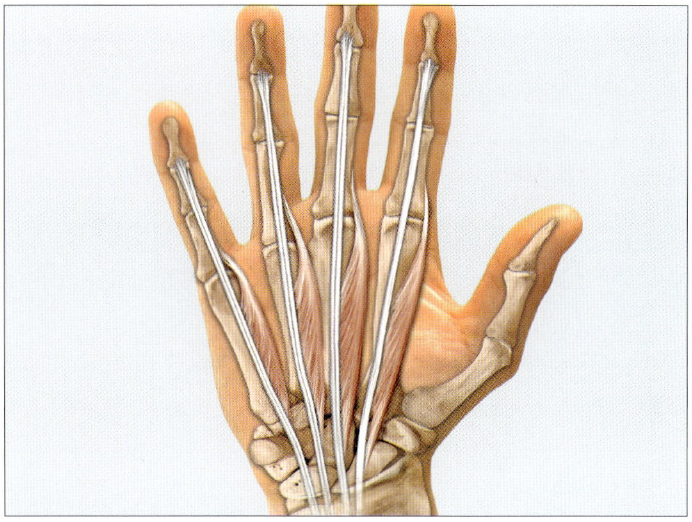

神经支配–手的蚓状肌

第1–第2蚓状肌：正中神经，C8–T1。

第3–第4蚓状肌：尺神经深支，C8–T1。

起点

指深屈肌肌腱。

止点

指伸肌腱桡侧。

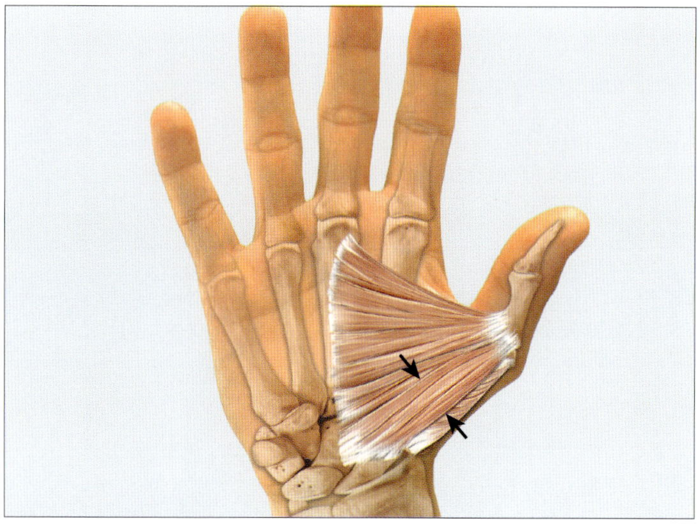

神经支配–拇短屈肌

正中神经，C7–T1。

起点

舟状骨结节、大多角骨结节、屈肌支持带。

止点

拇指近端指骨根部。

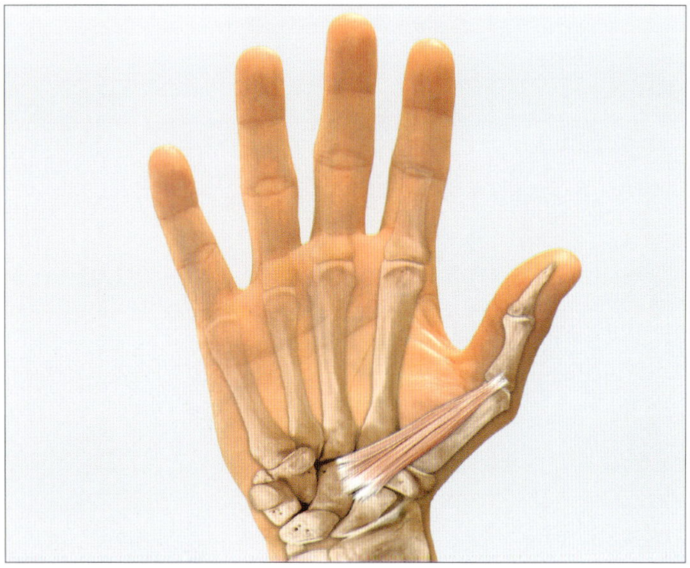

神经支配–拇对掌肌

浅层头：正中神经，C8–T1。

深层头：尺神经，C8–T1。

起点

浅层头：屈肌支持带。

深层头：大多角骨、小多角骨、头状骨。

止点

拇指近节指骨底掌面。

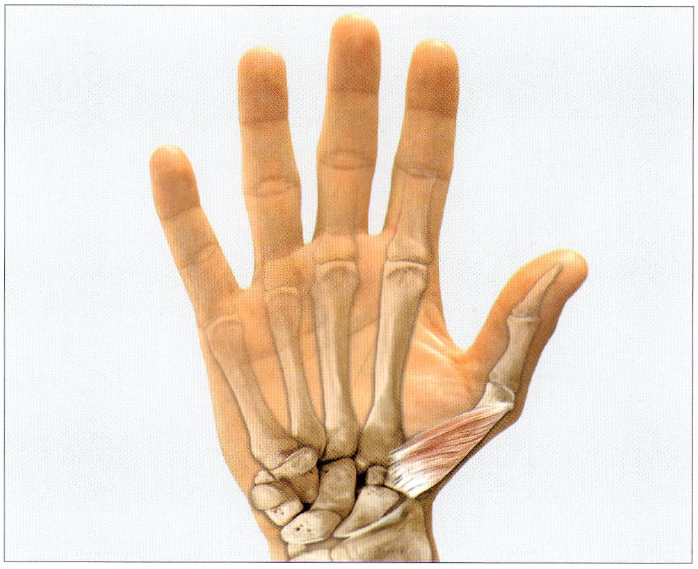

神经支配–拇短展肌

正中神经，C7–T1。

起点

大多角骨、屈肌支持带。

止点

第1指掌骨外侧（桡侧）。

学习要点

以上皆为定位手内肌的诊断性神经阻滞有效位置，但可能会引起手部的感觉障碍，然而许多卒中患者由于感觉神经受损而没有注意到这一点。

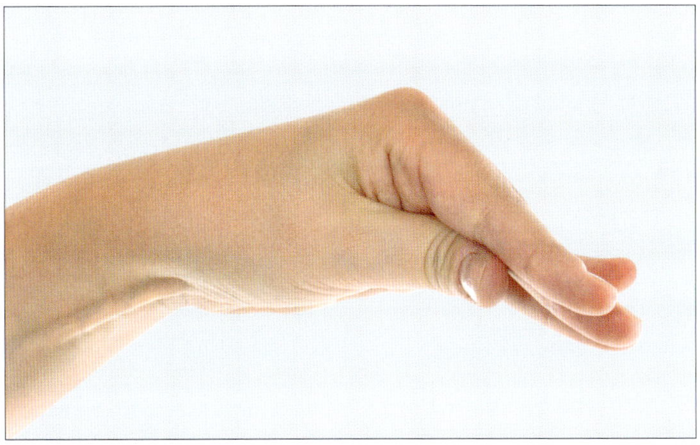

动作–手的蚓状肌

手的蚓状肌负责屈曲第2～第5指的掌指关节，并伸展近端指间关节。

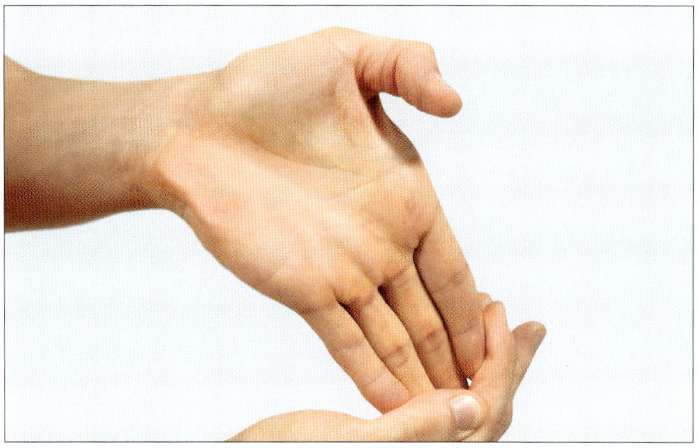

动作–拇短屈肌

拇短屈肌负责拇指掌指关节的屈曲、外展和内收，也参与拇指对掌。

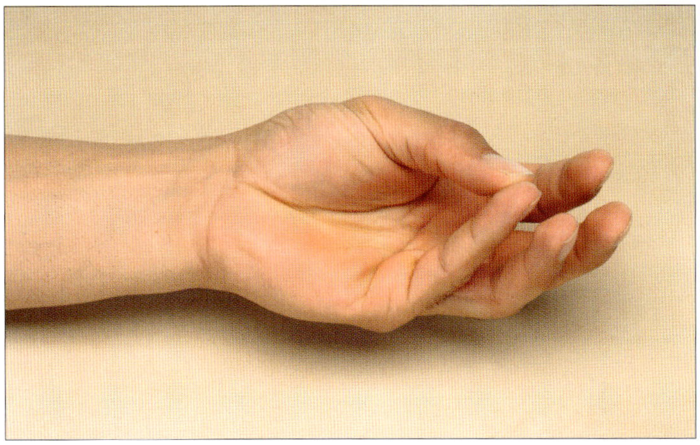

动作–拇对掌肌

拇对掌肌负责拇指腕掌关节屈曲、外展、旋转、内收的综合动作。除了伸肌，拇指的其他肌肉都参与该动作。

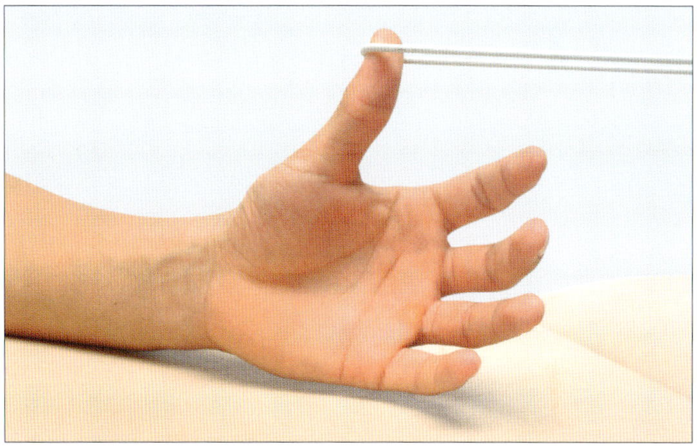

动作–拇短展肌

拇短展肌负责外展拇指并伸展拇指的掌指关节。该肌肉也穿入背侧腱膜（伸肌），参与伸展拇指的指间关节。

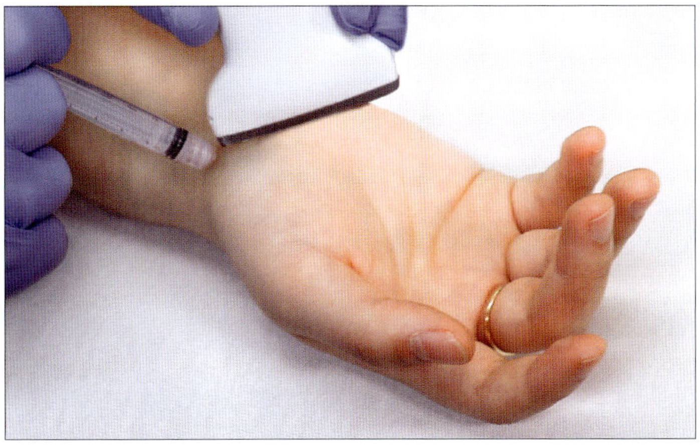

注射技术

进针点与腕管注射的常用位置相同。在感觉正常的患者身上将会出现感觉方面的影响。

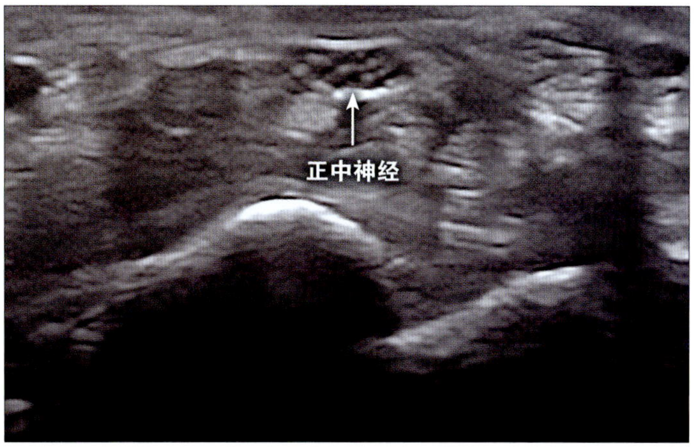

超声要点

如超声下难以区分正中神经及周围的屈肌肌腱，可顺着前臂向下移动探头至腕部如图所示的界面以定位正中神经。

5.20 尺神经：尺侧腕屈肌

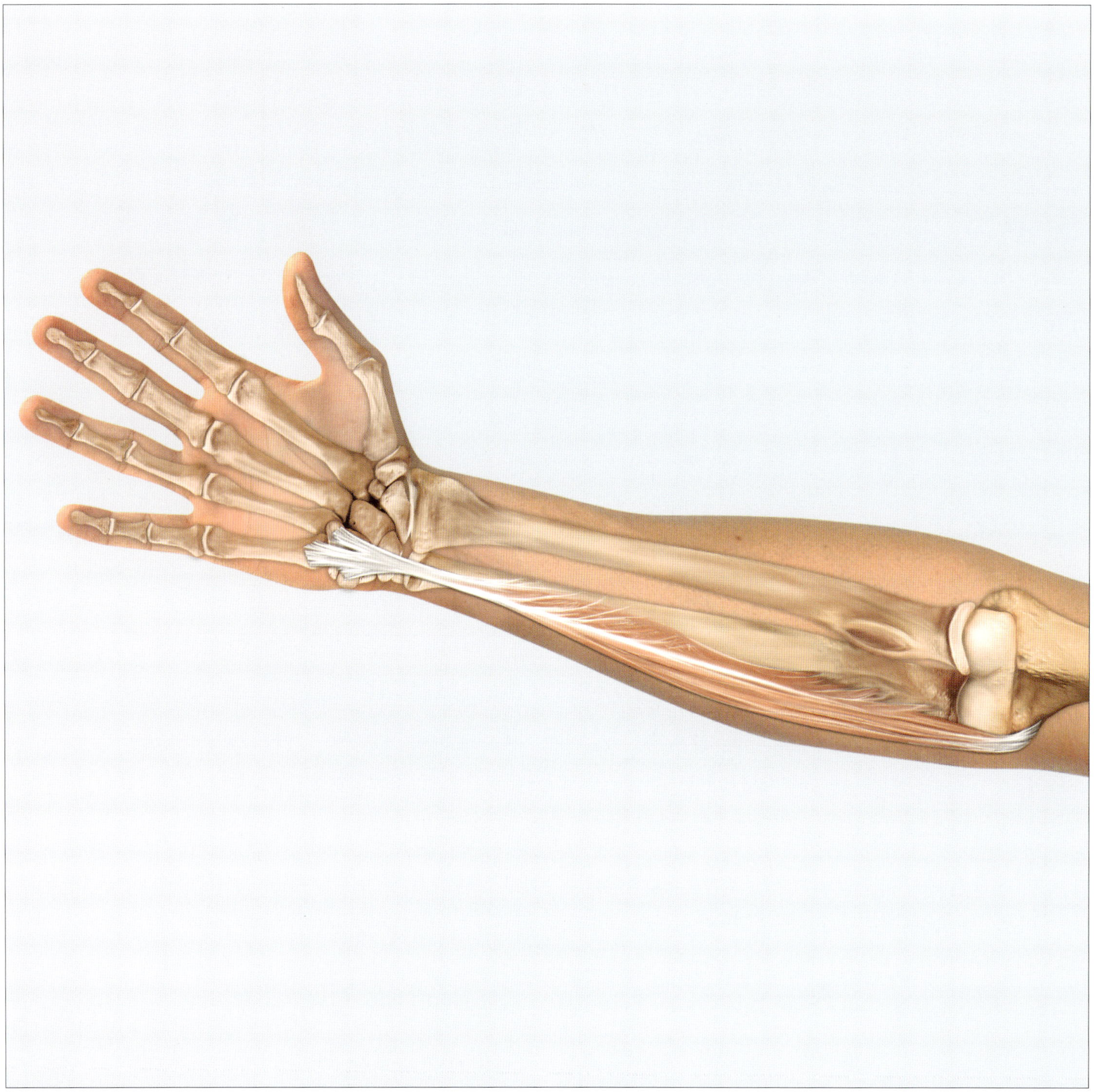

5

神经支配

尺神经，C7–T1。

起点

肱骨头：肱骨内上髁。

尺骨头：鹰嘴，尺骨近端，前臂筋膜。

止点

钩骨、豌豆骨和第5掌骨。

学习要点

使用诊断性尺神经阻滞来评估尺侧腕屈肌（FCU）对屈腕的作用，是一种有效的方法，但会干扰正常人群的感觉。在肘关节以上的神经阻滞会影响到U型肌（左侧呈蜂窝状外观）以下的区域。

视频1. 尺侧腕屈肌可以通过肌内刺激

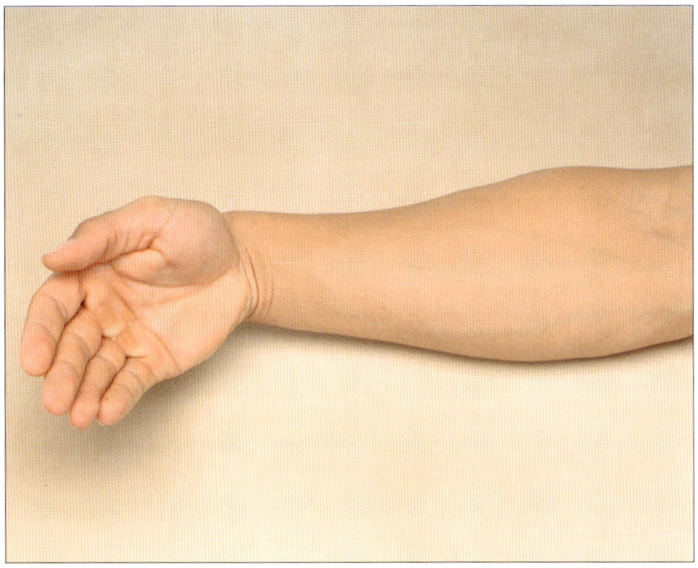

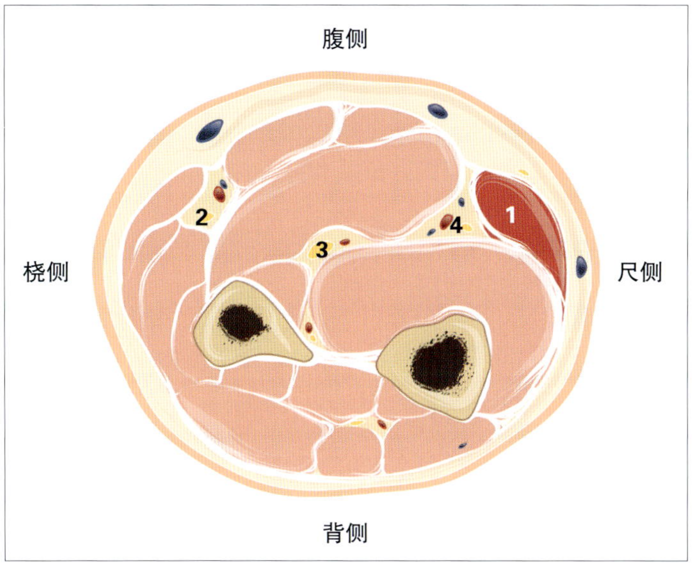

动作

尺侧腕屈肌通过与尺侧腕伸肌的协同作用使腕屈曲并使手内收（尺偏）。

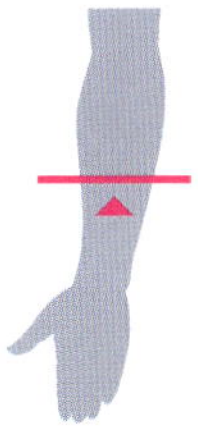

解剖图示

（1）尺侧腕屈肌。

（2）桡神经表浅部。

（3）正中神经。

（4）尺神经。

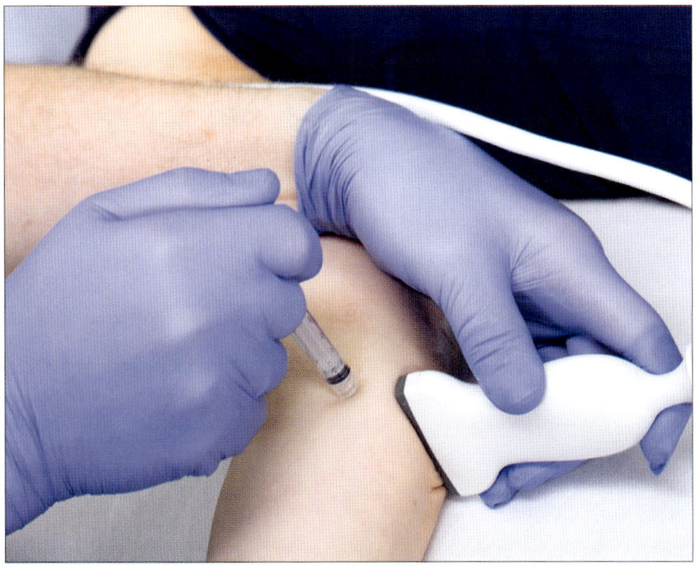

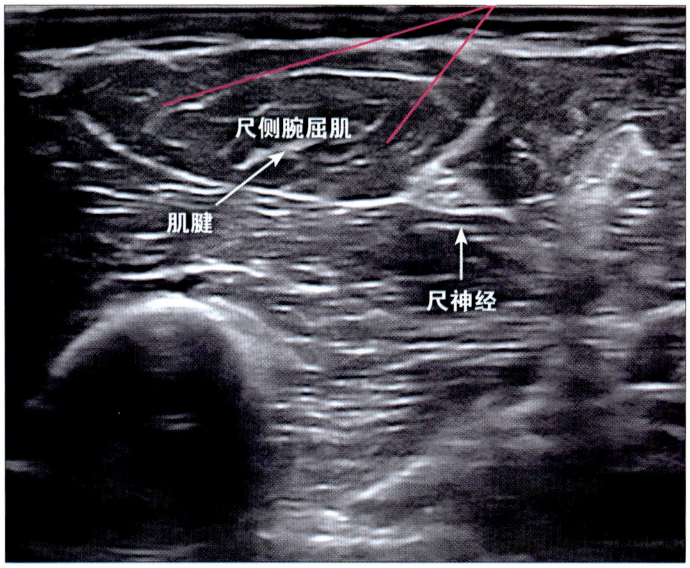

注射技术

尺侧腕屈肌在前臂外侧呈半月形，肌腱位于中央。

超声要点

存在两个肌肉内刺激区域，分别位于肌腱的上方和下方。尺神经主干也可以在此处被定位。

5.21　尺神经：指深屈肌

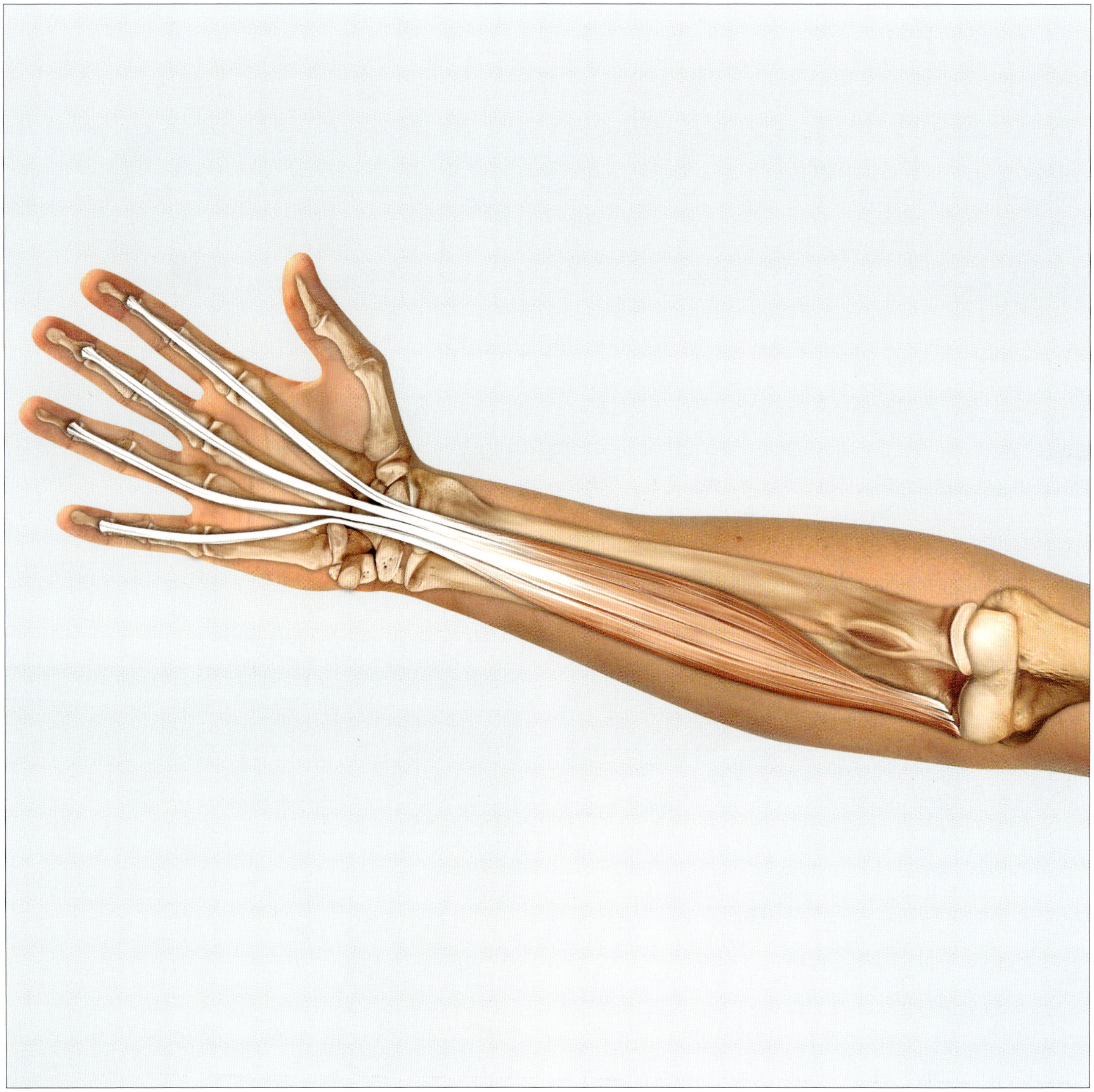

神经支配

侧边部分：正中神经的前骨间分支（C8–T1）。

中间部分：尺神经，C8–T1。

起点

尺骨近端前面。

前臂筋膜。

骨间膜。

止点

4根肌腱插入指浅屈肌（FDS），附着于远端指骨基部的前表面。

学习要点

尺神经通过支配指深屈肌、蚓状肌和骨间肌使第4、第5指屈曲，完好的指浅屈肌也同样可以使手指屈曲。

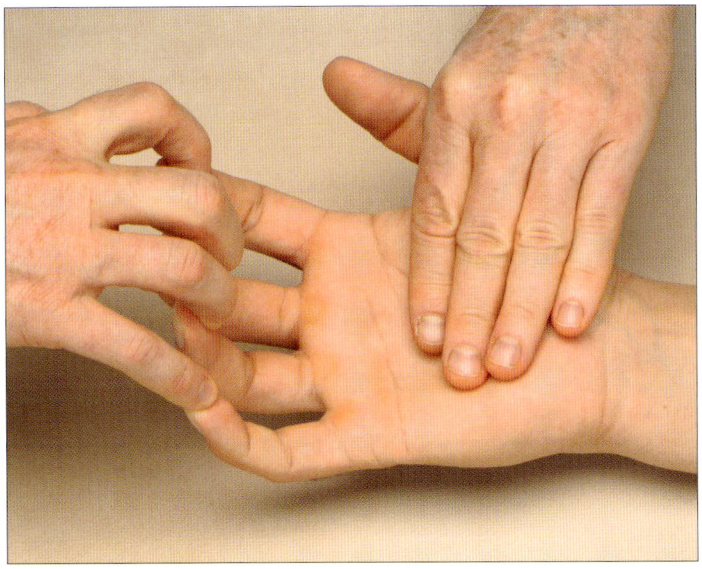

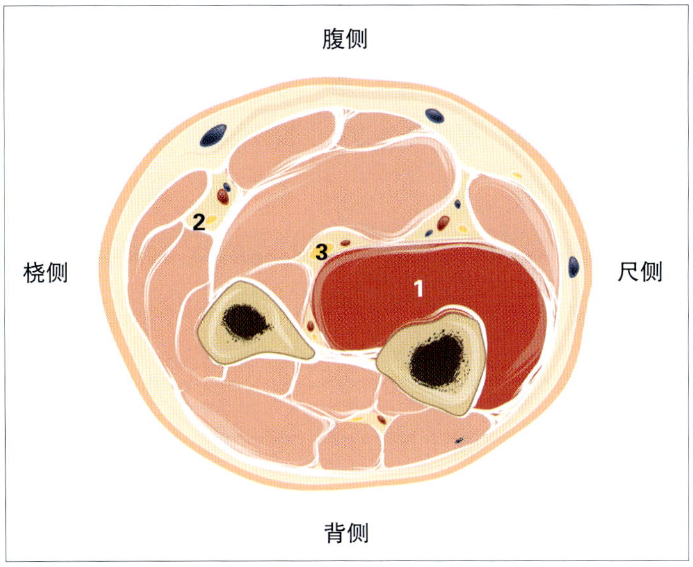

动作

指深屈肌能够屈曲第2～第5指掌指关节以及各自近端和远端指间关节。它是唯一远端指间关节的屈肌，也在伸肌维持腕关节固定时发挥最重要的作用，当然也可以发挥屈曲腕关节的作用。

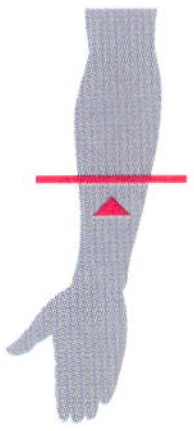

解剖图示

（1）指深屈肌。

（2）桡神经表浅部。

（3）正中神经。

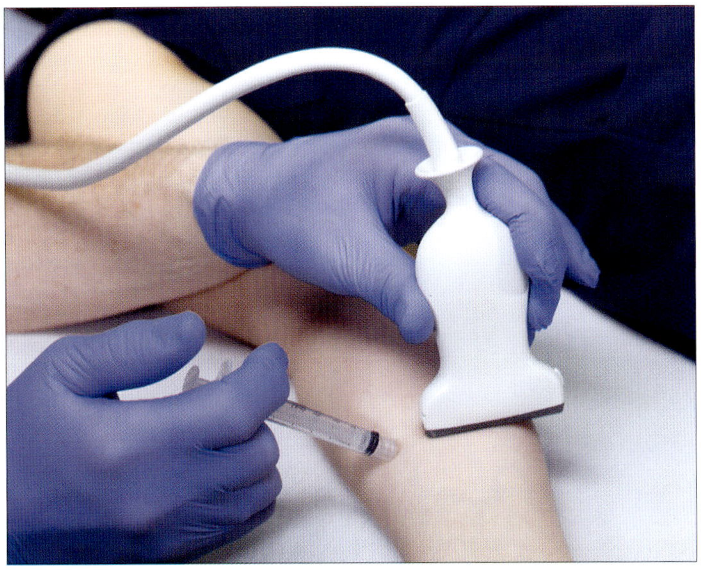

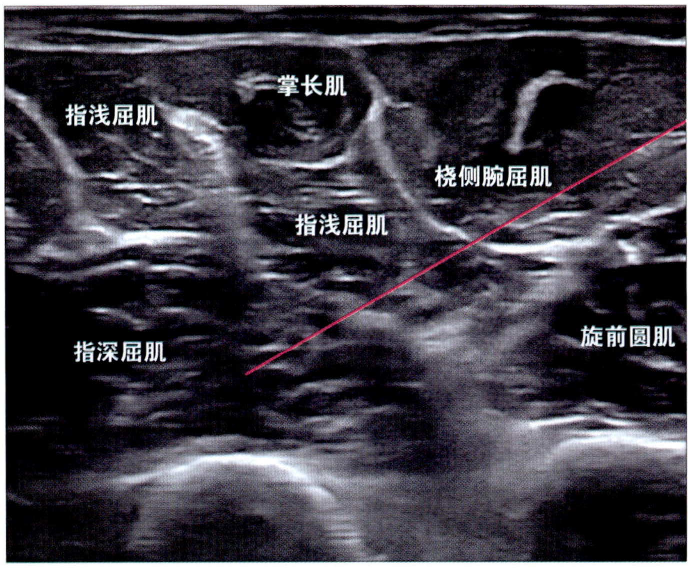

注射技术

注射部位位于指浅屈肌进针点的远端，该处的电刺激可用于分离指浅屈肌与指深屈肌，以保留指浅屈肌的功能。

超声要点

这条线标示了针头穿过以刺激指深屈肌各肌束最可能的肌肉内分支的路径。有可能在一个点上刺激整个肌肉。

5.22 尺神经：尺神经深支支配的固有肌群第1部分

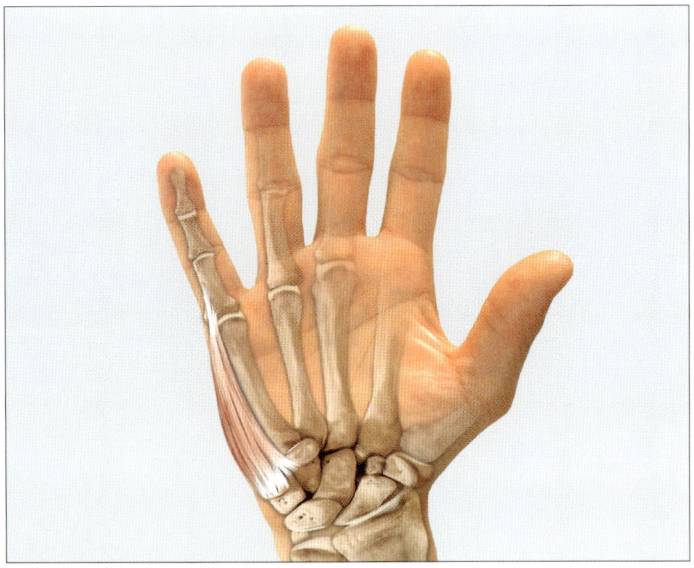

神经支配–手的小指外展肌

尺神经深支，C8–T1。

起点

豌豆骨，腕横韧带，尺侧腕屈肌肌腱。

止点

内侧（尺侧）小指近端指骨基底部，插入小指背腱膜。

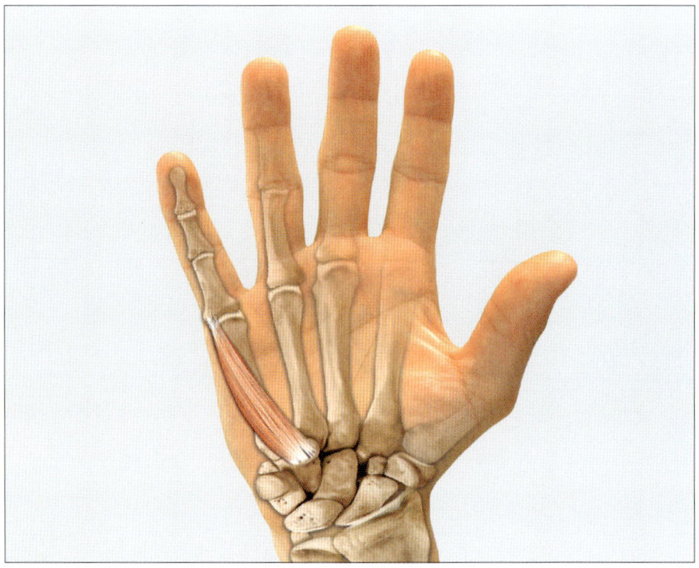

神经支配–手的小指短屈肌

尺神经深支，C8–T1。

起点

钩状骨。

腕横韧带。

止点

小指近端指骨基底部的尺侧。

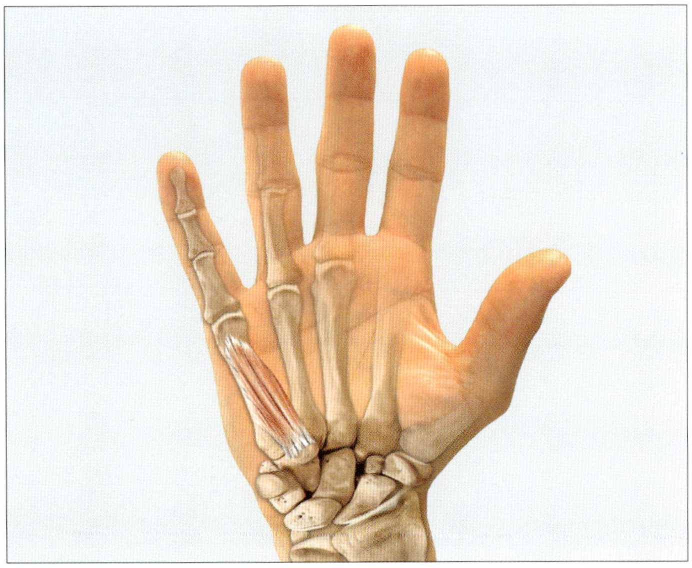

神经支配–手的小指对掌肌

尺神经深支，C8–T1。

起点

钩骨钩，腕横韧带。

止点

第5掌骨内侧（尺侧）。

视频1. 在Guyon管的尺神经阻滞

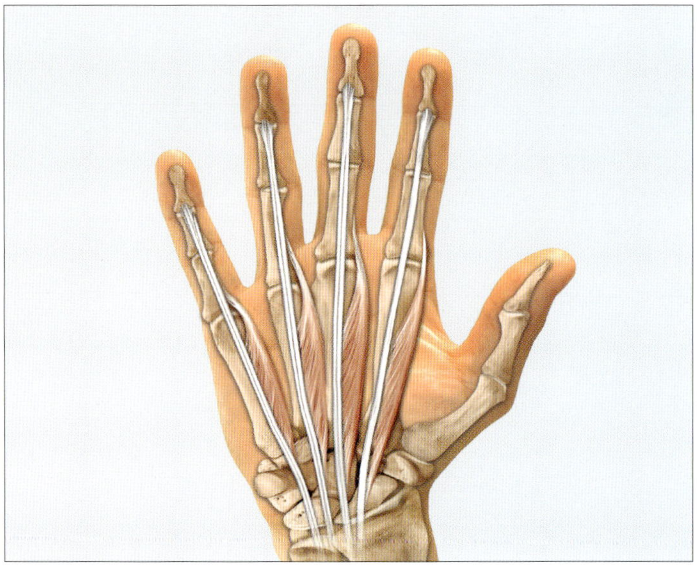

神经支配–手的蚓状肌

第1–第2蚓状肌：正中神经，C8–T1。

第3–第4蚓状肌：尺神经深支，C8–T1。

起点

指深屈肌肌腱。

止点

相应的指伸肌腱外侧（桡侧）。

学习要点

经典的Guyon管的注射位置。

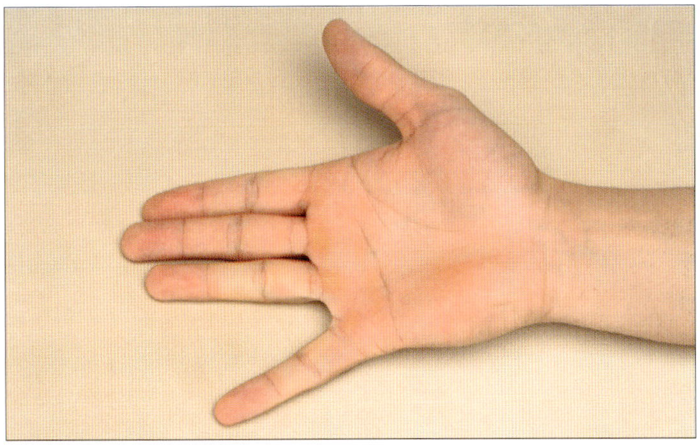

动作–手的小指外展肌

小指外展肌外展并弯曲第5指（例如拉小提琴），它在功能上是尺腕屈肌（FCU）的延续，从而增加尺腕屈肌的尺偏。

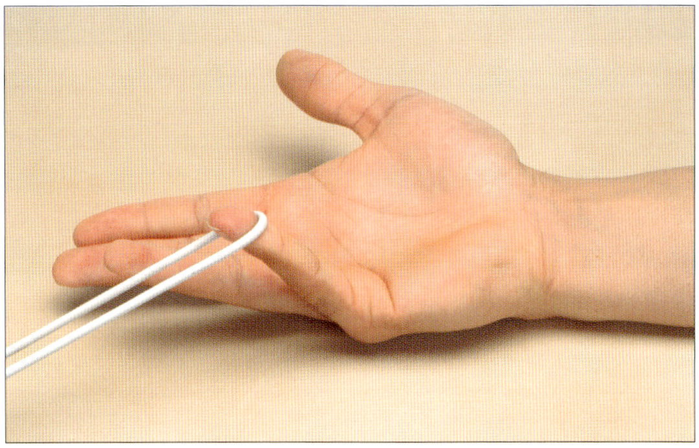

动作–手的小指短屈肌

小指短屈肌使第5指掌指关节（MCP）屈曲。

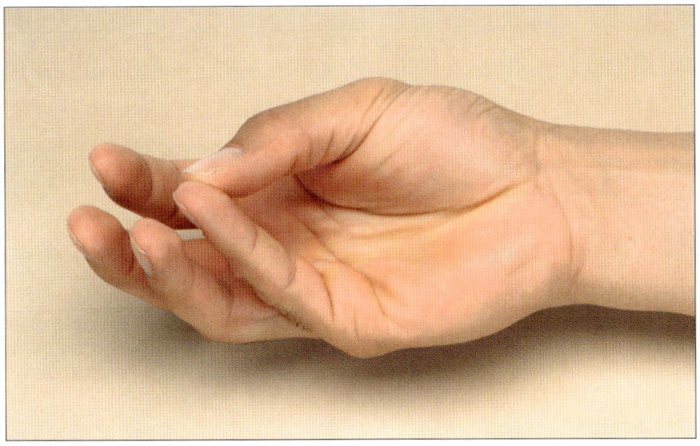

动作–手的小指对掌肌

小指对掌肌能够使小指旋转、屈曲并稍微内收。与拇指不同的是，小指不能形成真正意义上的对掌，因此这块肌肉的命名有些误导性。

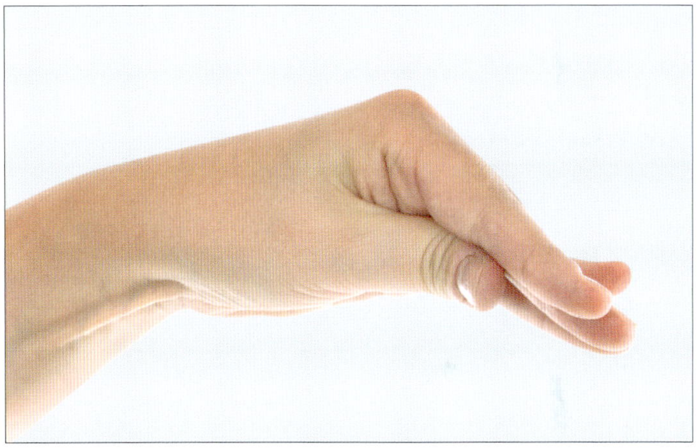

动作–手的蚓状肌

蚓状肌能够使第2～第5指掌指关节屈曲，同时使各自的近端指间关节伸展。这个动作很重要，例如握住铅笔、钢笔或银质餐具。

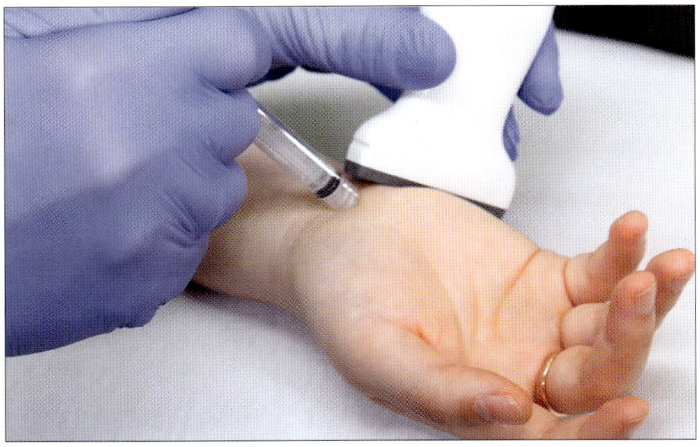

注射技术

尺神经定位于手腕近端Guyon管处。

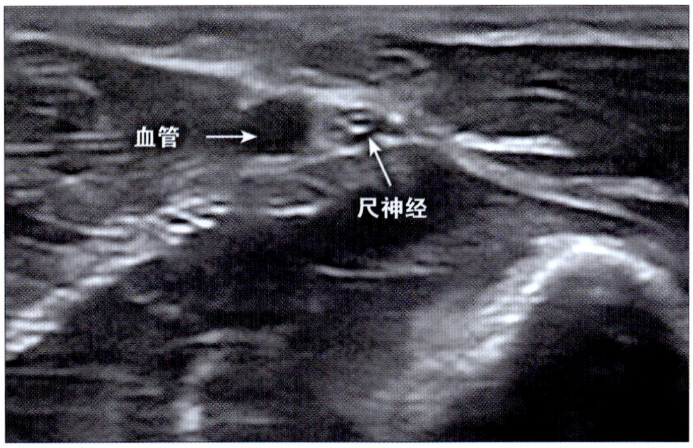

超声要点

可在动脉旁找到尺神经，启用彩色多普勒有助于定位。

5.23 尺神经：尺神经深支支配的固有肌群第2部分

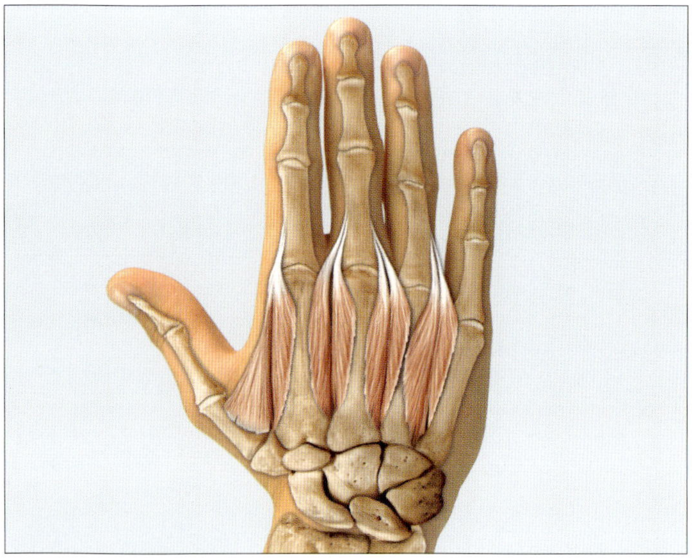

神经支配-背侧骨间肌

尺神经深支，C8–T1。

起点

两个头起于毗邻掌骨间。

止点

食指近节指骨底的外侧（桡侧）。

中指近节指骨底的外侧（桡侧）和内侧（尺侧）。

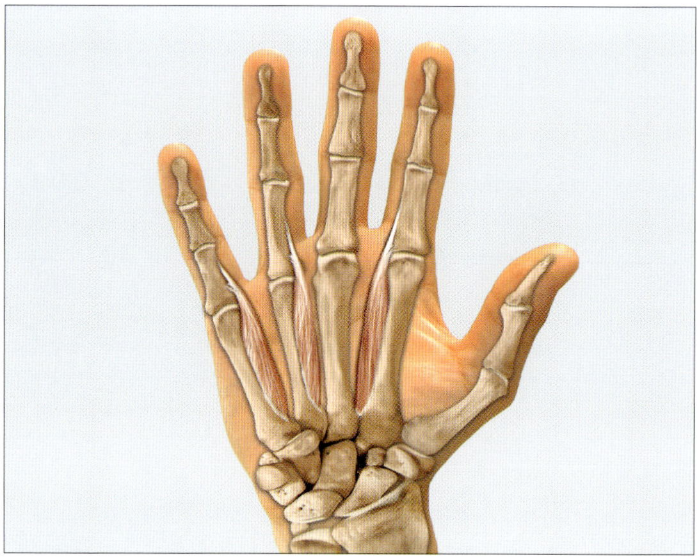

神经支配-掌侧骨间肌

尺神经深支，C8–T1。

起点

第1掌骨间肌：第1掌骨底内侧（尺侧）（通常缺失）。第2骨间肌：食指内侧（尺侧）。第3和第4掌骨间肌：第4和第5掌骨的外侧（桡侧）。

止点

进入相应近节指骨的背腱膜（伸指肌腱扩张部）。

5

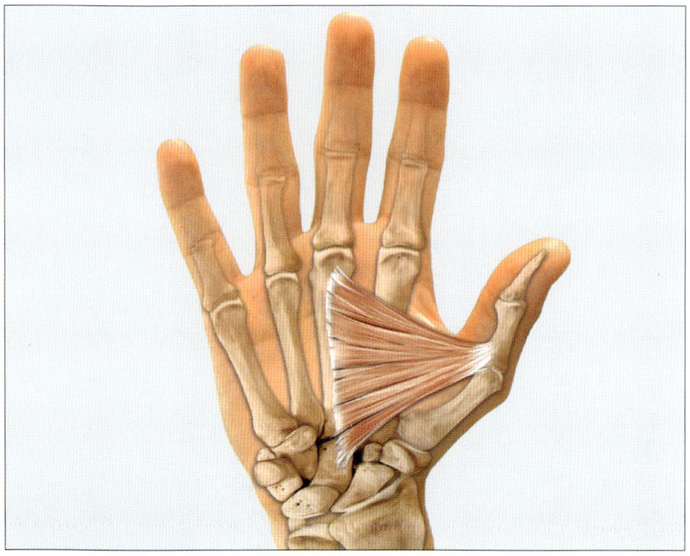

神经支配-拇收肌

尺神经深支，C8–T1。

起点

斜头：第2和第3掌骨前表面、头状骨、大多角骨、腕间韧带。

横头：第3掌骨掌面近端2/3。

止点

拇指近节指骨底内侧（尺侧），内侧（尺侧）籽骨。

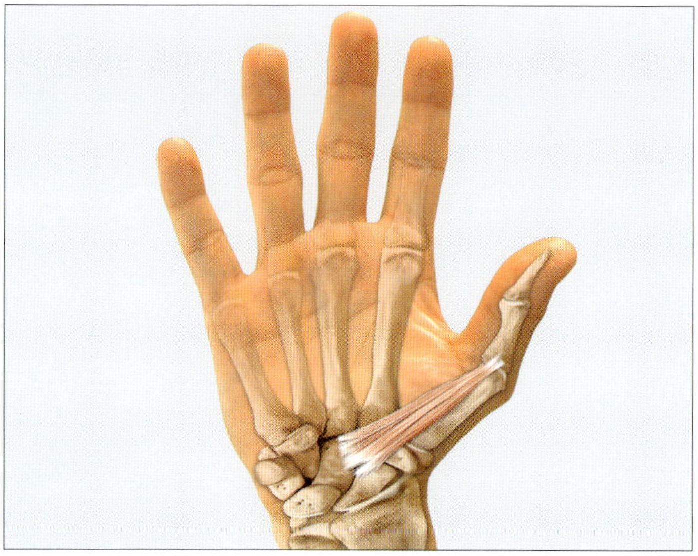

神经支配-拇短屈肌

尺神经深支，C8–T1。

起点

浅头：手的屈肌支持带。深头：大多角骨（第1腕骨）、小多角骨（第2腕骨）、头状骨（第3腕骨）。

止点

拇指近节指骨底的桡侧。

学习要点

在Guyon管处进行注射，对于评估掌指关节屈曲以及由于骨间肌牵拉和蚓状肌到第4、第5指而导致的拇指入掌畸形至关重要。

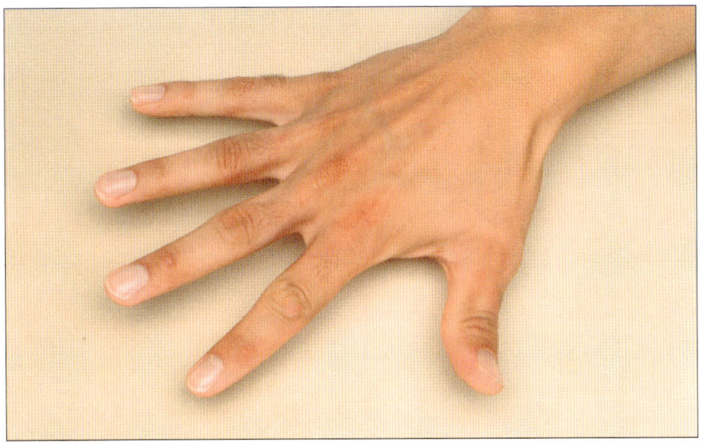

动作–背侧骨间肌

背侧骨间肌使其他手指在掌指关节（MCP）处远离无名指，并协助掌指关节的屈曲，同时扩展指间关节。

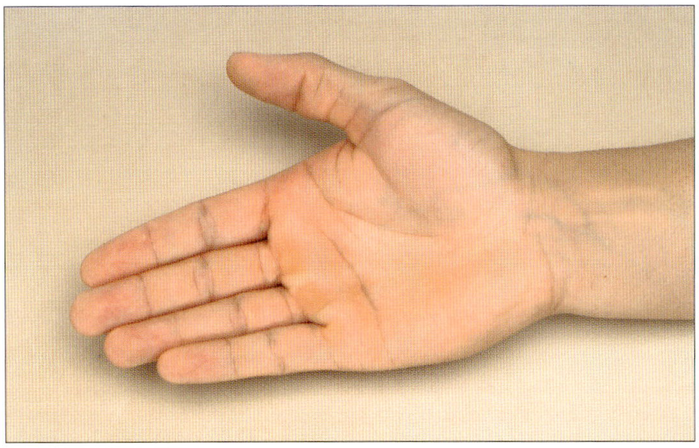

动作–掌侧骨间肌

掌侧骨间肌使其他手指在掌指关节处向中指靠拢，并协助这些关节的屈曲和指间关节的伸展。

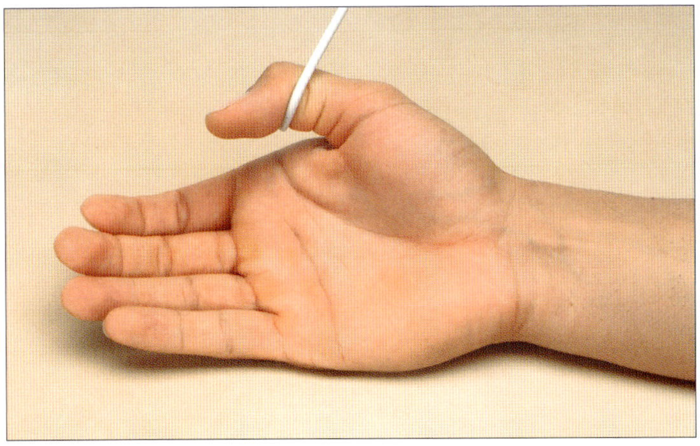

动作–拇内收肌

拇内收肌是拇指的内收肌，参与拇指与手指的对掌动作（例如拇指和食指的钳状运动）。

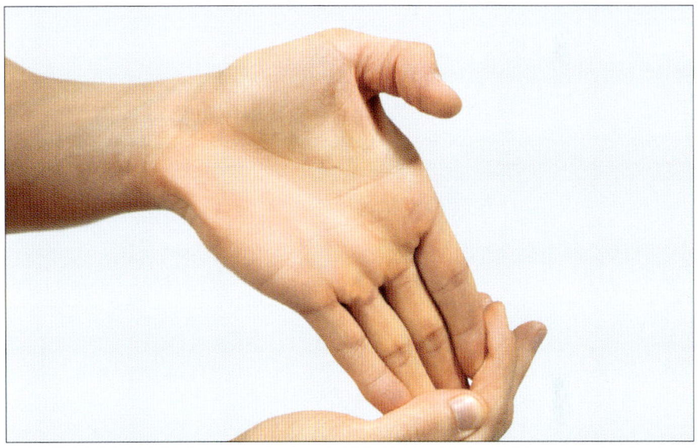

动作–拇短屈肌

有两个头的拇短屈肌可以使拇指掌指关节屈曲、外展和内收，也可使拇指对掌。

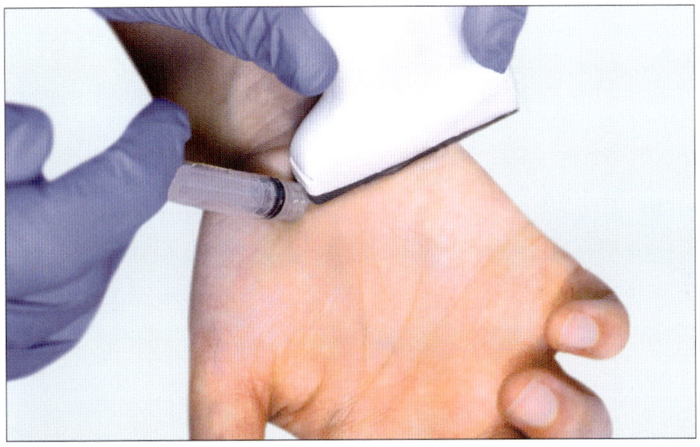

注射技术

尺神经深部运动支最好定位点是Guyon管进入手掌的豌豆骨上方，以减少或避免感觉并发症。

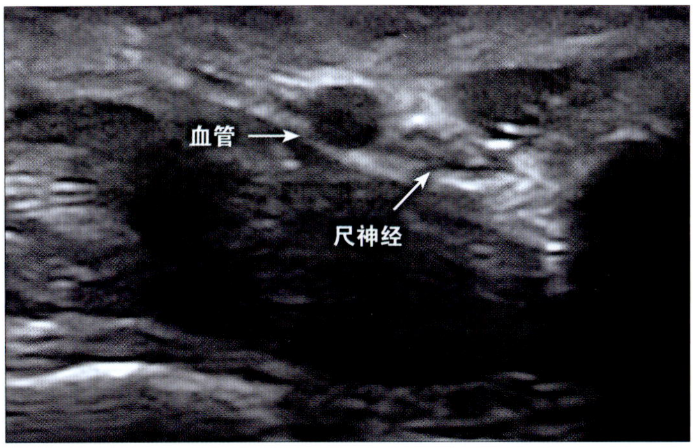

超声要点

图像显示经腕管穿过进入手掌的情况。

5.24　桡神经：桡侧腕长伸肌和桡侧腕短伸肌

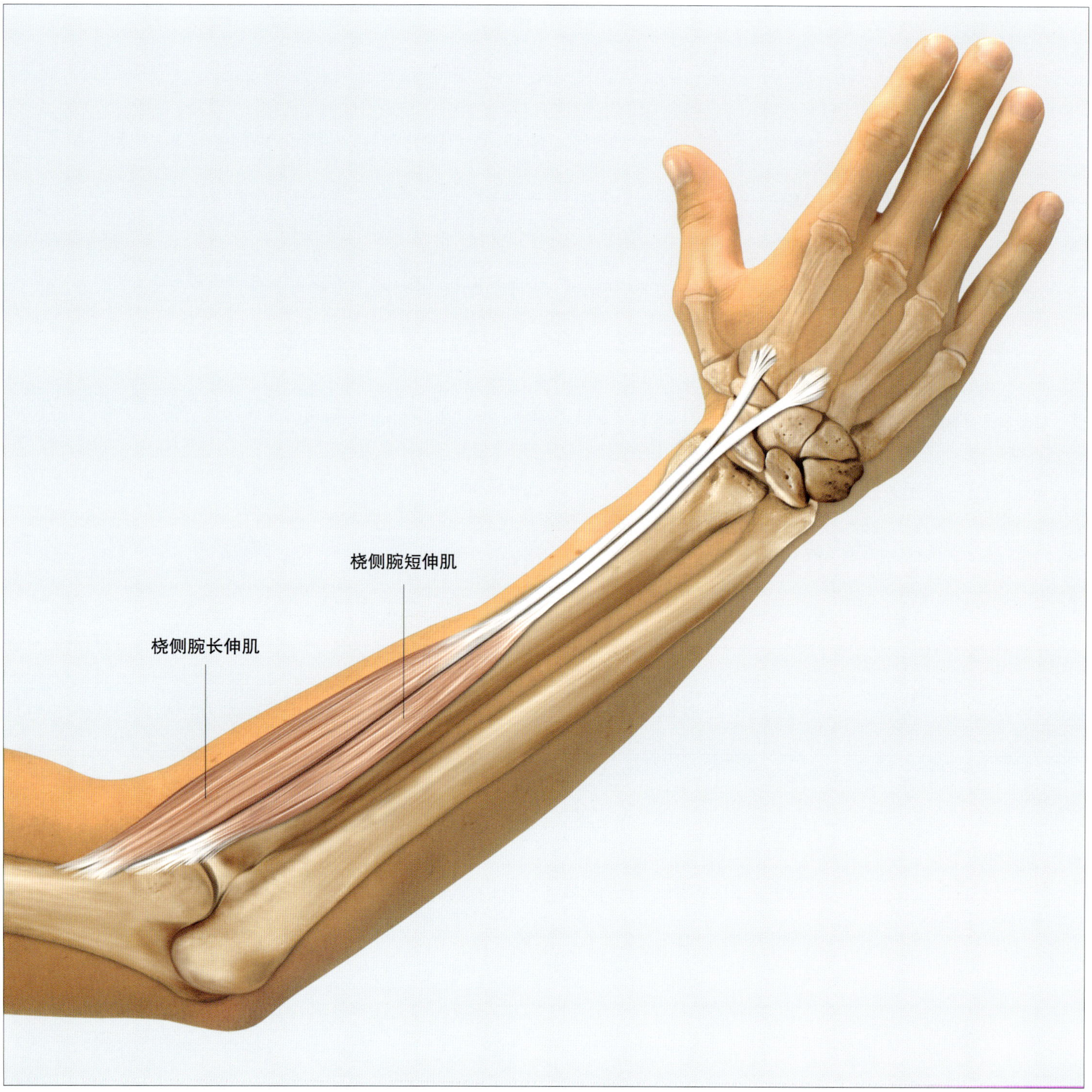

神经支配

桡神经，C6–C7。

起点

长伸肌：肱骨外侧髁上脊。

短伸肌：肱骨外上髁。

止点

长伸肌：第2掌骨底的后表面。

短伸肌：第3掌骨底的后表面。

学习要点

不常注射的肌群。严重的腕关节伸展会加剧肌腱固定并导致形成拳头手。

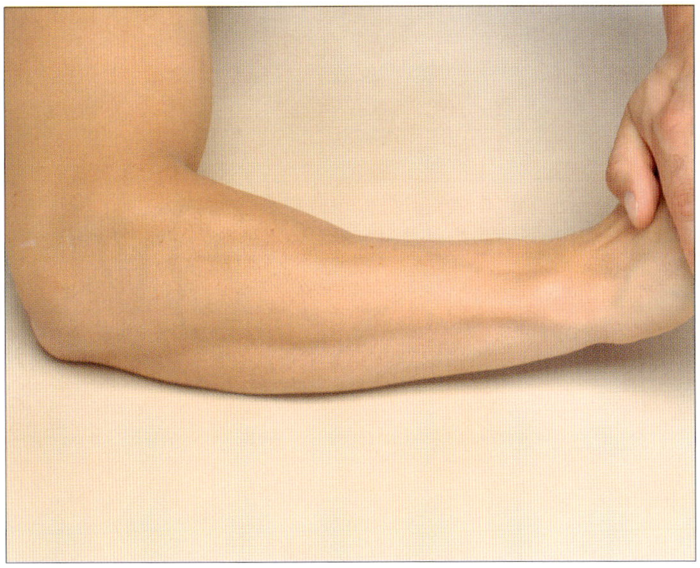

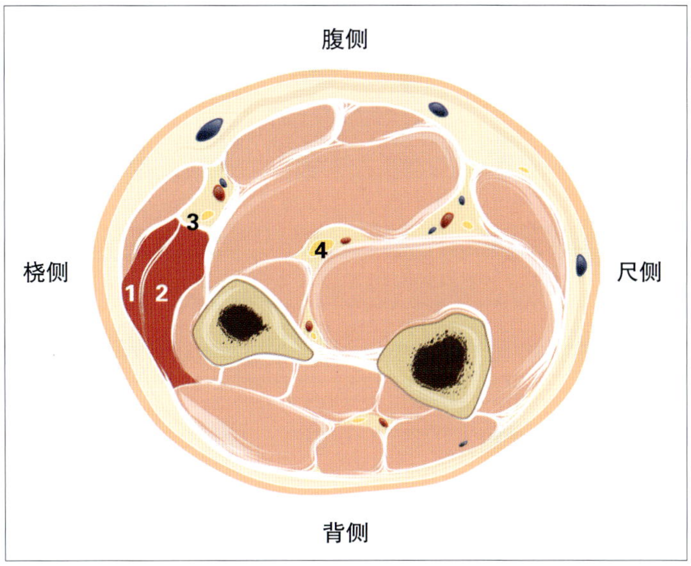

动作

这两块肌肉都使腕关节背伸。它们也与桡侧腕屈肌协同使手外展（桡偏）。在旋后位时，桡侧腕长伸肌（ECRL）可使前臂轻微旋前。

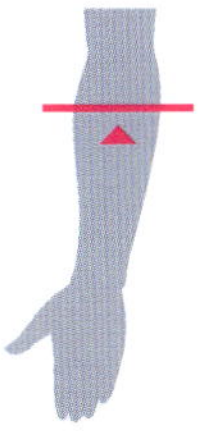

解剖图示

（1）桡侧腕长伸肌。

（2）桡侧腕短伸肌。

（3）桡神经，浅部。

（4）正中神经，浅部。

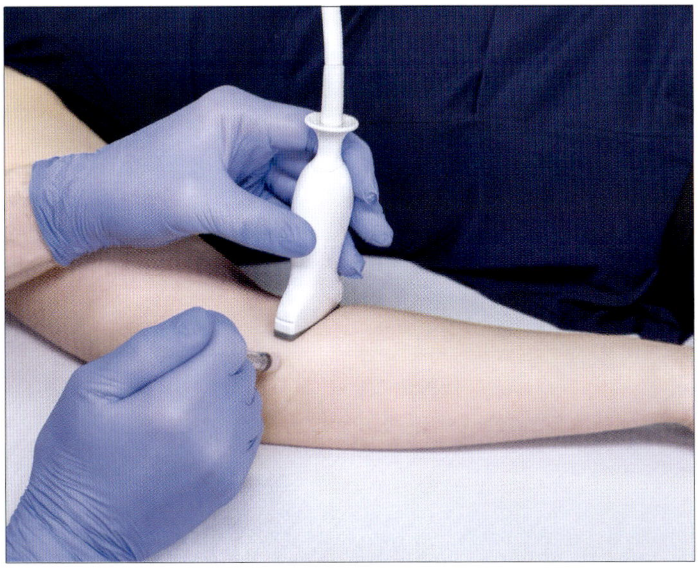

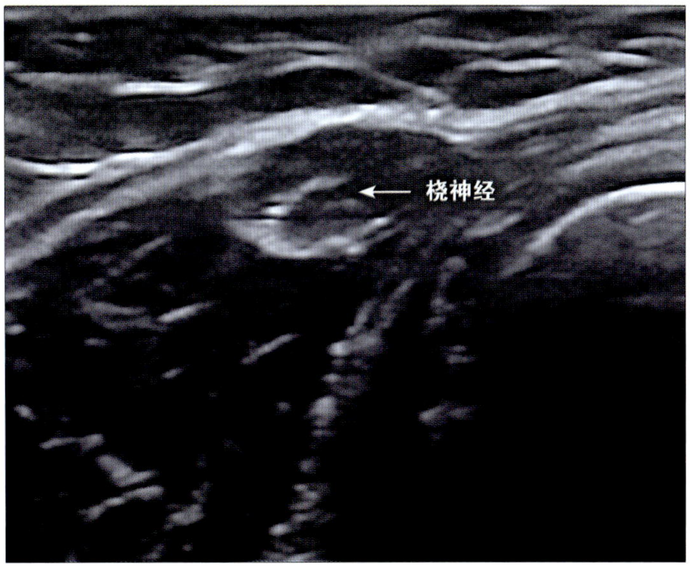

注射技术

ECRL通常有1～2个运动分支，分别来自桡神经或后骨间神经。桡神经至ECRL肌的分支长度为3.2cm，针对运动平均有3个注射点。

超声要点

以内上髁和外上髁之间连线，或者“经上髁线”作为解剖标志，运动支预计在近端1.5～3.5cm处进入肌肉。

5.25 桡神经：尺侧腕伸肌

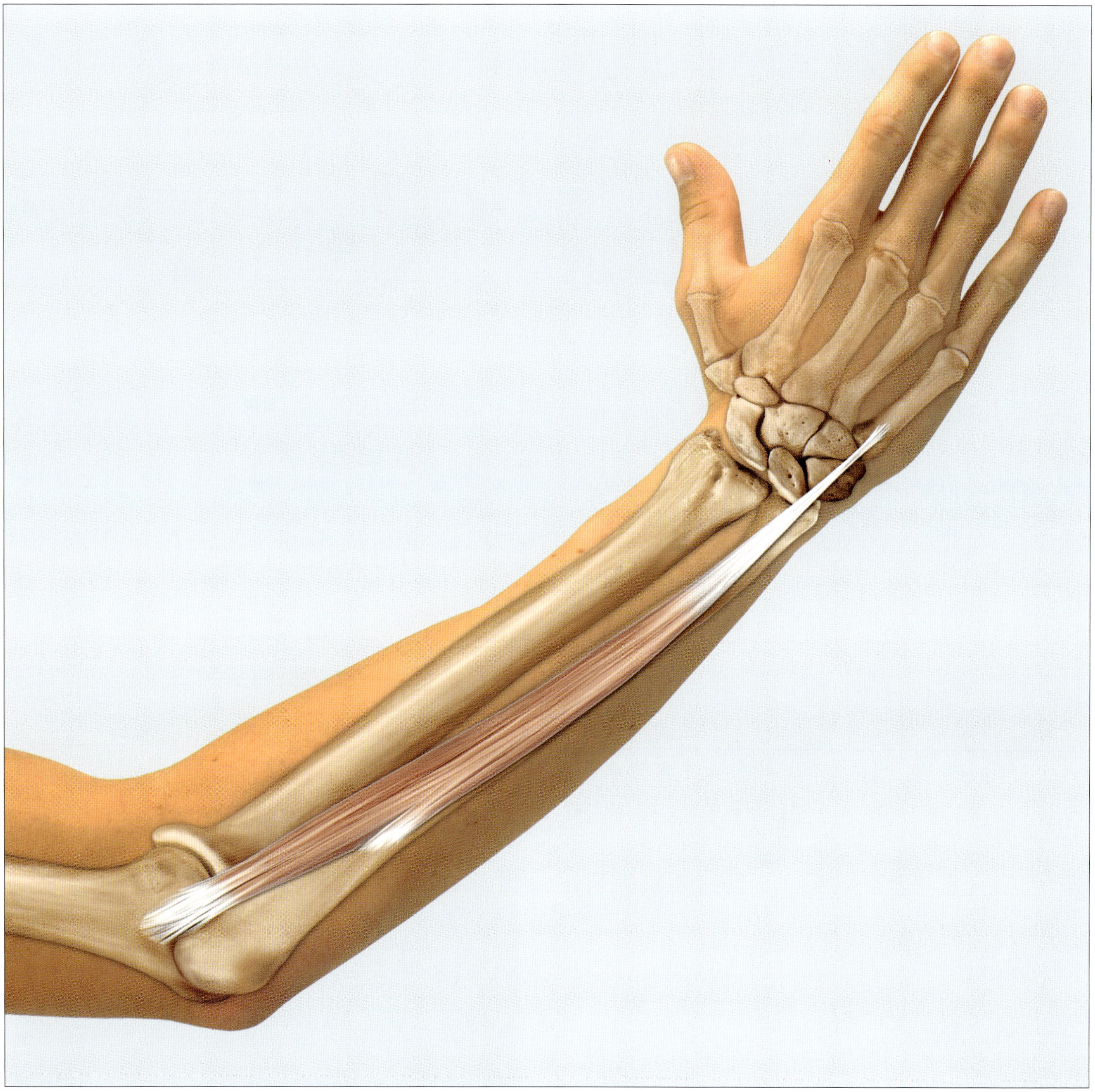

神经支配

桡神经，C6–C7。

起点

肱骨头：肱骨外侧上髁，前臂筋膜。

尺骨头：尺骨后表面。

止点

第5掌骨底的内侧。

学习要点

在肌张力障碍体位中更常见，或者在因肌腱固定而使手指屈曲情况恶化时会引发问题。

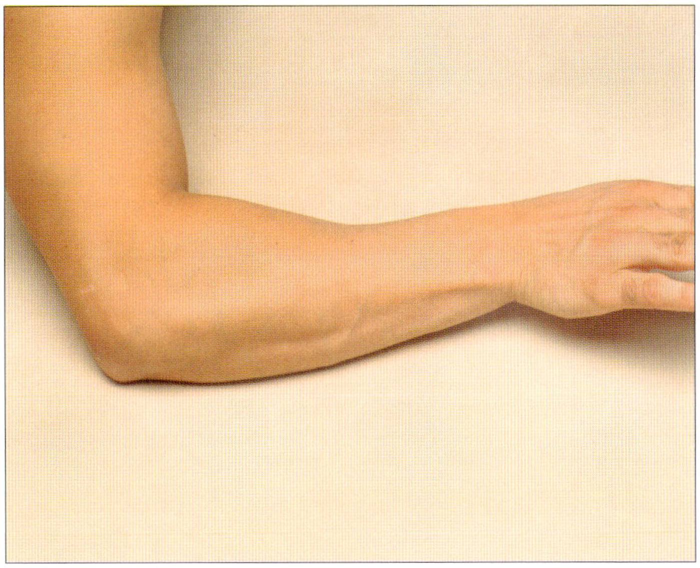

动作

尺侧腕伸肌（ECU）与尺腕屈肌协同作用，产生伸腕肌手内收（尺偏）。它还固定腕关节，从而将手指长屈肌的力量传递到手指关节。

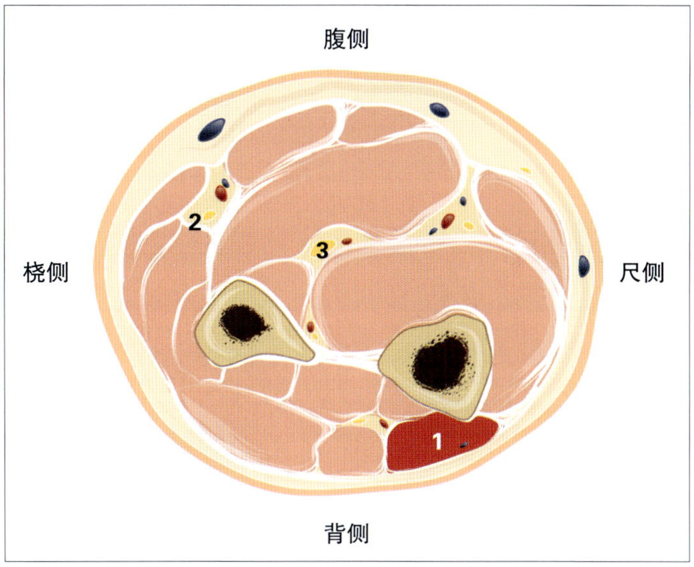

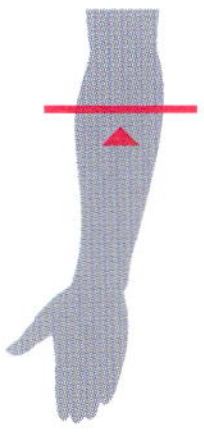

解剖图示

（1）尺侧腕伸肌。

（2）桡神经，浅部。

（3）正中神经，浅部。

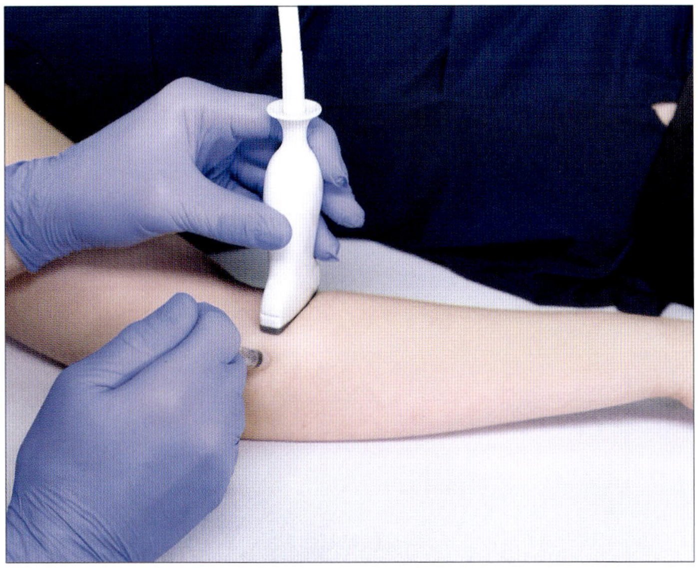

注射技术

运动分支从经上髁线远端约10cm处进入ECU。

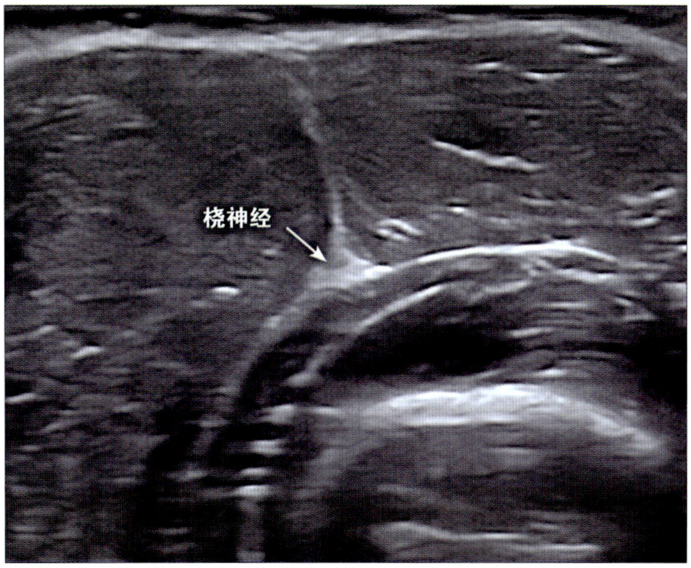

超声要点

在刺激下，可以追踪运动支从近端到远端。

5.26 桡神经：指伸肌

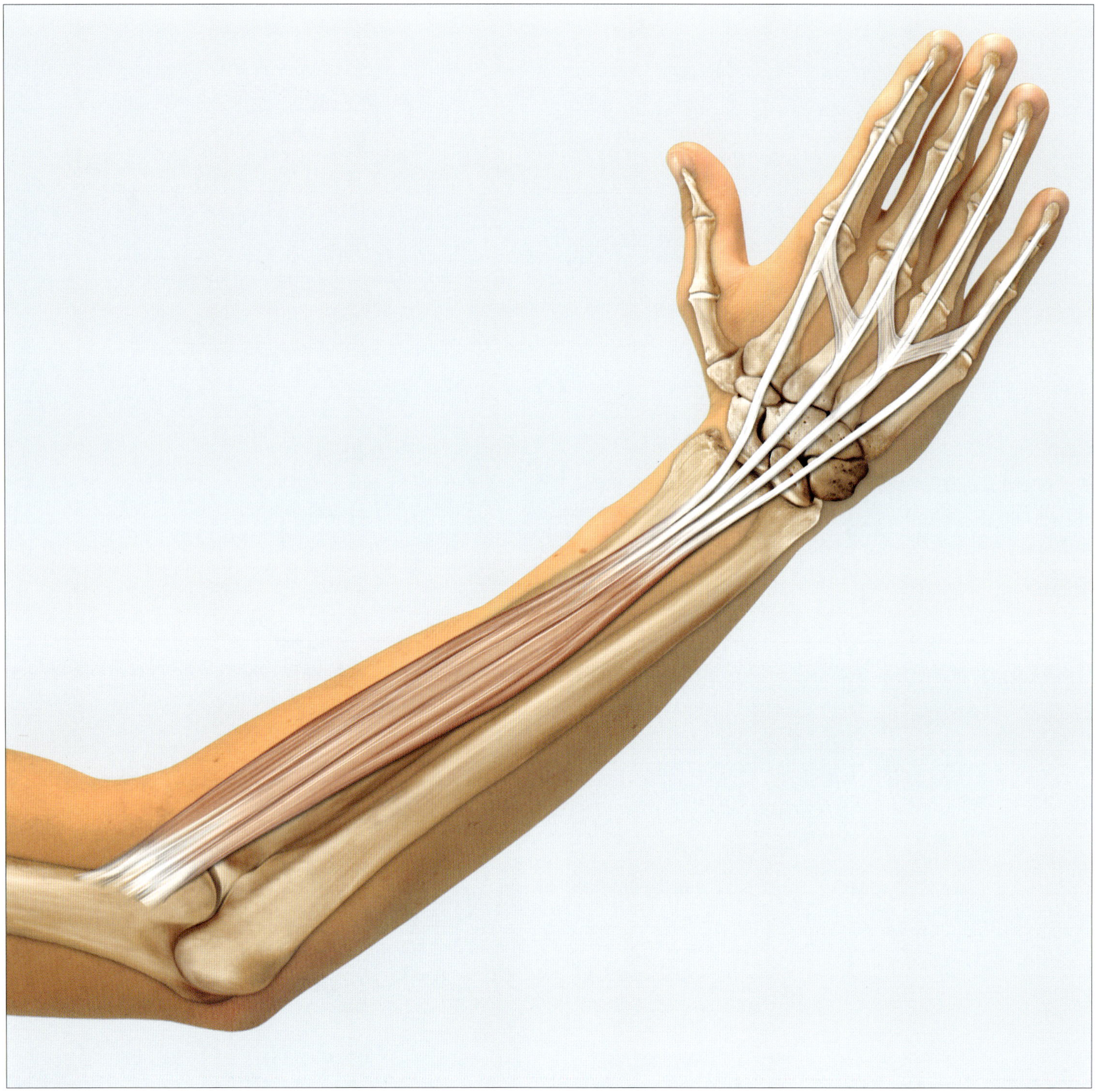

神经支配

桡神经深支，C6–C8。

起点

肱骨外上髁，尺侧副韧带，前臂筋膜。

止点

肌腱在手背分散形成腱膜，称为“伸肌腱扩张部”或“伸肌腱鞘”。

学习要点

可能只有在肌张力障碍或影响日常生活活动时才需要治疗。

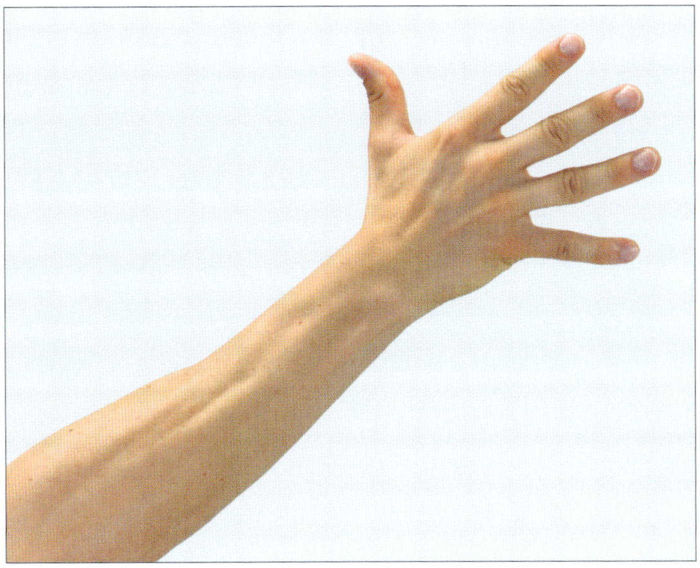

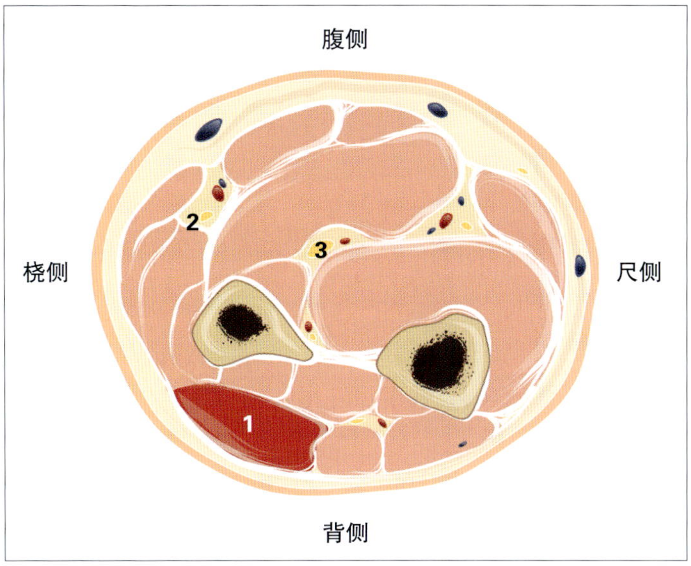

动作

指伸肌伸展手腕和所有手指关节。它也参与少许手的内收动作。

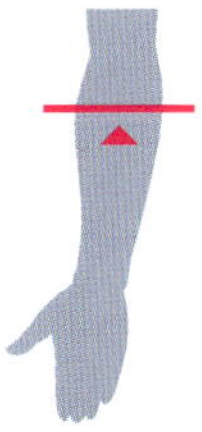

解剖图示

（1）指伸肌。

（2）桡神经，浅部。

（3）正中神经，浅部。

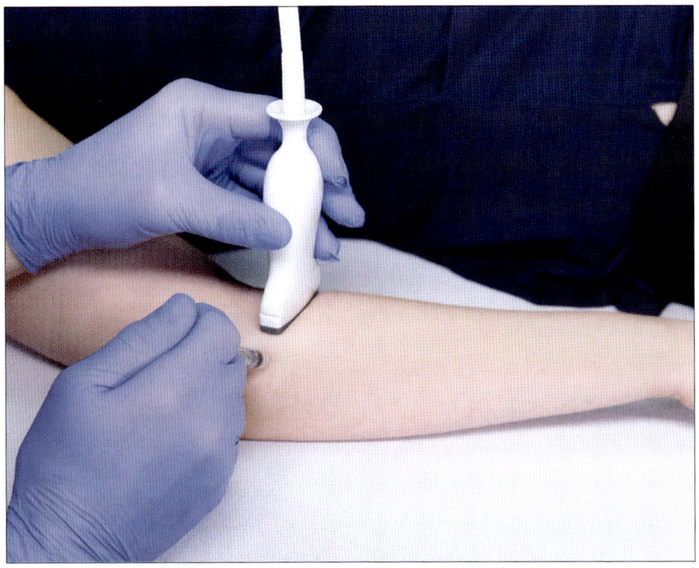

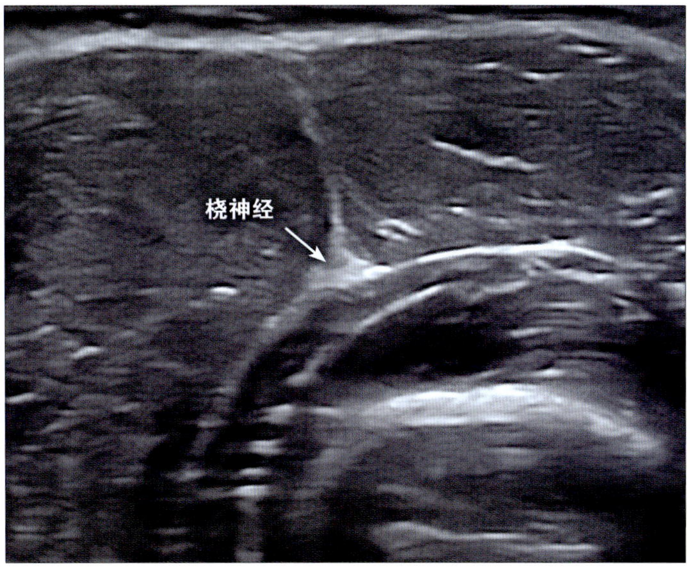

注射技术

入路与尺侧腕伸肌相似。

超声要点

运动支在离经上髁线约12cm处穿入肌肉。给予局部刺激是必要的。

6 下肢神经靶向治疗
Nerve-targeted procedures for the lower limb

6.1 闭孔神经

Arman Brar

痉挛性大腿内收使患者呈现额外的病态。典型的表现包括剪刀样步态，可导致疼痛和行走障碍[1]。会阴部卫生条件差还会导致皮肤感染和膀胱/肠道功能受损等后遗症[2]。传统上，支配内收肌群的闭孔神经可以在其恰出闭孔管的位置被定位到。在尸体解剖中，这个点被定位在耻骨结节外下侧1.5～2cm处[3]。对该部位应用苯酚进行阻滞显示出一定的疗效，可以在干预数月后提高改良Ashworth评分（MAS）和活动范围（ROM）[1]。

透视与电刺激结合使用可验证穿刺针的位置[4]。尽管传统方法效果显著，但由于其靠近附近的骨盆结构，存在膀胱穿孔或血管损伤的风险[5]。此外，闭孔神经分为前支和后支。在一项尸体研究中，闭孔神经这两条主要分支的分叉位置被确定为骨盆内（23.22%）、闭孔管内（51.78%）或大腿内侧（25%）[1]。一种新的方法是在位于股动脉和长收肌肌腱内侧中点的腹股沟皱襞正下方进行浅层及深层注射，分别针对这些分支进行治疗[6]。与传统方法相比，这种以标志为基础的方法成功率更高，阻滞起效更快[5]。

鉴于不同个体的闭孔神经解剖结构存在差异，超声引导下的诊断性神经阻滞可提供相关的可视化检查。闭孔神经的前支和后支最初从闭孔管中出来时在耻骨肌和闭孔外肌之间走行[2]。在下部，前支在长收肌和短收肌之间穿行。后支在短收肌和大收肌之间走行。前支为短收肌、长收肌和股薄肌提供运动神经支配，并可能与股神经一起支配耻骨肌；它还通过皮支向大腿内侧提供感觉神经支配。后支在相当近的距离上支配闭孔外肌，然后到达大收肌，并与前支一起发出分支到短收肌。

Akkaya等开发了一种超声引导的方法，在腹股沟皱襞水平矢状位放置探头[7]。前支和后支的进针深度分别为32.4mm和39.2mm。还发现了腹股沟皱襞处的其他阻滞技术[2,8-9]。需要进一步研究评估近端单次注射技术与远端双次注射技术的疗效。在一项随机对照研究中，Lam等[10]发现，在超声引导下对闭孔神经前支进行苯酚阻滞后，MAS评分降低，静息姿势得到改善，卫生评分也有所提高。阻滞所带来的益处一直持续到36周时的随访点。因此，在超声引导下对闭孔神经进行诊断性神经阻滞可以选择性地阻断髋内收肌，并在可视化的情况下考虑解剖变异。

定位

我们提出两种类似的方法，使用超声引导和电刺激进行闭孔神经阻滞。患者仰卧，髋关节稍外展并外旋。在纵向方式中，沿大腿前内侧矢状位摆放探头，从平面内向头侧45° 进针。在分隔长收肌和短收肌的高回声筋膜处观察前支。进针并注射到短收肌和大收肌之间高回声筋膜周围，可以定位后支。另一种方法是横向放置探头，从外侧向内侧45° 进针。

视频1. 双侧闭孔神经阻滞

视频2. 后闭孔神经冷冻神经溶解术

6.2 闭孔神经：支配长收肌的前支

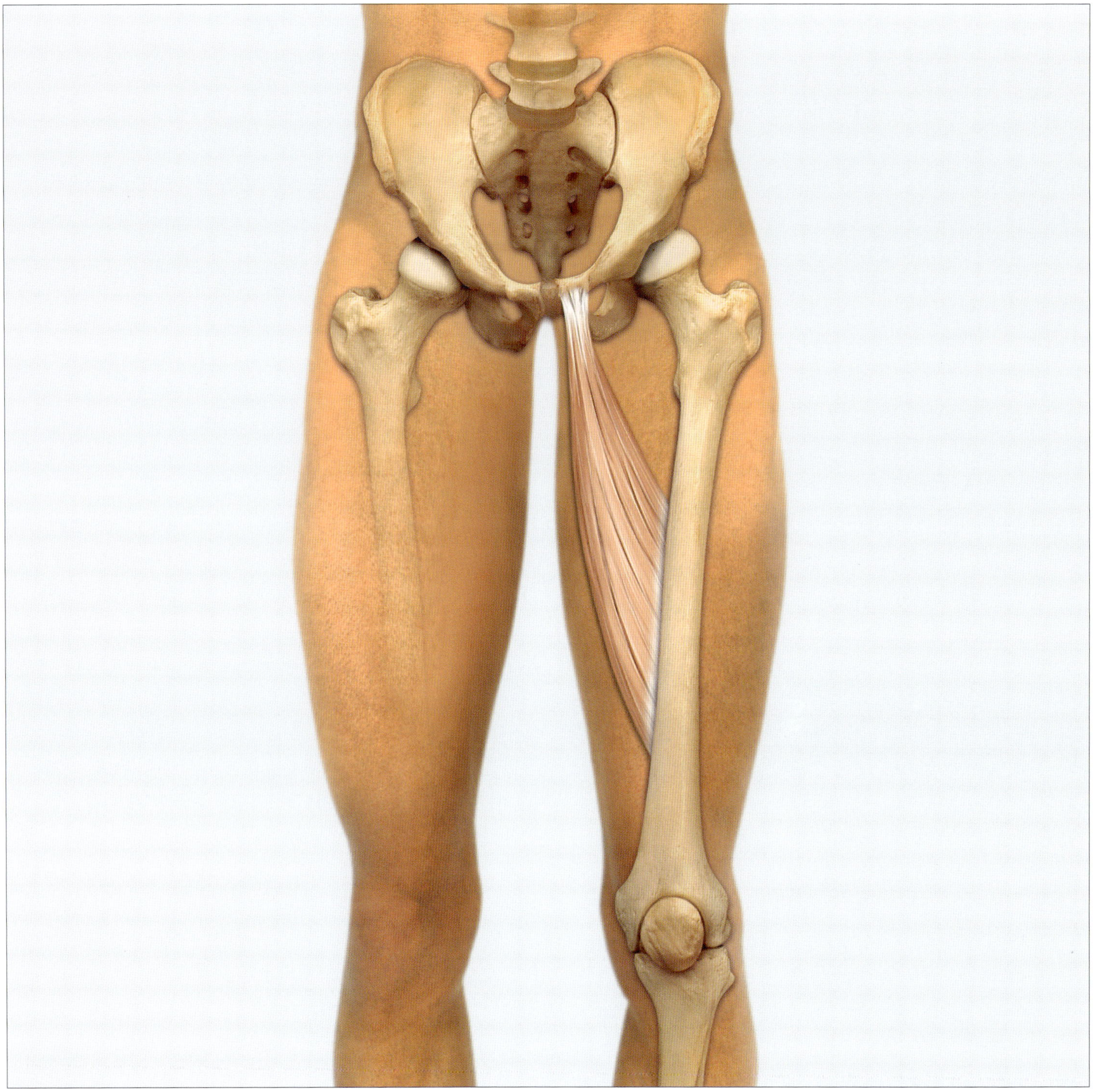

神经支配

闭孔神经前支，L2–L4。

起点

耻骨上支。

止点

股骨粗线内侧（中1/3处）。

学习要点

髋内收可能会严重影响步态，造成典型的剪刀样步态，或者导致会阴护理困难，甚至皮肤破损。

是苯酚注射的最常见靶点之一。也可使用肉毒毒素、神经切除术和神经冷冻切除术。

视频1. 闭孔神经前支神经阻滞

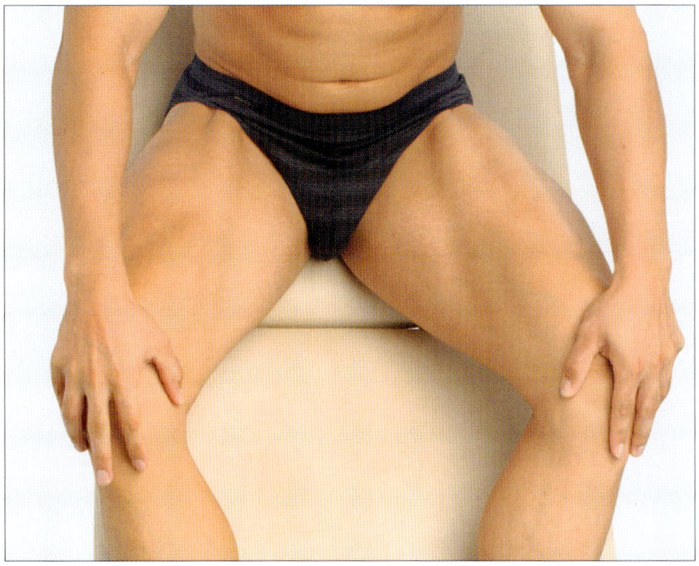

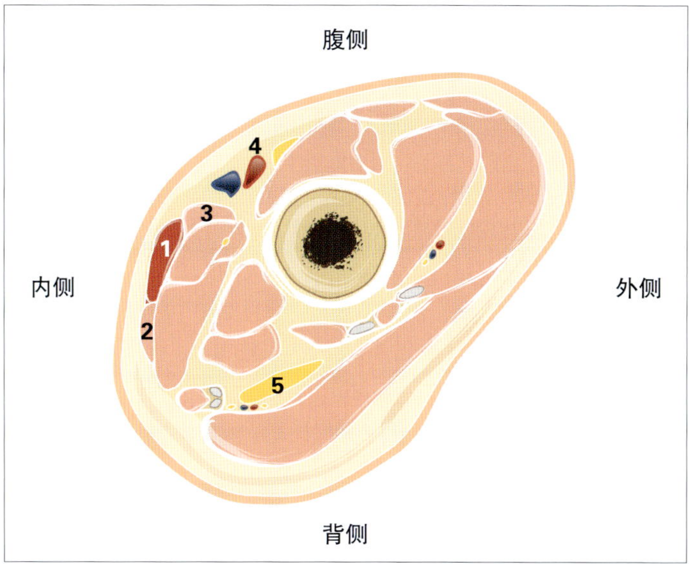

动作

长收肌的作用与大收肌类似。在髋关节屈曲或显著伸展且处于极度旋转位时，该肌肉可引导腿部回归中立位。

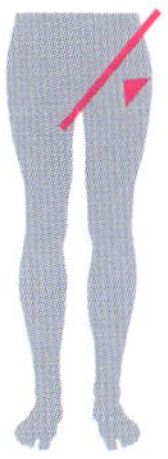

解剖图示

(1) 长收肌。
(2) 股薄肌。
(3) 耻骨肌。
(4) 股静脉、股动脉和神经。
(5) 坐骨神经。

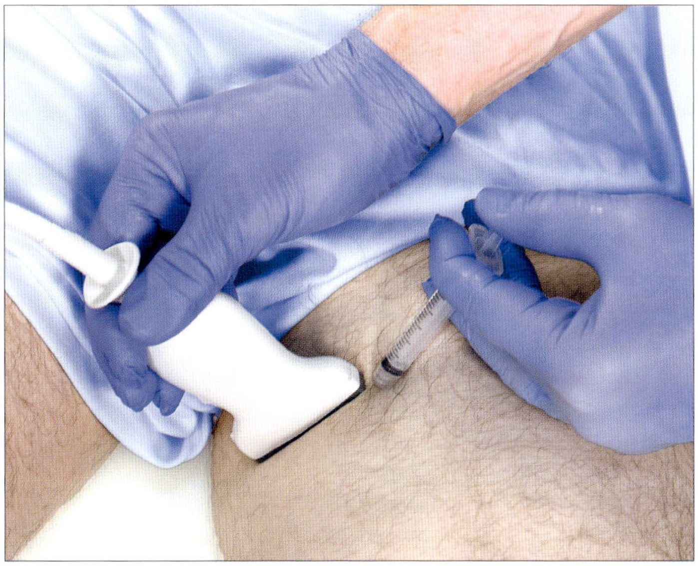

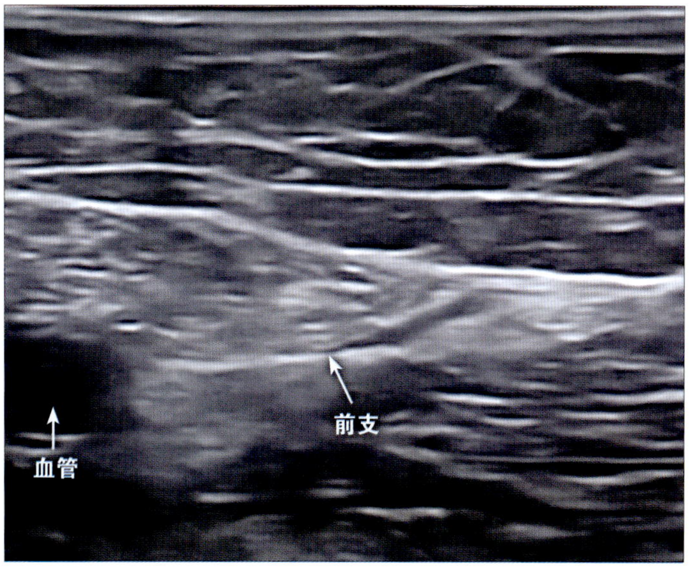

注射技术

在矢状面上很容易看到闭孔动脉。在分隔长收肌和短收肌的高回声筋膜处可看到前支。

超声要点

由于神经的分支变异很大，最好在神经离开股动脉时找到它。刺激可确认目标。横轴位可以很好地显示动脉。在分隔长收肌和短收肌的高回声筋膜处可看到前支。

6.3 闭孔神经：支配短收肌的前支

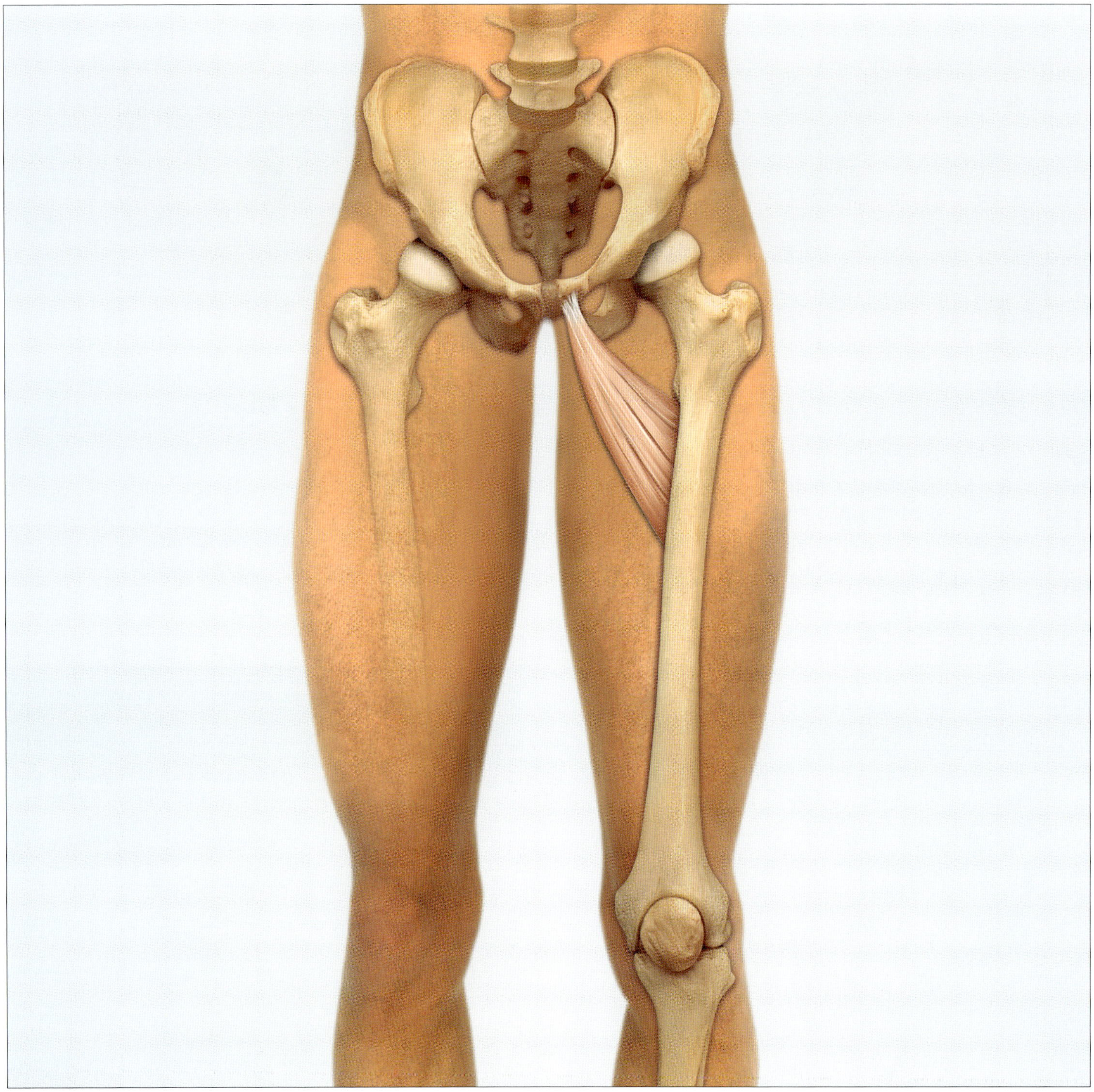

神经支配

闭孔神经前支，L2–L4。

起点

耻骨下支。

止点

股骨粗线内侧（近1/3处）。

学习要点

内收肌活动力量强大、克服难度大，可能需要大剂量的肉毒毒素来降低张力。诊断性神经阻滞将展现神经靶向治疗是否有益。

视频1. 前支冷冻神经溶解术

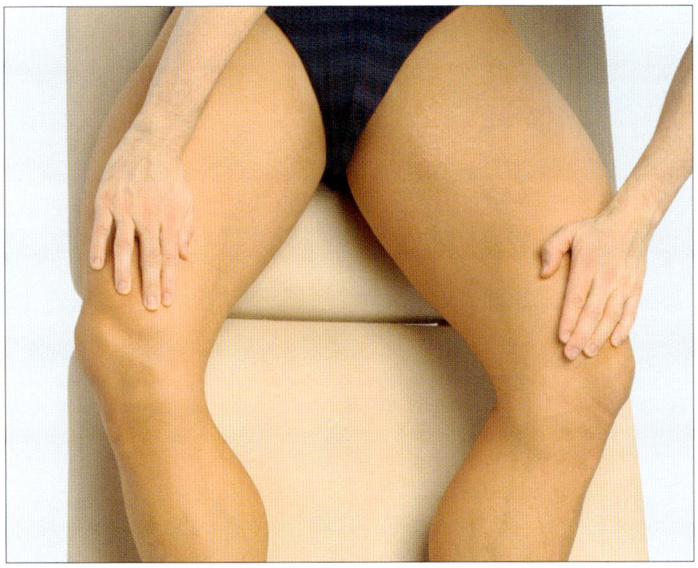

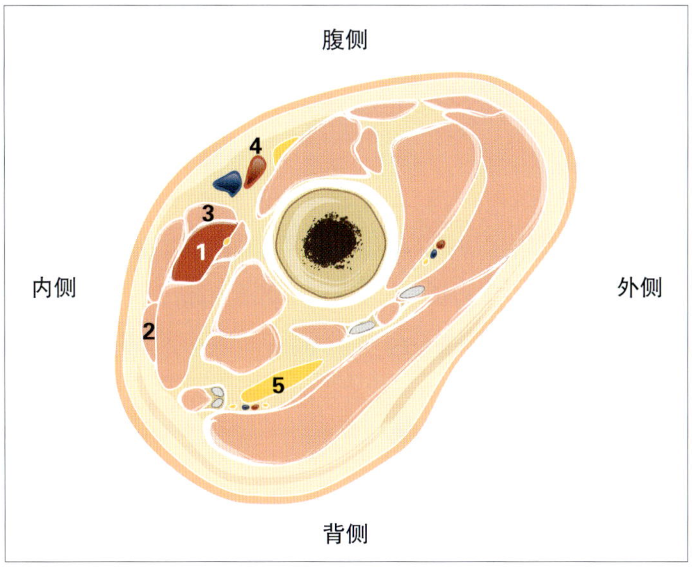

动作

短收肌在髋关节处使大腿内收。该肌肉在屈髋/显著伸髋时，将髋从极度旋转位，把腿拉回至中立位。

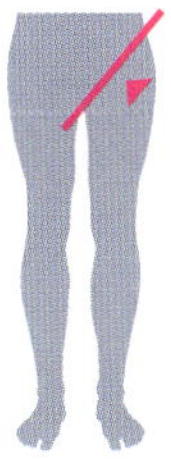

解剖图示

（1）短收肌。
（2）股薄肌。
（3）耻骨肌。
（4）股静脉、股动脉和神经。
（5）坐骨神经。

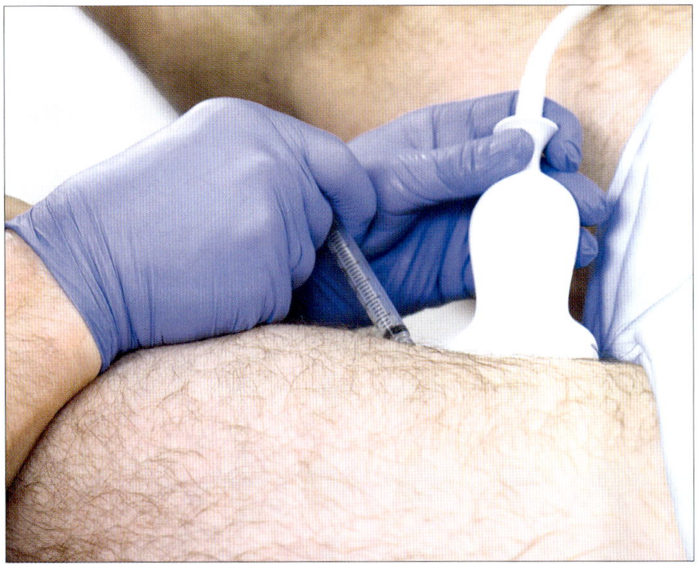

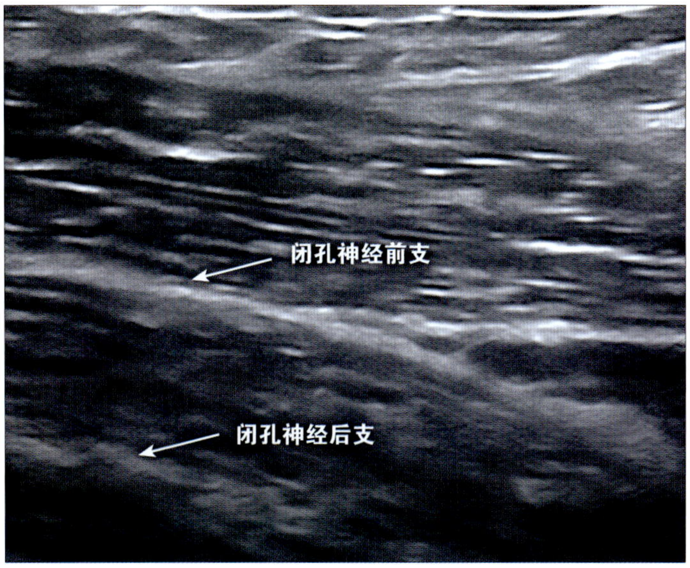

注射技术

可用纵向扫描定位神经。

超声要点

这里的血管不明显，但可以看到闭孔神经两处不同分支所在的筋膜层。

6.4 闭孔神经：支配股薄肌的前支

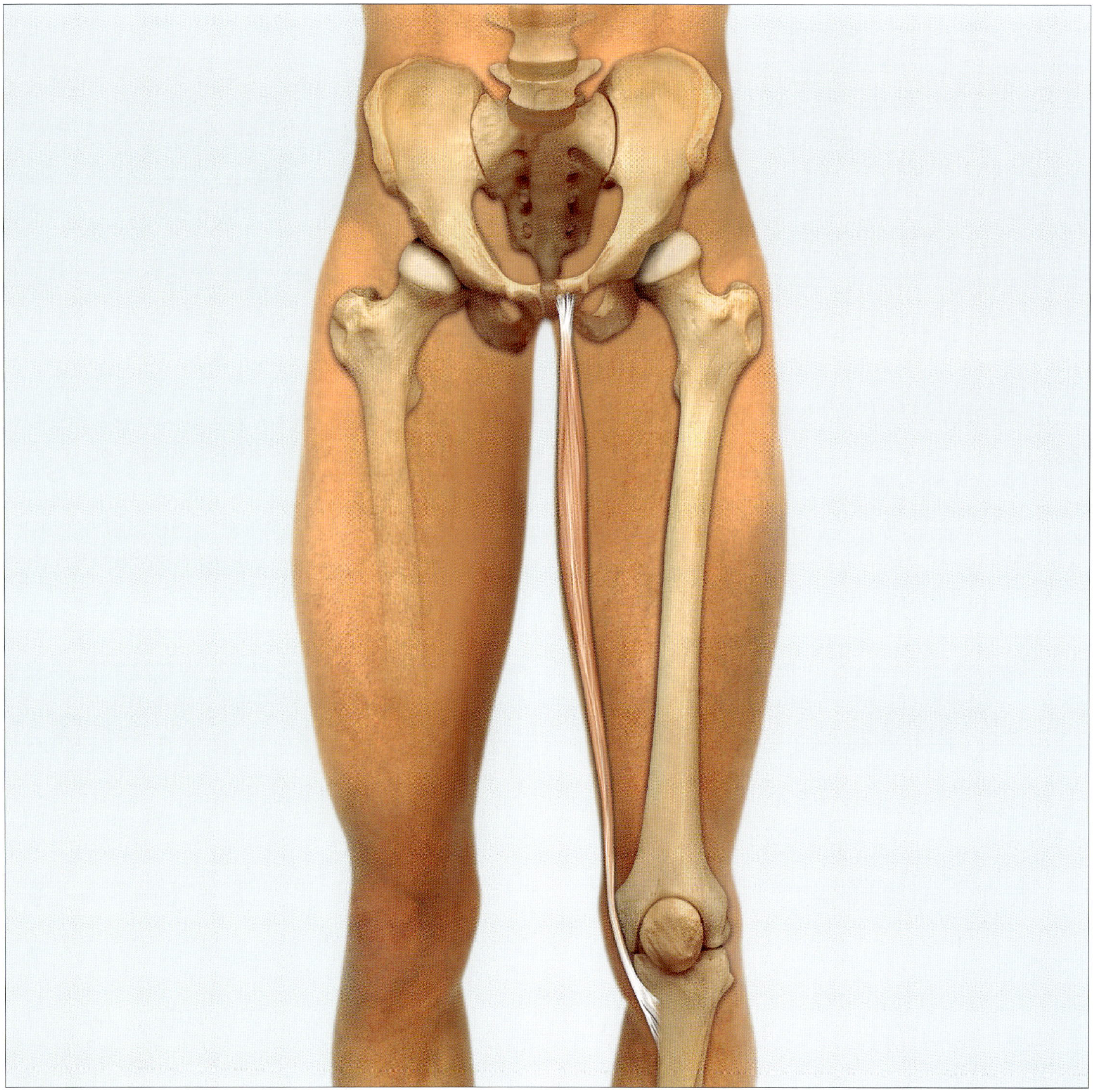

神经支配

闭孔神经前支，L2–L4。

起点

耻骨下支内侧缘。

止点

胫骨近端，胫骨粗隆内侧（与缝匠肌和半腱肌的共同止点，即所谓的“鹅足”）。

学习要点

诊断性神经阻滞可以预测步态是否会随着这些肌肉失去活动而恶化，出现宽基步态即为佐证。内收肌挛缩在脑瘫患者中常见。

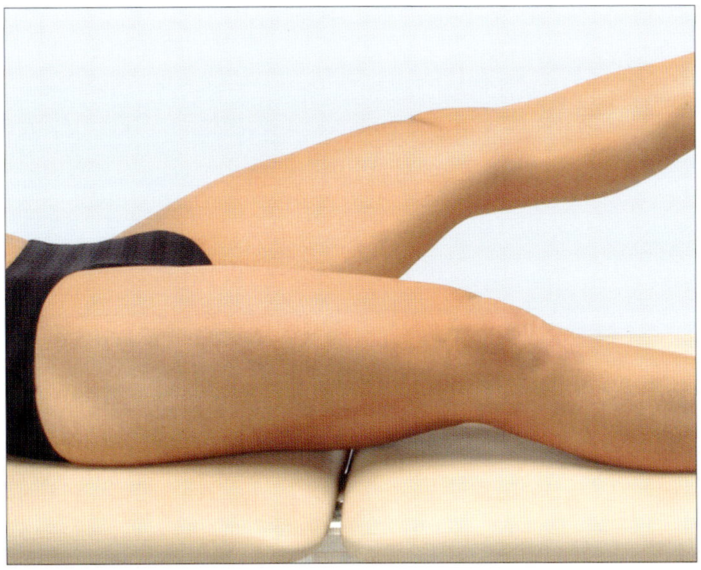

动作

股薄肌可使髋、膝屈曲，尤其是在行走的开始阶段。同时，它还起到大腿内收肌的作用。当膝关节屈曲时，它能协助膝关节内旋。

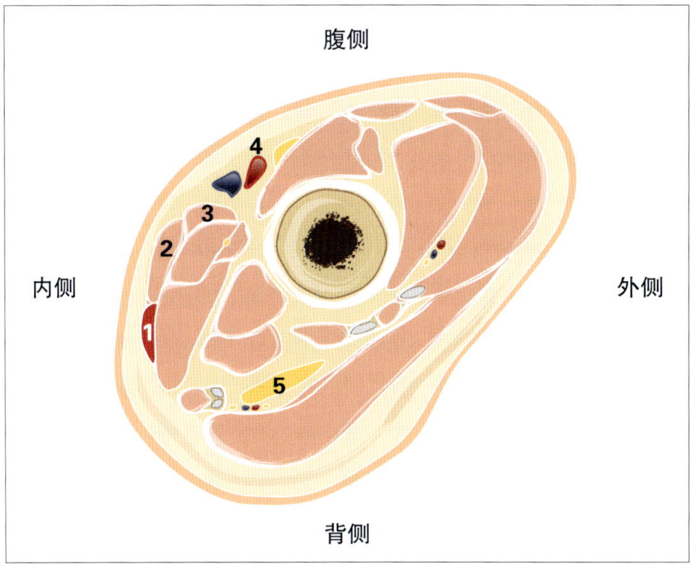

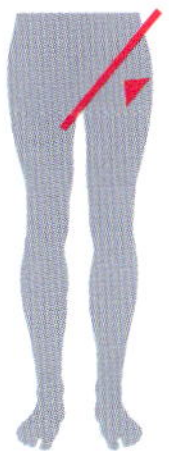

解剖图示

（1）股薄肌。
（2）长收肌。
（3）耻骨肌。
（4）股静脉、股动脉和神经。
（5）坐骨神经。

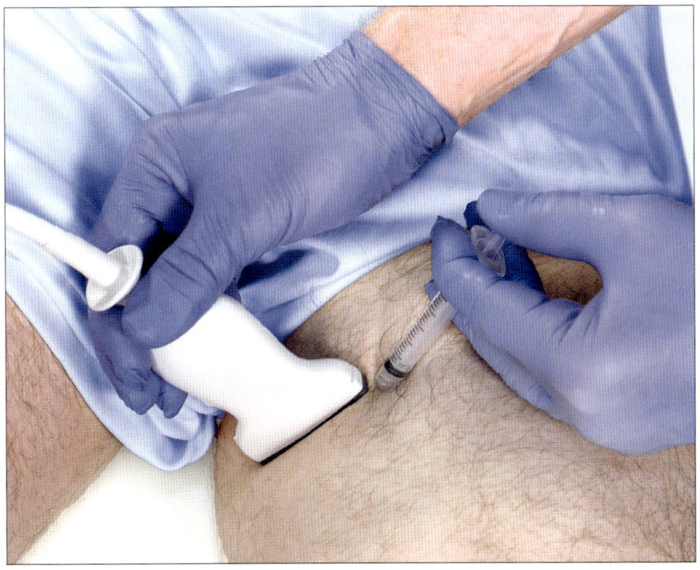

注射技术

该水平的诊断性神经阻滞将影响大部分受支配肌肉的前部。

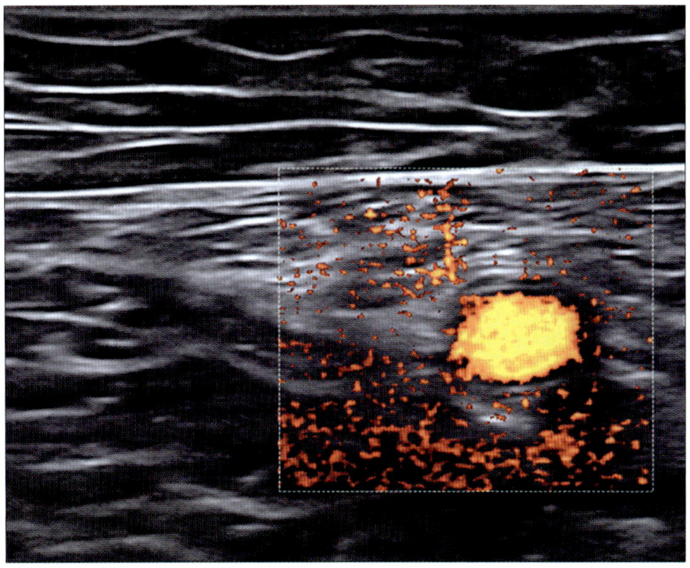

超声要点

在肌骨模式时，用彩色多普勒可定位闭孔动脉，从而确定神经血管束的方向。

6.5 闭孔神经：支配耻骨肌的前支

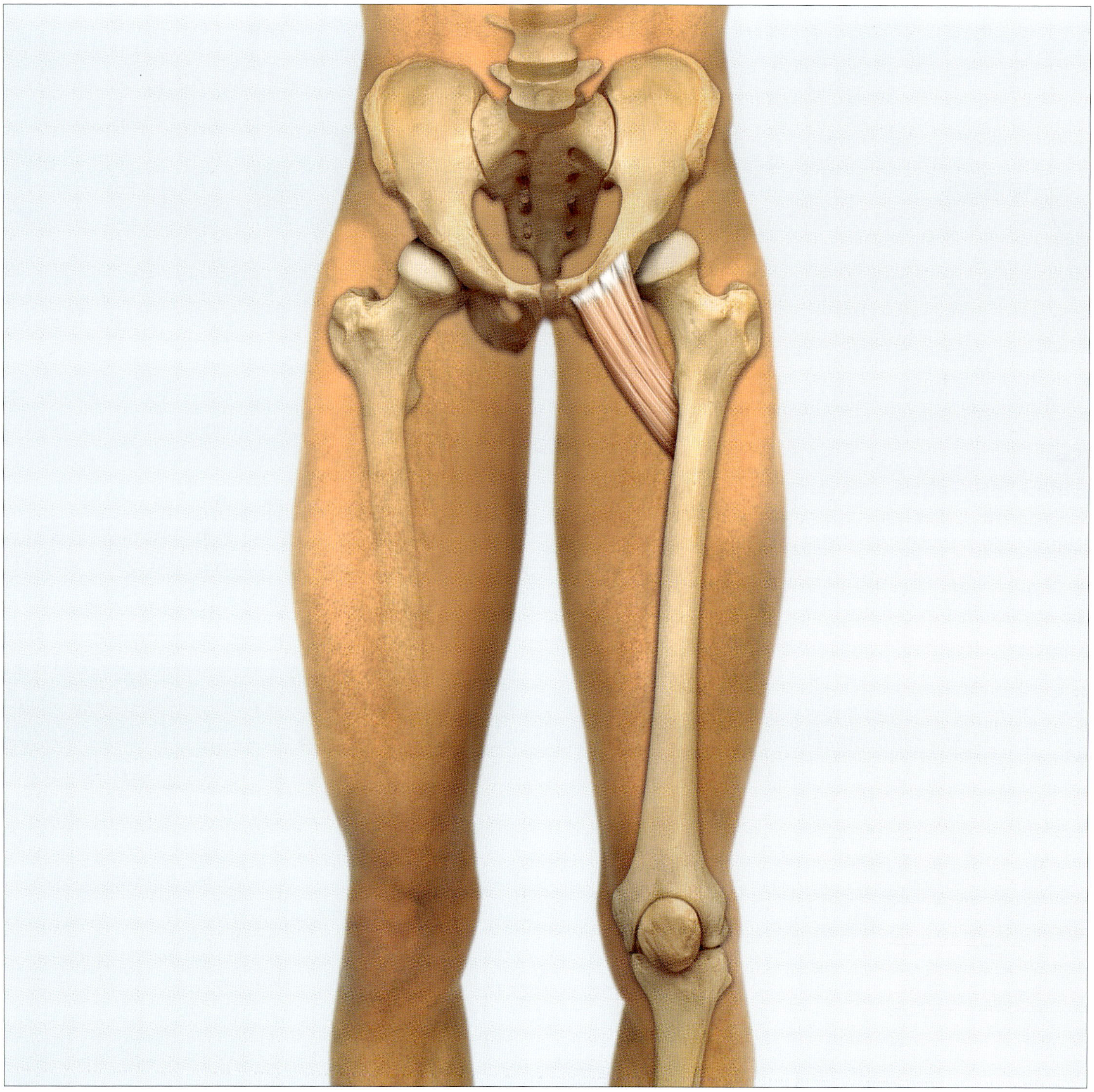

神经支配

股神经，L2–L3。

闭孔神经前支，L3。

起点

耻骨线（耻骨梳）。

止点

从股骨小转子到股骨粗线。

学习要点

这块肌肉主要由股神经支配，针对步态或会阴护理进行治疗时不常涉及。不过，对闭孔神经进行诊断性神经阻滞可能会对这块肌肉产生影响。

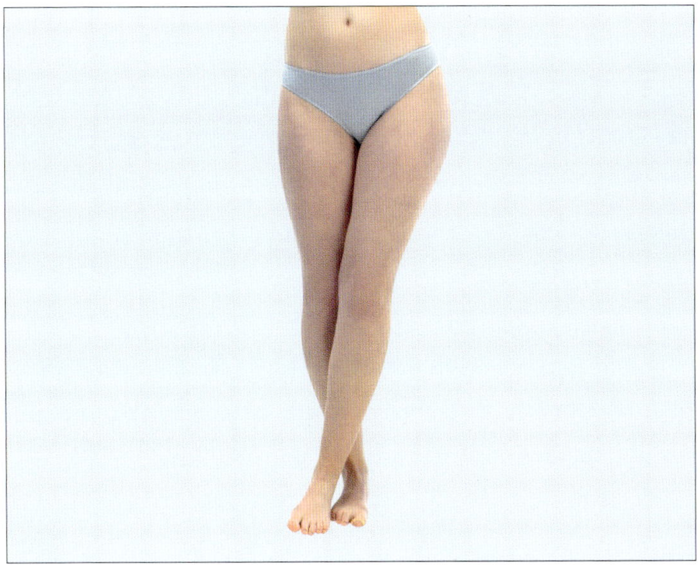

动作

在任何姿势下，耻骨肌都能使髋关节中的大腿内收。当髋关节伸展时，耻骨肌是一个屈肌。但当关节大程度屈曲，例如从深坐位恢复到直立位时，耻骨肌也能起到伸肌的作用。在后一种动作中，例如在坐姿下交叉双腿时，它还具有外侧旋转的功能。

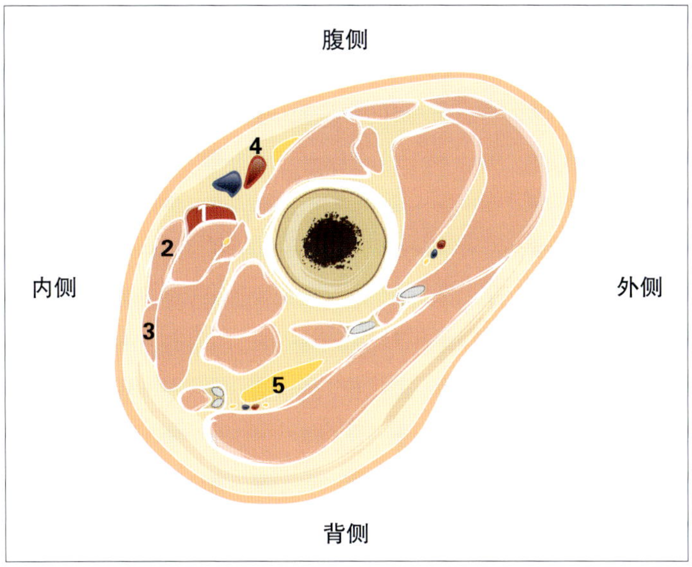

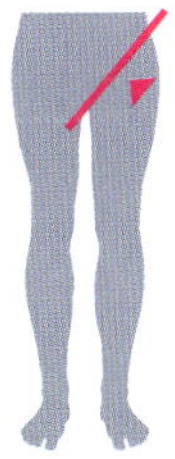

解剖图示

（1）耻骨肌。
（2）长收肌。
（3）股薄肌。
（4）股静脉、股动脉和股神经。
（5）坐骨神经。

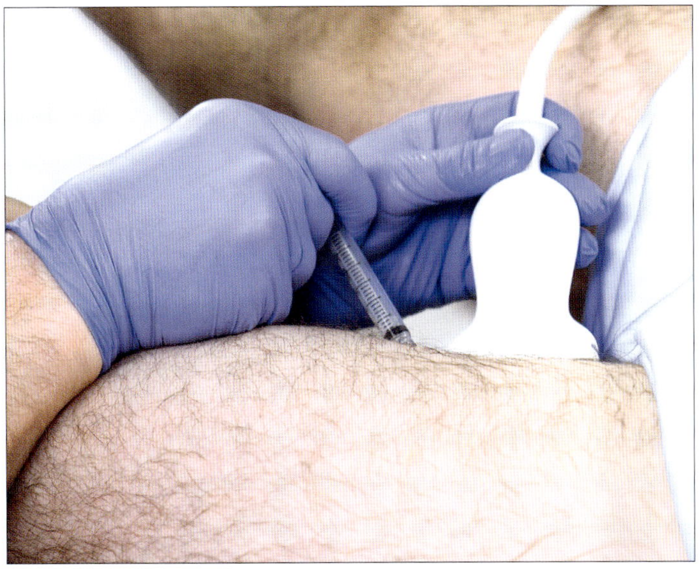

注射技术

建议在纵切位和横切位之间转换，以确保正确定位。

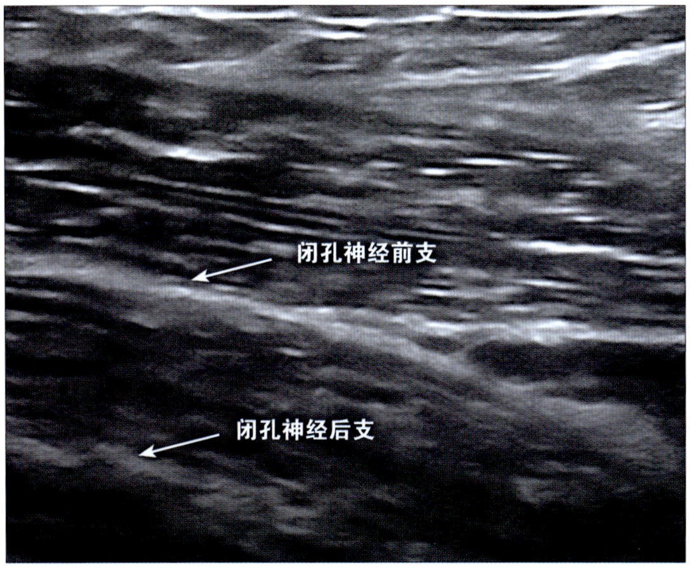

超声要点

该操作是为了证明，如果全闭孔神经在近端被阻断，就会影响到耻骨肌的部分纤维，而该肌肉主要受股神经支配。

6.6 闭孔神经：支配大收肌的后支

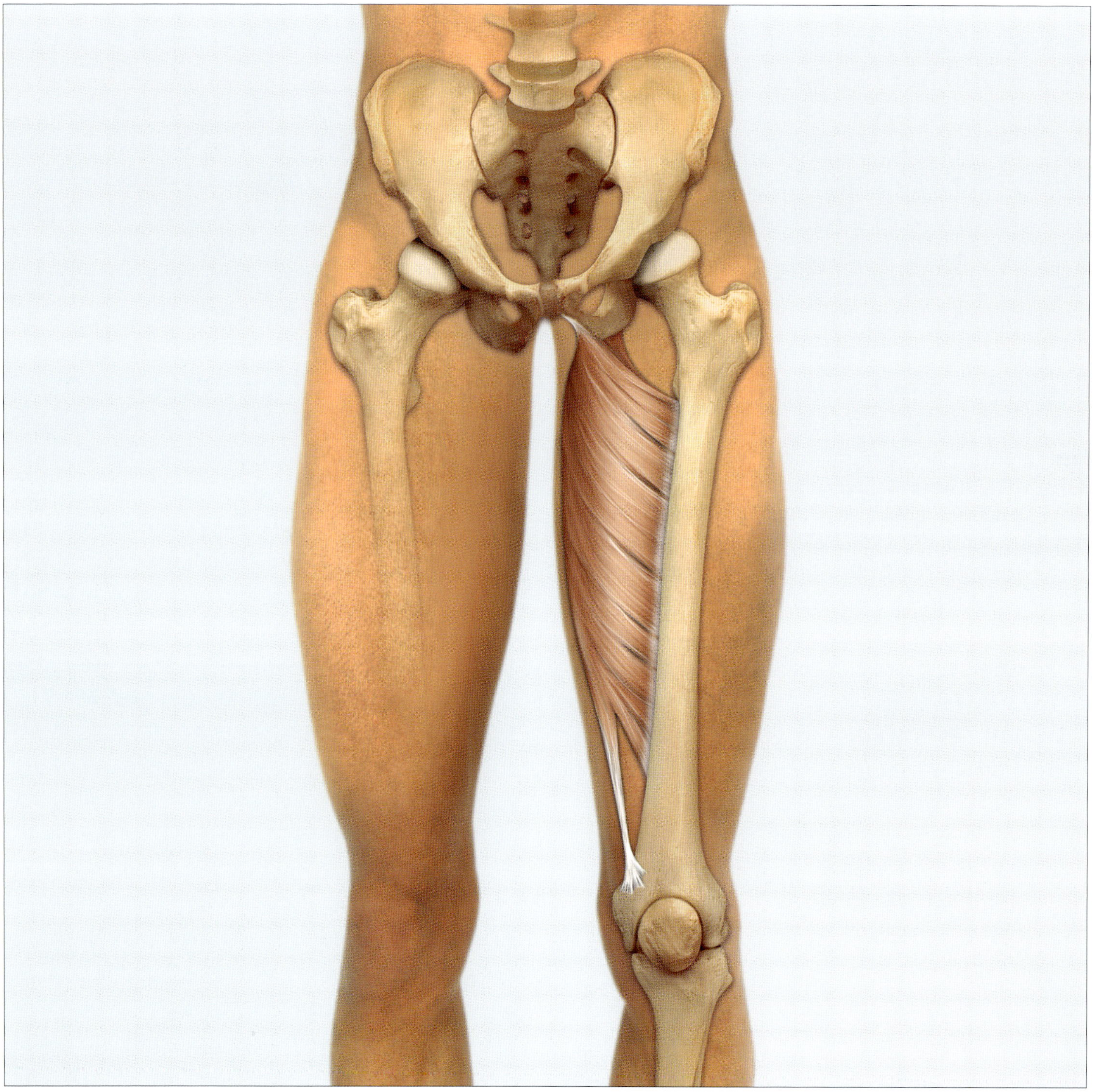

神经支配

闭孔神经（L2-L4）前支支配大收肌前部或股骨粗线部，坐骨神经（L4-S1）支配后部或收肌结节部。

起点

耻骨下支和坐骨支（内侧缘）到坐骨结节下部。

止点

前部：粗线内侧唇（近端2/3），臀肌粗隆。

后部：股骨内收肌结节（在两个止点之间的收肌管裂孔）。

学习要点

后侧腘绳肌和前支均为目标，以确保这些强有力的肌肉被阻断。很少需要阻滞坐骨神经分支。

视频1. 闭孔神经后支神经阻滞

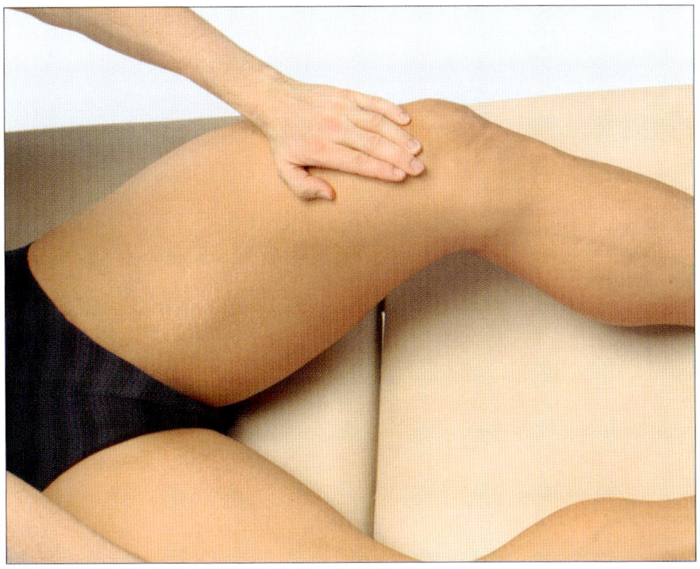

动作

大收肌可使自由摆动的大腿内收。双腿分开站立时，大收肌可防止腿部在身体重量的作用下打软失控。在支撑腿上，大收肌与臀小肌一起平衡股骨头上的骨盆，从而校准重力。

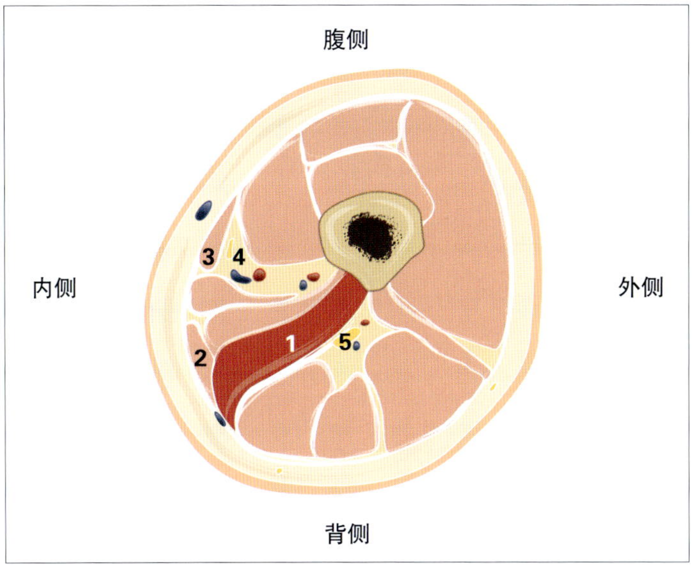

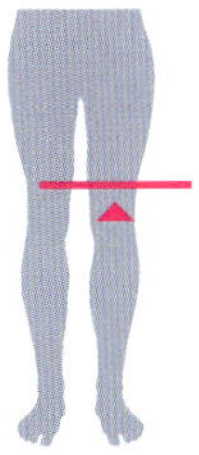

解剖图示

（1）大收肌。
（2）股薄肌。
（3）缝匠肌。
（4）隐神经。
（5）坐骨神经。

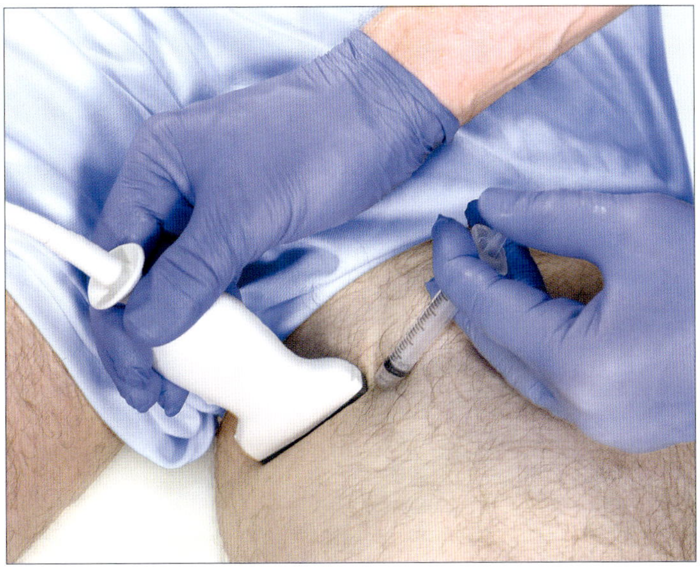

注射技术

将探头准确放置在动脉处，是找到两个分支的关键。推针进到大收肌和短收肌之间的高回声筋膜周围并注射，即定位后支。

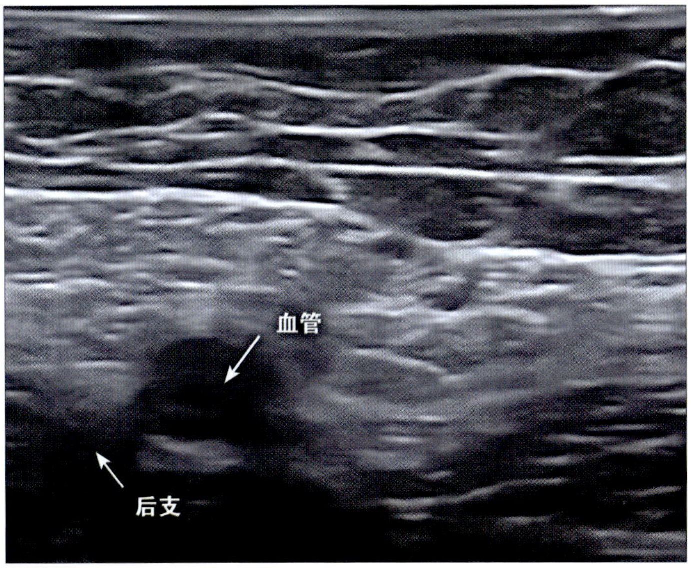

超声要点

可以在股动脉底部找到后支，并对其进行刺激以确认。

6.7 股神经

Arman Brar

髋关节和股四头肌痉挛是偏瘫患者步态异常的重要原因[1]。摆动相膝关节屈曲障碍可以表现为下肢痉挛步态。因此，早期偏瘫患者可能会出现摆动相的足趾拖曳，增加跌倒风险[2]。如采用患侧髋画圈或提髋等代偿机制避免足趾拖曳，会使得行走时耗能增加[2]。膝反张，包含在站立相膝关节的过度伸展，可引起关节疼痛和变形[3]。这些并发症对患者的功能有巨大的影响。

支配股四头肌的股神经常是痉挛性步态治疗的靶点[4]。虽然可以通过椎旁技术直接定位腰丛，但这种阻滞在技术上具有挑战性，且存在伤及肾脏和邻近神经的风险[5]。最容易的入路是股三角区，其中股神经位于易触及的股动脉外侧和缝匠肌内侧[4]。长期以来，在股三角区进行阻滞[6]，最成功的入路是腹股沟处的股动脉外侧[7]。超声检查显示，52%的患者股深动脉分支位于股动脉外侧，神经阻滞过程中可能导致血管损伤[8]。此外，股四头肌的完全瘫痪会增加步行困难[1]。选择性股外侧肌阻滞不能改善改良Ashworth量表评级或步态[9]。股直肌在屈髋和屈膝中都起作用，靶向阻滞股直肌可取得更好的效果。Sung等通过尸体解剖确定了股神经在股直肌分支的靶点[10]。该点位于股神经和腹股沟韧带交叉点下约7cm处，位于股直肌肌腹内侧。利多卡因和苯酚阻滞此点均可显著改善膝关节屈曲和步态速度[11]。

超声引导下的股三角内股神经阻滞是一种可重复的技术，能最大限度地减少血管损伤的风险[12]。然而，所有的股四头肌都会受到影响，可能无法改善临床症状。Gross等在超声引导下使用利多卡因阻滞股直肌分支，阻滞后膝关节屈曲峰值显著改善[3]。该研究随后采用选择性股直肌神经切断术，术后3个月时，步行距离、步态速度和步幅均有明显改善[13]。股直肌是超声引导下诊断性神经阻滞一个可行的临床靶点。

定位

我们提出一种针对大腿上部股直肌的入路。患者取仰卧位，下肢中立位，将探头横向放置在大腿上1/4的交界处。股直肌分支是股动脉外侧、缝匠肌和股直肌内侧的高回声结构。从外向内进行平面内注射。

视频1. 彩色多普勒血流显示由于电刺激，股动脉搏动与肌肉搏动不同步

6.8 股神经：股直肌

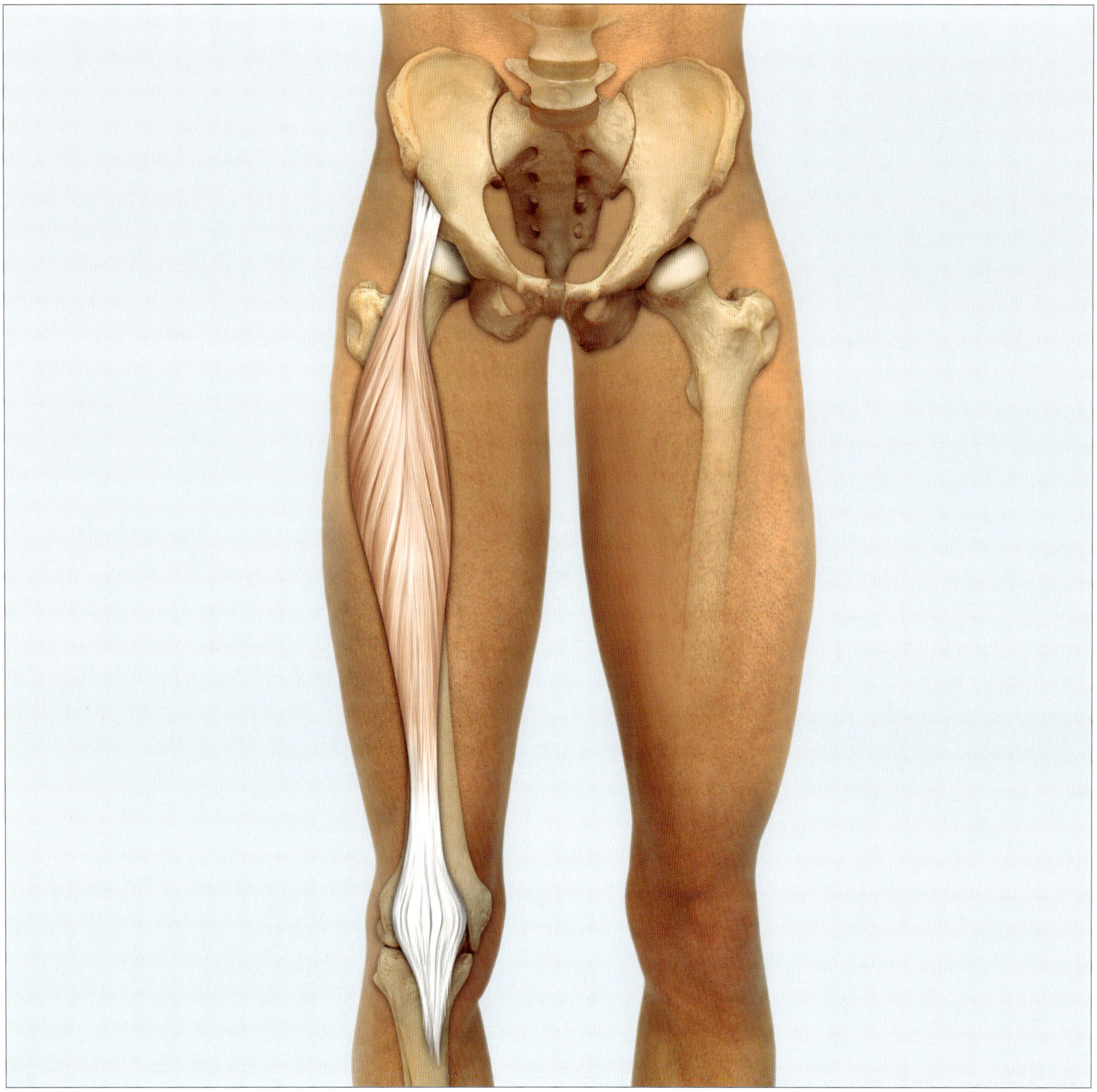

神经支配

股神经，L2–L4。

起点

直头（前头）：髂前下棘。

后头（后头）：髋臼上缘。

止点

髌骨，通过髌韧带止于胫骨结节。

学习要点

膝关节伸展的关键肌。对于非门诊患者，神经靶向阻滞对治疗膝关节过伸最有效。对于门诊患者，诊断性神经阻滞有助于确定膝关节僵直步态是否可以得到纠正，并且不会使下肢力量削弱过多而无法行走。诊断性神经阻滞还可以预估肉毒毒素的注射量。

视频1. 支配股直肌的股神经阻滞

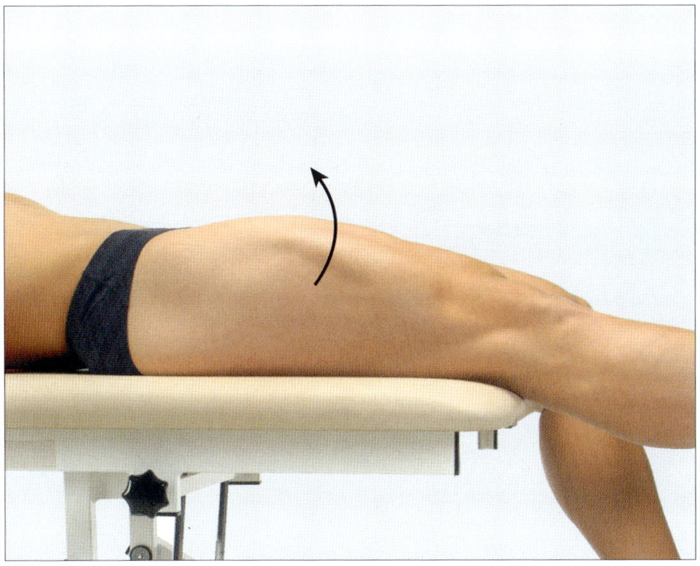

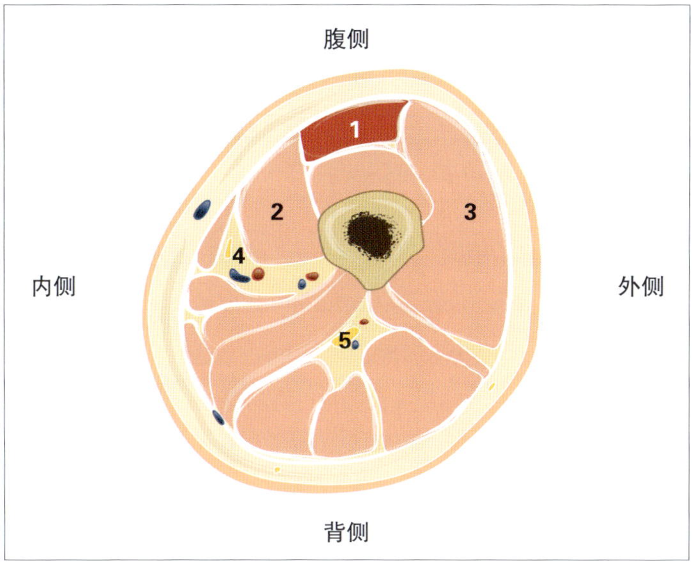

动作

这部分股四头肌同时作用于髋关节和膝关节，屈曲髋关节和协同股四头肌的其他部分伸展膝关节。当需要同时完成屈髋和伸膝时，要用到这块肌肉，例如踢足球。在步行过程中，股四头肌可以防止在足跟着地和支撑相早期发生膝关节屈曲。

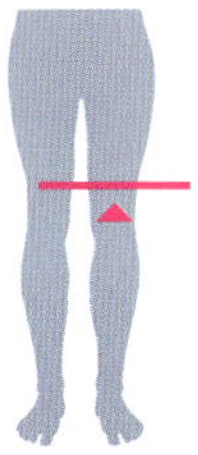

解剖图示

（1）股直肌。
（2）股内侧肌。
（3）股外侧肌。
（4）隐神经。
（5）坐骨神经。

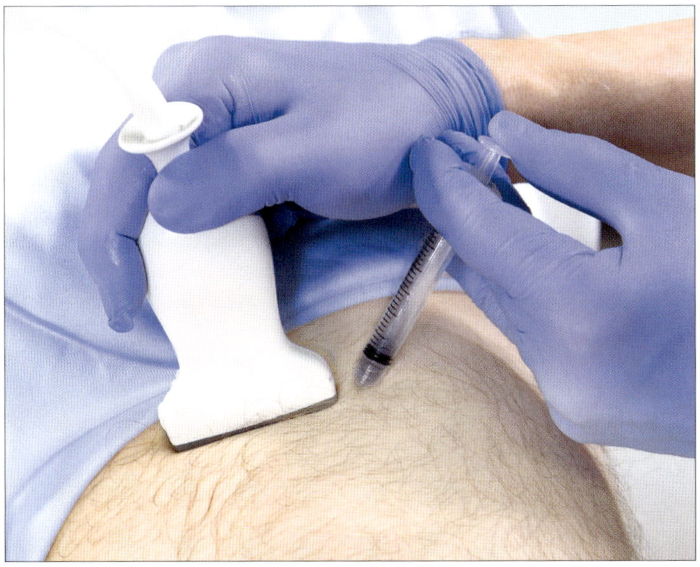

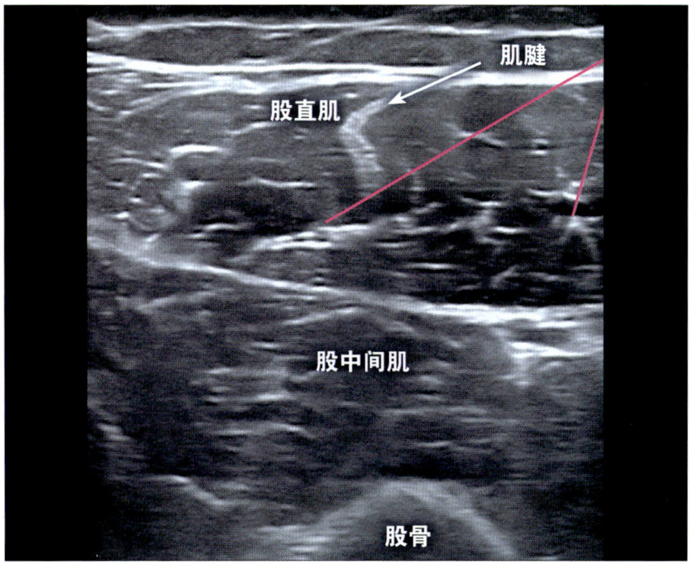

注射技术

可以触诊到股动脉脉搏，很容易看到多普勒特征。

超声要点

股血管位于图像左侧（即内侧）。有两个分支被刺激，分别位于肌腱的两侧。也可以对股中间肌的深层肌肉内分支进行刺激。

6.9 坐骨神经

Mahdis Hashemi, Eve Boissonnault

坐骨神经是人体最粗大的周围神经（L4–S3）。它通过梨状肌和上孖肌之间的坐骨大孔离开盆腔，进入臀下间隙[1]。尽管它尺寸较大，但其毗邻的高回声腘绳肌肌腱易与神经混淆，神经近端的超声可视化仍具有挑战性。坐骨神经与半腱肌–股二头肌和半膜肌肌腱在臀下区域形成“亮三角”，并且通常位于这些肌腱的外侧[2]。继续走行到臀部后侧，在大腿后上部形成凹曲线。再下行向内侧靠拢直到腘窝中间，在腘窝处分成两大终末分支[1]。胫神经和腓总神经是两种不同的神经，并置于坐骨神经干内，由共同的神经鞘包围，但被Compton–Cruveilhier隔膜分离[3]。在分成不同的末端分支之前，坐骨神经支配几块肌肉。Bretonnier等曾报道，支配腘绳肌的所有分支都起源于大转子外侧中心上方5cm和下方10cm之间的坐骨神经[4]。股二头肌长头距大转子外侧中心的平均距离为（2.2±3.6）cm，半腱肌为（2.3±3）cm，半膜肌为（2.2±3）cm[4]。

坐骨神经没有感觉分支，但其末端分支支配足和腿外侧皮肤感觉[1]。坐骨神经支配股后肌群，包括股二头肌的长头与短头、半腱肌、半膜肌和大收肌[1]。

腘绳肌张力的增加会影响膝关节的被动运动，这可能会导致腘窝皱襞的卫生问题、疼痛和关节畸形[4]。步态模式的改变导致步态异常、能量消耗增加以及膝前疼痛[5]。严重的腘绳肌痉挛甚至会导致坐姿异常、制约轮椅转移[6]。

有关干预坐骨神经干以治疗痉挛的文献很少。然而，坐骨神经阻滞已经广泛用于下肢的手术麻醉和术后镇痛。DiBenedetto等描述了一种使用体表标志和神经刺激的臀下后侧入路[7]。随着用于神经阻滞的超声引导技术日益普及，目前已存在多种新技术。Karmakar等报道了在大转子和坐骨结节水平处的臀大肌与股方肌之间臀下间隙入路[8]，对于仰卧位的患者，有内侧、外侧和股前正中入路[9–15]。最后，还可以从外侧或后方更远端入路进入腘窝区域[16–17]。

建议技术

我们建议采用俯卧位后入路，因为它提供了一个稳定的途径来阻滞支配腘绳肌的坐骨神经干[2]。下肢应尽可能地伸展。在臀下皱襞远端5.4～10.8cm放置1个宽线性探头可以获得更多有利的皮肤–神经距离和超声可视性[18]。从外向内进行平面内注射[2]。

6.10 坐骨神经：股二头肌

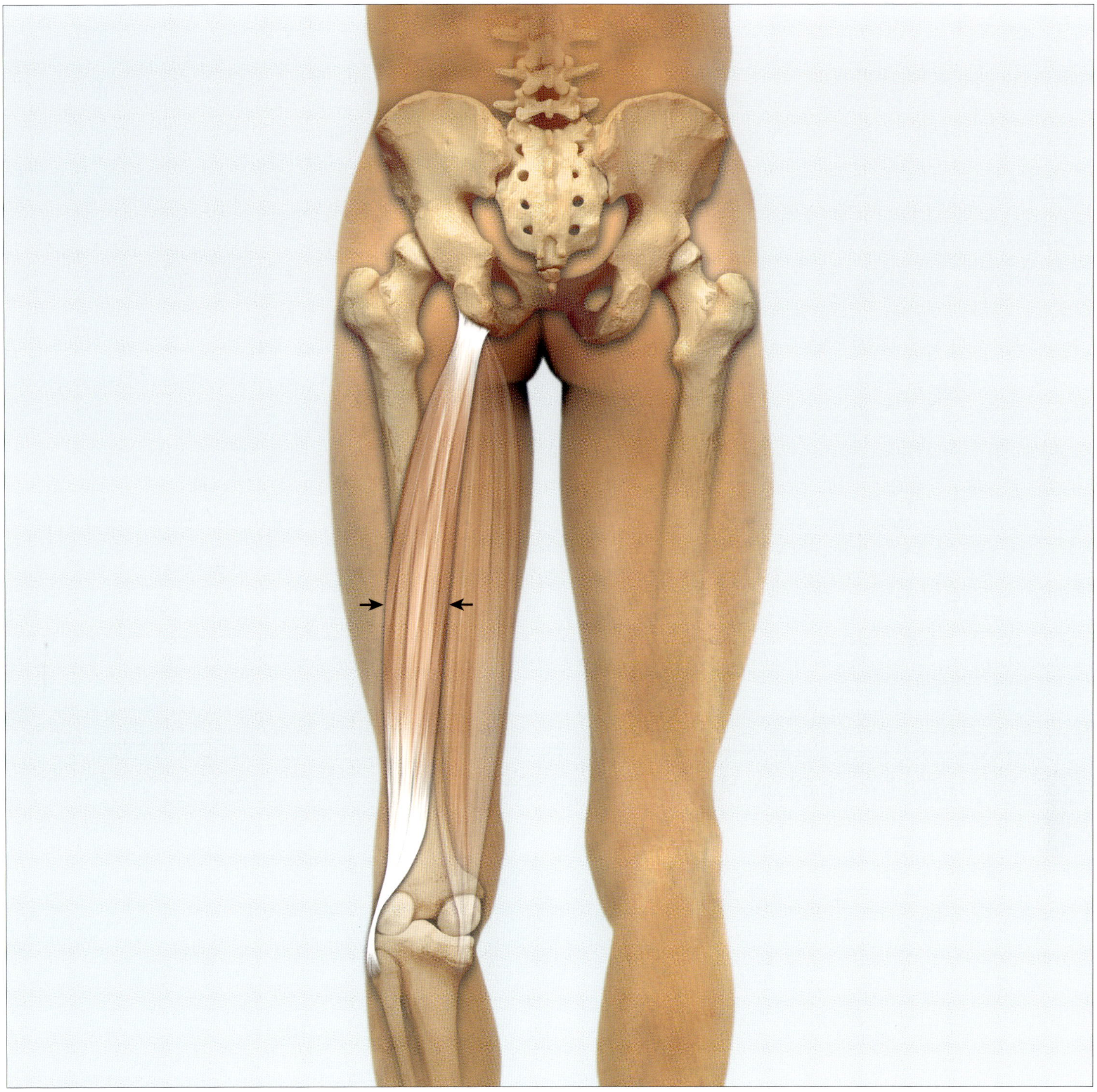

6

神经支配

长头：坐骨神经，胫骨部分，L5–S2。

短头：坐骨神经，腓骨部分，L5–S2。

起点

长头：坐骨结节，骶结节韧带。

短头：股骨粗线，股外侧肌间隔。

止点

腓骨头外侧和胫骨外侧髁。

学习要点

不建议门诊患者进行步态测试。仅用于评估痉挛或挛缩程度。

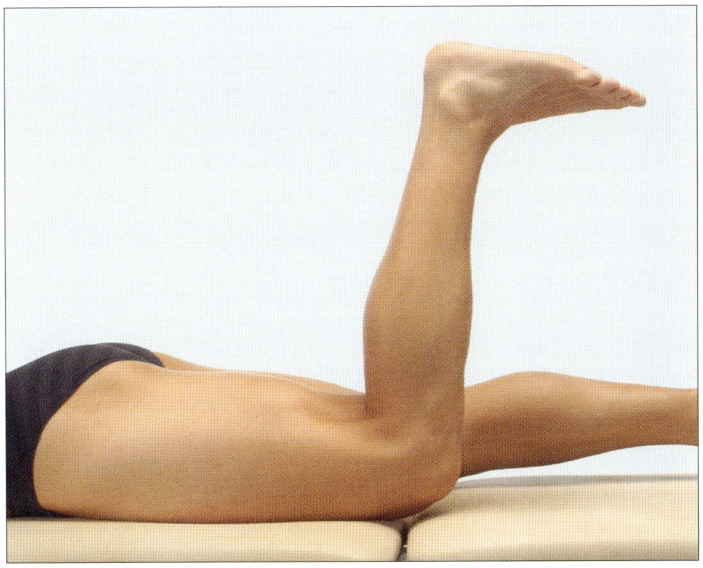

动作

股二头肌可伸展并外旋髋关节，屈膝并使屈曲的膝关节外旋。股二头肌可使躯干从前屈位变为直立位，间接减少腰椎前凸。

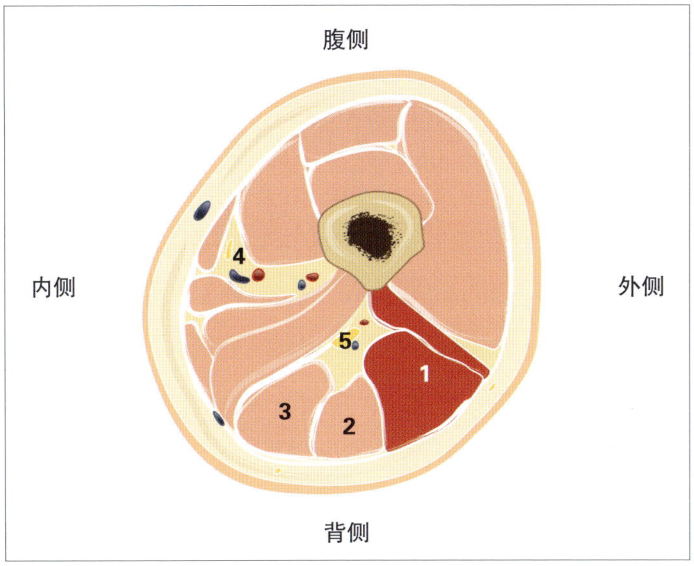

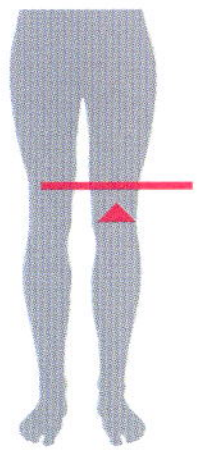

解剖图示

（1）股二头肌。
（2）半腱肌。
（3）半膜肌。
（4）隐神经。
（5）坐骨神经。

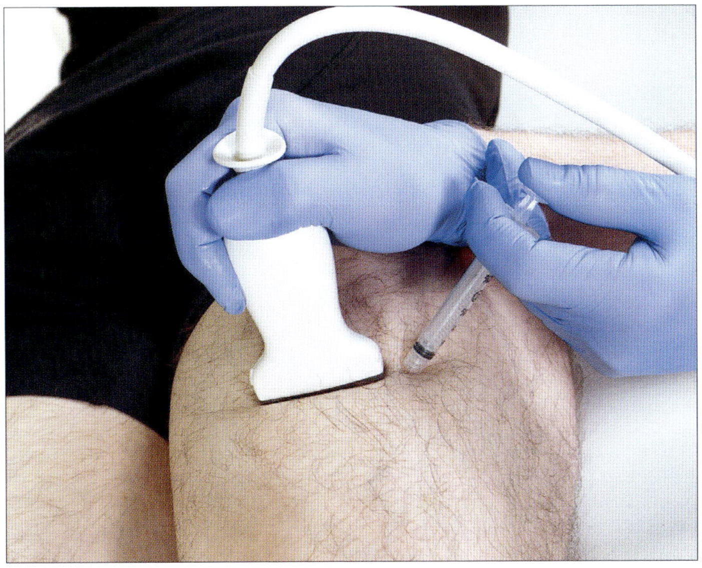

注射技术

臀肌皱褶以下5～10cm。

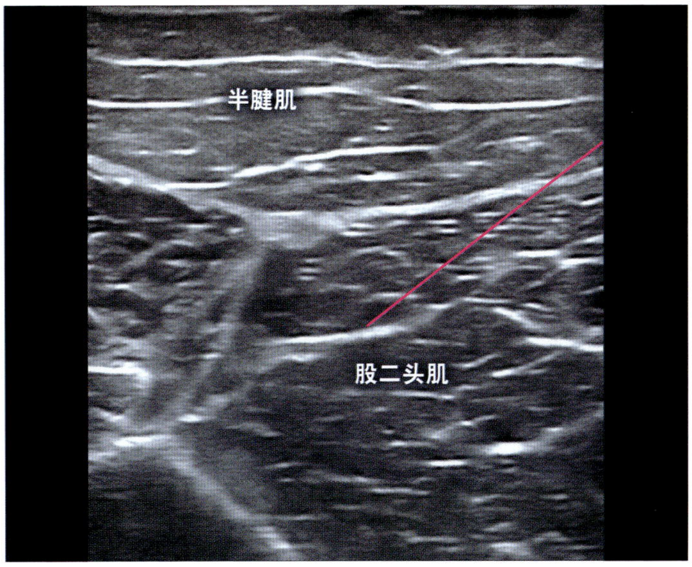

超声要点

在股二头肌中发现了肌肉内刺激。半腱肌（ST）位于内侧。

6.11　坐骨神经：半膜肌

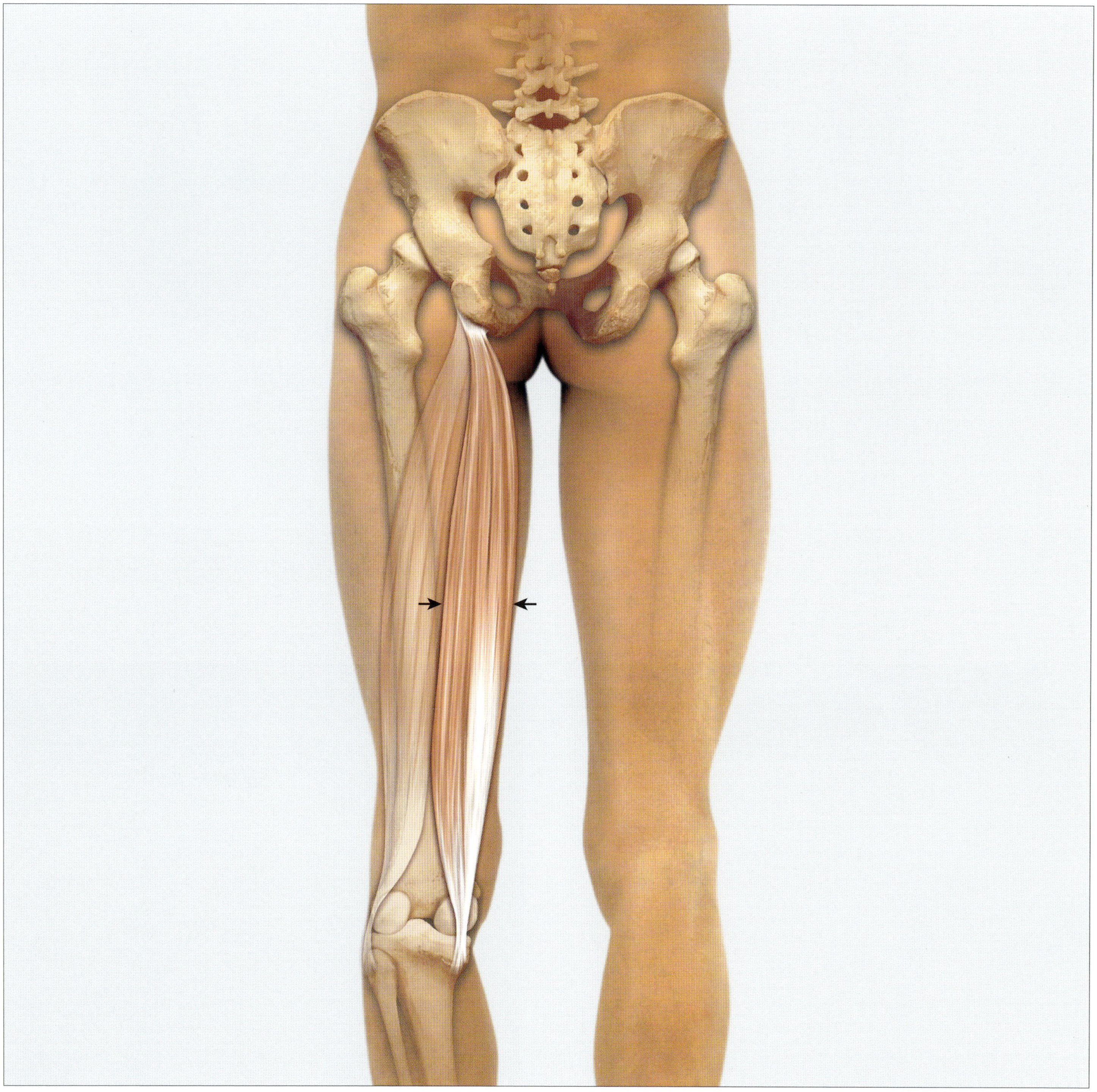

神经支配

坐骨神经，胫神经分支，L5–S2。

起点

坐骨结节近端和外侧部分的共同起点。

止点

胫骨内侧髁的后内侧表面。

学习要点

神经靶向治疗不推荐用于门诊患者。成功的诊断性神经阻滞可能表明下一步是增加肉毒毒素的剂量。

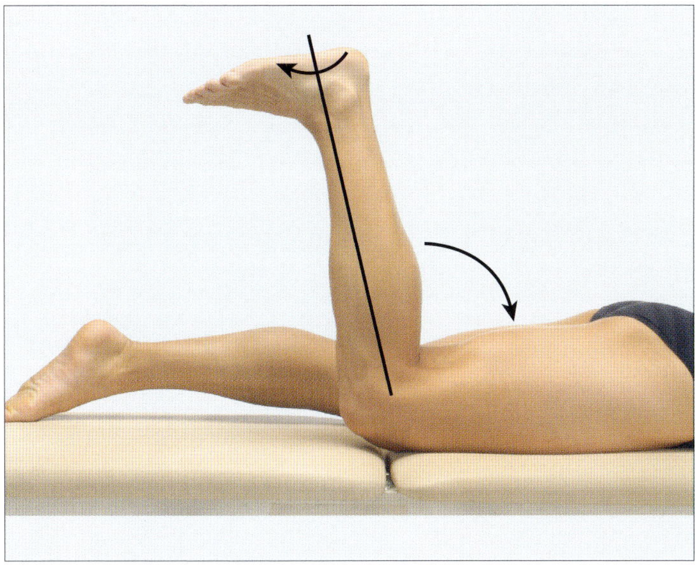

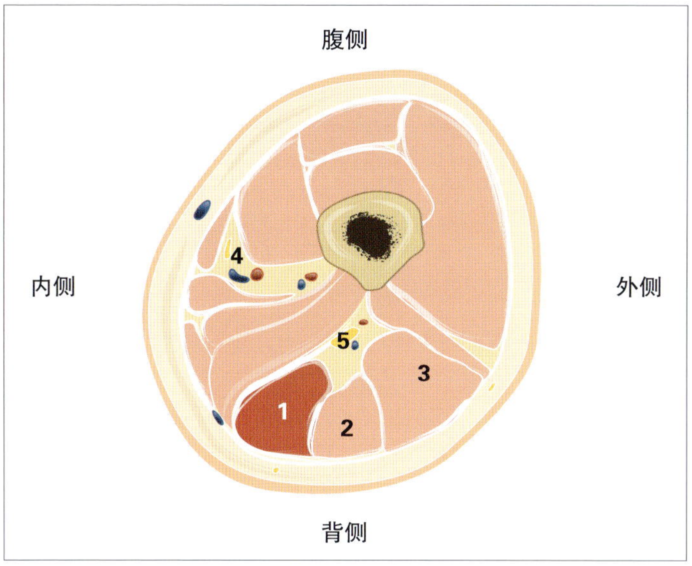

动作

半膜肌与其他腘绳肌一起伸展承重腿的髋关节，从而产生行走的推进力。使摆动相的下肢完成屈膝。膝关节屈曲位时半膜肌的单独收缩可引起膝关节内旋。

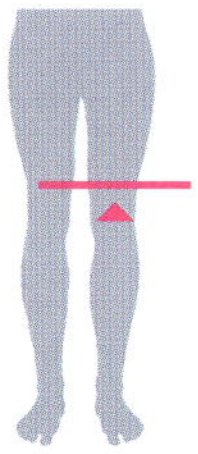

解剖图示

（1）半膜肌。
（2）半腱肌。
（3）股二头肌。
（4）隐神经。
（5）坐骨神经。

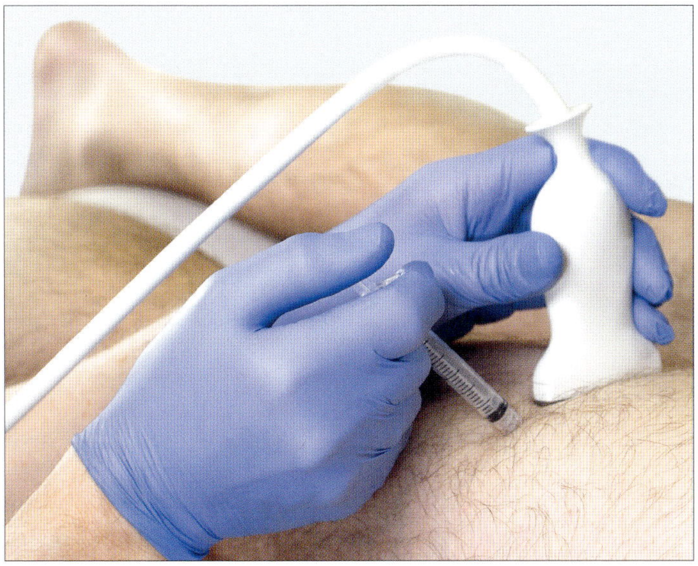

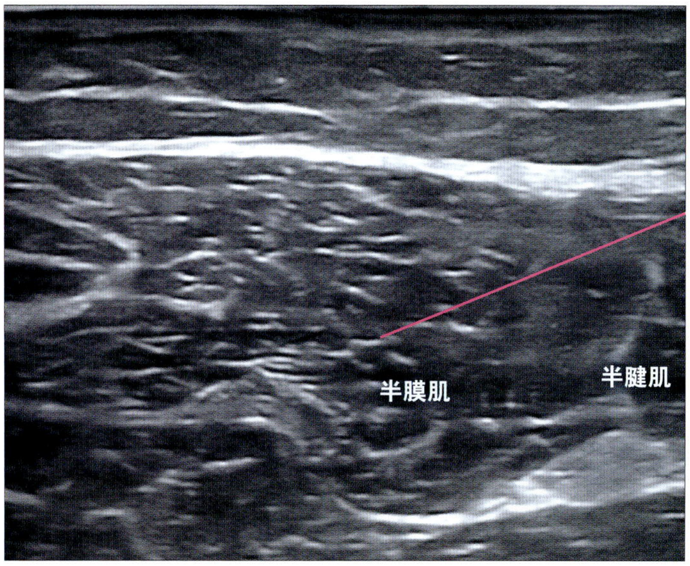

注射技术

与腘绳肌阻滞相同，孤立的分支可以通过电刺激来完成。

超声要点

在半腱肌（ST）内侧的半膜肌中发现了肌内刺激。

6.12 坐骨神经：半腱肌

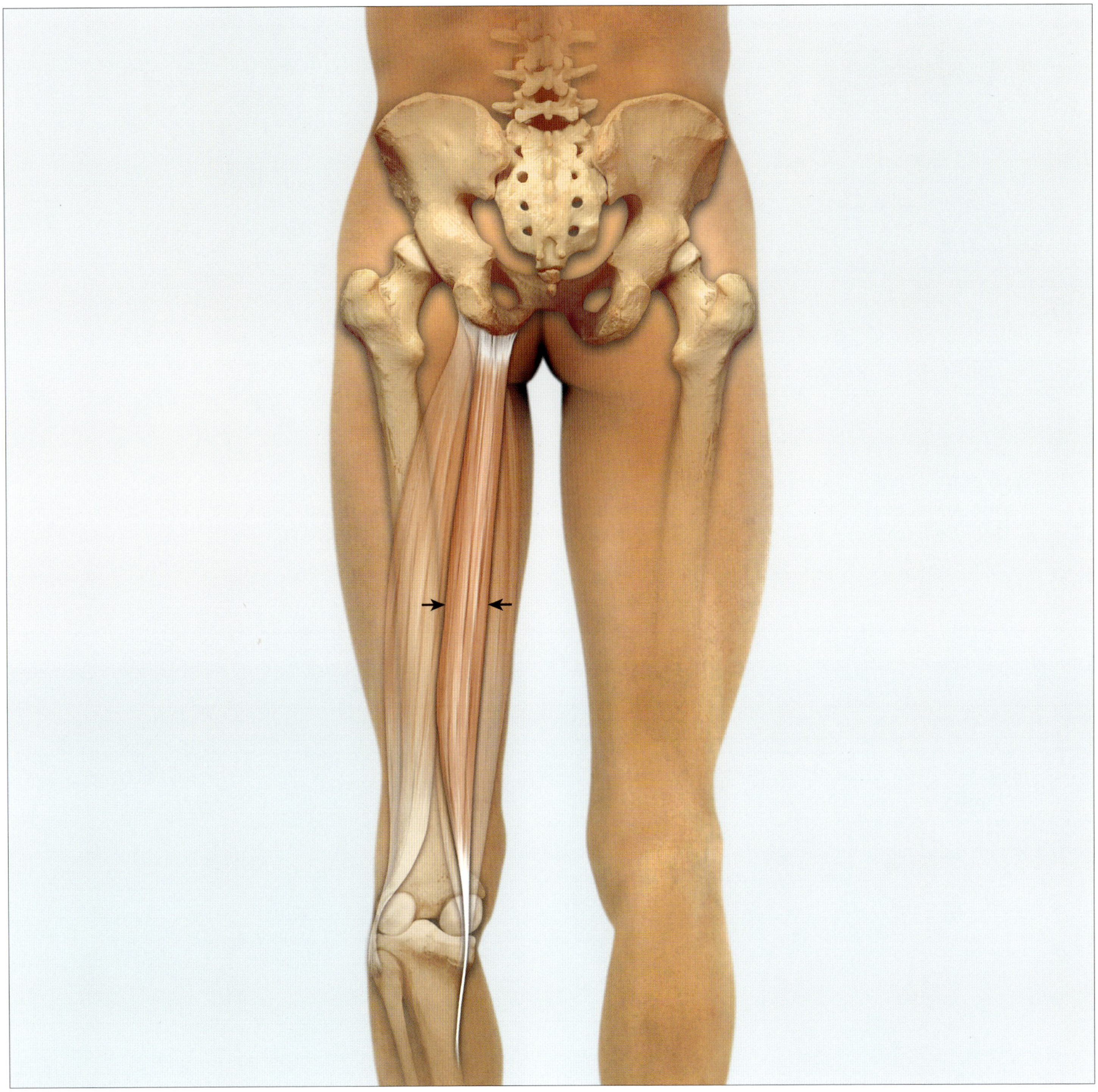

6

神经支配

坐骨神经，胫神经部分，L5–S2。

起点

与股二头肌长头腱共同源于坐骨结节。

止点

胫骨粗隆（内侧表面，鹅足）、股薄肌和缝匠肌。

学习要点

诊断性神经阻滞可区分挛缩和可复性畸形。患者会感到足部麻木。

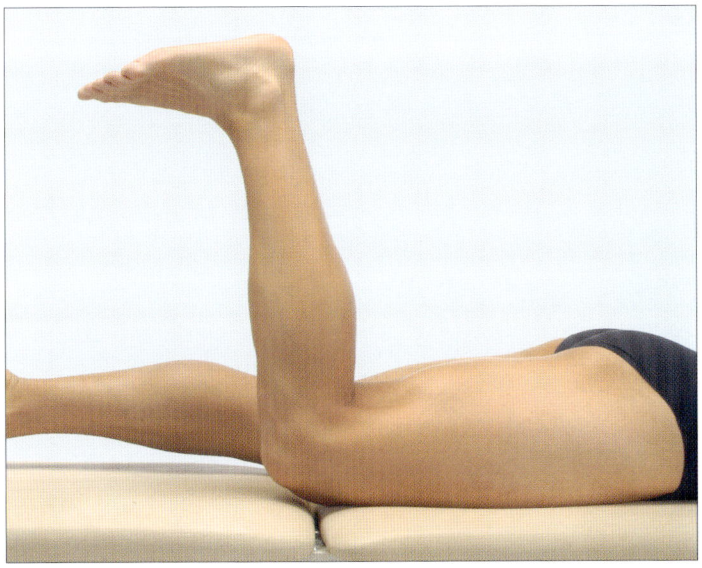

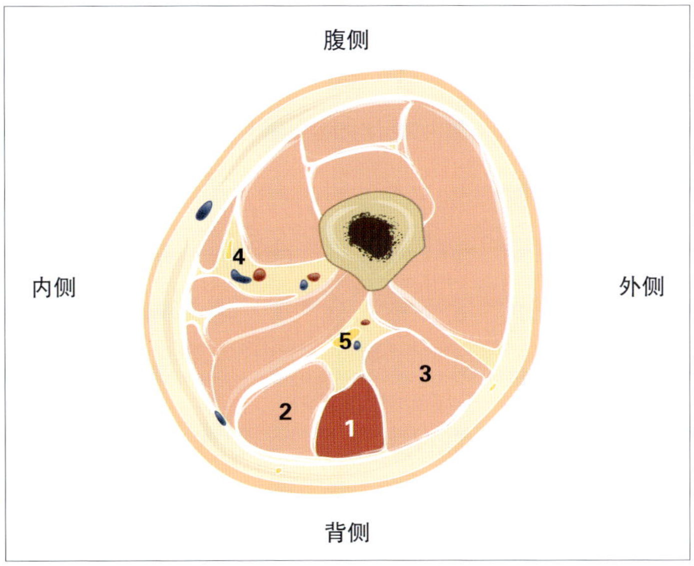

动作

半腱肌伸展承重腿的髋关节，从而产生步行时的推进力。在步行过程中，下肢在摆动相伸展时，腘绳肌可以起到减缓胫骨向前运动的作用，预防膝关节骤然伸展。腘绳肌控制躯干的前倾，产生巨大的力量来帮助躯干由屈曲位转变为伸直位。

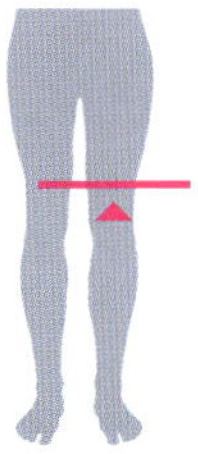

解剖图示

（1）半腱肌。
（2）半膜肌。
（3）股二头肌。
（4）隐神经。
（5）坐骨神经。

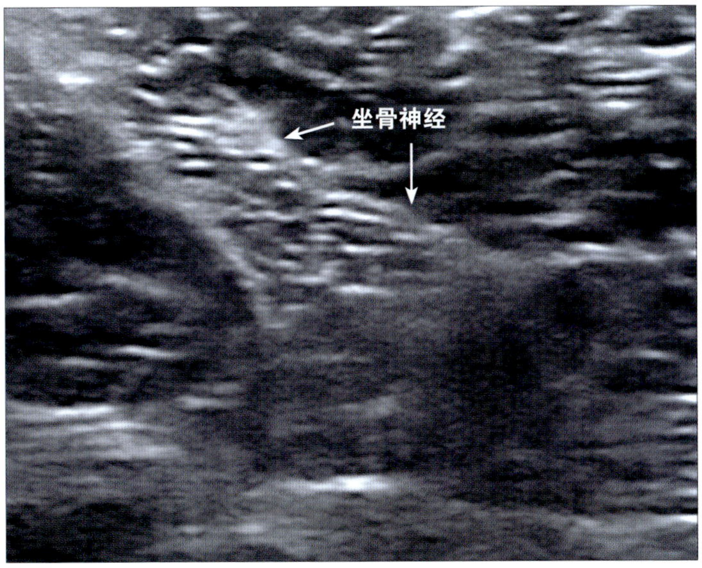

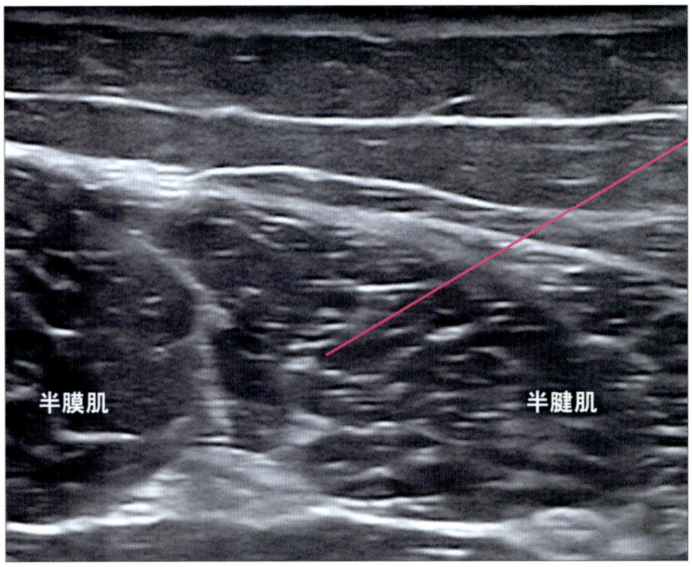

超声要点

虽然半腱肌与股二头肌和半膜肌具有相同的止点，但有可能对整个坐骨神经干进行阻滞和定位。

半腱肌位于半膜肌的外侧、股二头肌的内侧。需要进行肌肉内刺激。

6.13 诊断性神经阻滞在治疗痉挛足中的作用

Thierry Deltombe

痉挛性马蹄内翻足（Spastic equinovarus foot，SEVF）是痉挛性麻痹综合征患者中最常见的畸形之一，会导致足部不稳与疼痛。这使患者需佩戴踝-足矫形器（Ankle foot orthoses，AFO），并且当伴有僵膝步态时，在摆动相患者会出现髋关节环转。SEVF畸形的产生可能源于跖屈肌的痉挛性肌肉过度活动（Spastic muscle overactivity，SMO）、跖屈肌挛缩、背伸肌无力以及胫骨前肌与腓骨肌的不平衡。跖屈肌SMO可通过注射A型肉毒毒素和神经切断术解决，跖屈肌挛缩可通过拉伸或肌腱延长术解决，背伸肌无力及胫骨前肌与腓骨肌的不平衡则可通过力量训练、AFO、功能性电刺激或肌腱转移术解决[1]。

然而，SEVF的产生原因因患者而异，这就解释了为什么不存在一种能矫正所有畸形的单一术式[2]。因此，在提出治疗方案，特别是手术方案之前，有必要确定不同原因的各自作用。一套完整的用于探索SEVF可能原因的临床检查包括：视频步态运动分析；肌肉长度、力量和痉挛；踝关节活动度测量；步态实验室分析。然而，这种详细的分析也无法预测治疗可能取得的结果。诊断性神经阻滞（DNB）可暂时降低小腿肌肉的痉挛性过度活动，是唯一可预测患者在短期或永久SMO治疗后可能结果的诊断工具。这也解释了为什么DNB在SEVF治疗中具有重要地位[1]。此外，与神经切断术不同，肌腱延长或移植术的可能结果是无法预测的。

当临床检查无法区分SMO和固定性肌挛缩时，需要在位于腘窝正中2cm以上胫神经的感觉和运动神经进行DNB。通过超声可以很容易找到胫神经位置。DNB将导致所有由胫神经支配的肌肉（腓肠肌、比目鱼肌、胫骨后肌、趾长屈肌和趾短屈肌）SMO降低，且可能导致足底感觉减退。如果在SMO降低后出现感觉减退，可能会影响步态[3]，因此选择性阻滞腓肠肌内外侧、比目鱼肌或胫骨后肌的运动神经分支更有利。不过许多卒中患者本身就伴随感觉减退，所以无法注意到这种额外的感觉障碍。选择性DNB可减轻目标运动神经支配肌肉的痉挛，不会导致感觉障碍，从而使对患者的评估更加精确。小腿三头肌SMO主要由比目鱼肌导致（特别是存在阵挛时），因此通常首先选择性阻滞支配比目鱼肌的神经分支。在进行选择性比目鱼肌神经DNB后，如果小腿三头肌SMO的改善不完全，继续进行胫骨后肌或腓肠肌神经分支的DNB以进一步评估[4–5]。具体顺序可能会根据临床检查而有所不同。

如有必要，也可在后续随访中以不同的顺序重复进行DNB。在一组622位患者数据中，10%的病例在胫神经处进行DNB，而90%的病例选择性地进行DNB。DNB在17%的病例中没有改善患者足部畸形，在27%的病例中实现了中度矫正足部畸形，在26%的病例中几乎完全地矫正足部畸形。此外，DNB后的结果与所执行的治疗类型相关（个人数据，即将发表）。

选择性运动神经分支相对于解剖标志物（腓骨头上极水平线和腘窝正中垂直线）的位置已经通过计算机断层扫描（图6.2和图6.3）和超声研究确定[6–7]。

比目鱼肌神经皮肤入点（图6.1）位于腓骨头上

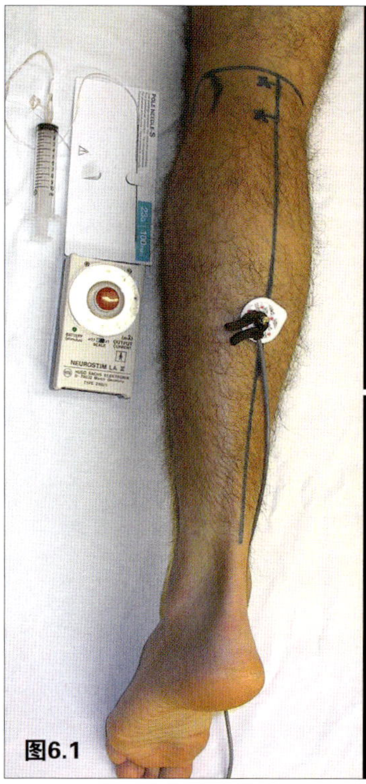

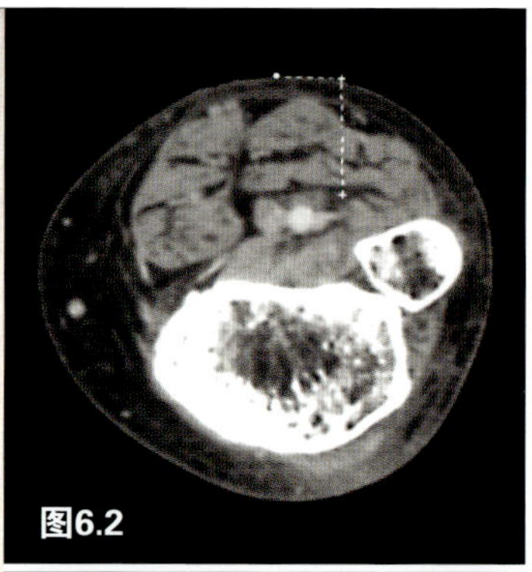

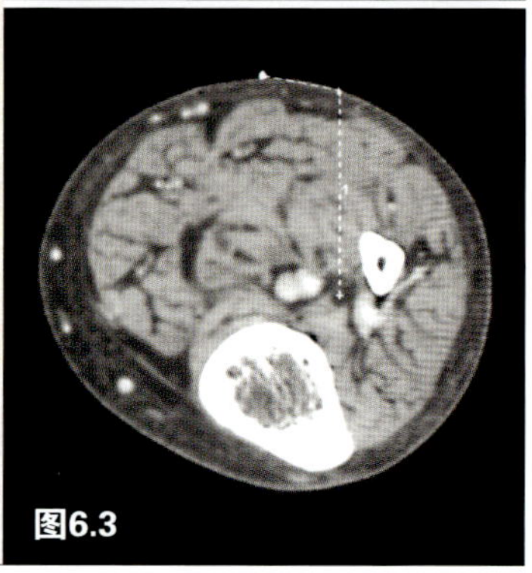

图6.1 DNB前的腿部照片，包括便携式刺激器、传导麻醉针和注射器。皮痕包括水平线、垂直线，上方交点为比目鱼肌神经的入点，下方交点为胫骨后肌神经的入点。

图6.2 比目鱼肌神经定位图。

图6.3 胫骨后CT图像。

极水平线远端（10±5）mm，腘窝正中垂直线外侧（17±9）mm，深度为（30±4）mm。腓肠肌内侧神经的皮肤入点位于水平线近端（15±27）mm，垂直线内侧（17±13）mm，深度为（11±0.4）mm。腓肠肌外侧神经的皮肤入点位于水平线近端（9±22）mm，垂直线外侧（18±17）mm，深度为（10±3）mm。胫骨后肌神经的皮肤入点位于上述水平线远端（45±6）mm，垂直线外侧（17±8）mm，其深度为（47±4）mm。此外，DNB还可在胫神经更远端位置（比目鱼肌神经和胫骨后肌神经之下）进行，以降低趾长、短屈肌和足内肌的张力。也可在内踝的水平位置进行，只降低趾短屈肌和足内肌的张力（可能会伴有感觉障碍），用于评估足趾。也可针对趾长屈肌本身而不是神经阻滞，以避免感觉障碍，但这需要更大麻醉剂量。与DNB相比，肌内局部注射麻药效果明显较差，且需要更大的剂量。

作为DNB评估的替代方案，肉毒毒素（BoNT）注射常用作持续时间更长的阻滞手段。然而，由于BoNT的效果为剂量依赖性，且需数天或数周才会明显，因此很难确定BoNT注射后症状缺乏改善的原因（例如靶向肌肉错误、剂量不当、肌挛缩等）。

DNB优先阻断介导肌牵张反射的传入纤维，这与H_{max}/M_{max}比率下降有关，可解释减少SMO的原因。它还阻滞了介导自主收缩的传出α纤维，从而使小腿三头肌更加无力，导致步态支撑相末期的推进减少[5,8]。对小腿三头肌痉挛、无力或挛缩的患者需特别注意，以避免医源性跟腱损伤[9]。在SEVF的情况下，DNB预测了神经切断术后痉挛减轻和踝关节步态运动学改善，这表明DNB可作为在神经切断术前有价值的筛查工具[10]。此外，DNB的效果明显优于BoNT注射[11]。

6

6.14 胫神经超声

Alessandro Picelli

解剖学

胫神经是坐骨神经（神经根位于L4、L5、S1、S2和S3）的主要分支[1]，起源于腘窝顶端，在腿部走行相对平直。在腘窝，胫神经从外侧向内侧穿过腘血管[1]。在腘窝下角，胫神经穿过比目鱼肌腱弓下方，向内侧延伸至踝关节后内侧，位于内踝与跟骨内侧结节之间。在踝关节附近跗骨隧道远端，胫神经分出跟骨内侧分支、足底内侧分支和足底外侧分支[1]。

感觉功能

胫神经传导腿部（后外侧）、足跟、足（外侧）和足底区域感觉。胫神经末梢分支传导足跟皮肤（跟骨内侧神经）、内侧3个半趾的足底区域（足底内侧神经）、外侧1个半趾的足底区域（足底外侧神经）感觉[1-2]。

运动功能

胫神经支配小腿后部肌肉和大部分足部固有肌肉[1]。胫神经支配的主要肌肉包括：腓肠肌、比目鱼肌、胫骨后肌、趾长屈肌、踇长屈肌[1]。跖肌与腘绳肌也受胫神经支配[1]。

超声

超声具有软组织分辨率高、实时动态成像能力强、扫描速度快、成本低、便携等优点，被广泛用于下肢周围神经的评估。从技术角度看，应使用高频线性阵列传感器（17–5MHz线性阵列传感器用于浅表分支，12–5MHz传感器用于深部分支）[2]。超声使用方法简单，只需在解剖标志上确定短轴（横断面），之后沿其向近端或远端寻找（电梯技术）。在某些情况下，肌腱和神经分支超声下可能外观相似，在这种情况下使用电刺激/肌电图结合超声可能有所帮助。

视频1. 支配内侧腓肠肌的胫神经分支演示

痉挛门诊中超声引导下胫神经阻滞的应用

马蹄内翻足是一种常见的下肢痉挛症状。其有4种主要原因：小腿肌（比目鱼肌、腓肠肌、胫骨后肌、趾屈肌和踇长屈肌）痉挛；小腿肌挛缩或缩短；肌无力（胫骨前肌、趾伸肌和踇伸肌）导致步态摆动相的足下垂；胫骨前肌和腓骨长、短肌之间的不平衡导致步态摆动相后足外翻[3]。胫神经及其运动分支的诊断性神经阻滞是确定痉挛性马蹄内翻足病因和决定治疗方法的必要步骤[3-4]。

可通过超声电梯技术定位大腿下1/3处坐骨神经末端分叉处的胫神经干（靠近腘窝中央部位），并追踪其与周围结构（例如腘动脉）的关系。以腓骨头上极水平线和从腘窝中部延伸至跟腱止点的垂直线为坐标系，通过超声定位胫骨神经运动分支的解剖标志。

根据这种直角坐标系，胫神经运动分支的平均坐标描述如下：腓肠肌内侧运动分支位于水平线近端1.5cm（SD 2.7），垂直线内侧1.7cm（SD 1.3），深1.1cm（SD 0.4）。腓肠肌外侧运动分支位于水平线近端0.9cm（SD 2.2），垂直线外侧1.8cm（SD 1.7），深1cm（SD 0.3）。比目鱼肌运动分支位于水平线远端1.4cm（SD 1.1），垂直线外侧1.6cm（SD 0.7），深2.8cm（SD 0.7）。胫骨后肌运动分支位于水平线远端4.3cm（SD 1.5），垂直线外侧1.9cm（SD 0.9），深4.2cm（SD 0.8）[4]。

至于趾长屈肌和踇长屈肌的运动分支，描述的解剖标志是以连接股骨内外上髁的水平线和连接股骨外上髁、外踝的垂直线为基础的[5]。根据该坐标系并用百分比确定位置，趾长屈肌的神经运动分支的平均坐标为水平46.2%（SD 4.4）、垂直41.3%（SD 3.8）、深54.6%（SD 3.9）。踇长屈肌的胫神经运动分支平均坐标为水平55.2%（SD 3.6）、垂直45.4%（SD 3.6）、深55.9%（SD 3.5）[5]。

远端阻滞有助于研究表现为足趾屈曲的复杂情况患者中足内肌的作用。这需要从后向前进针，进针位置应在内踝后方近端，胫神经在此分为内侧足底神经、外侧足底神经和小腿内侧神经分支[1,6]。

6.15　胫神经的外科解剖学（图6.4）

Mark A. Mahan

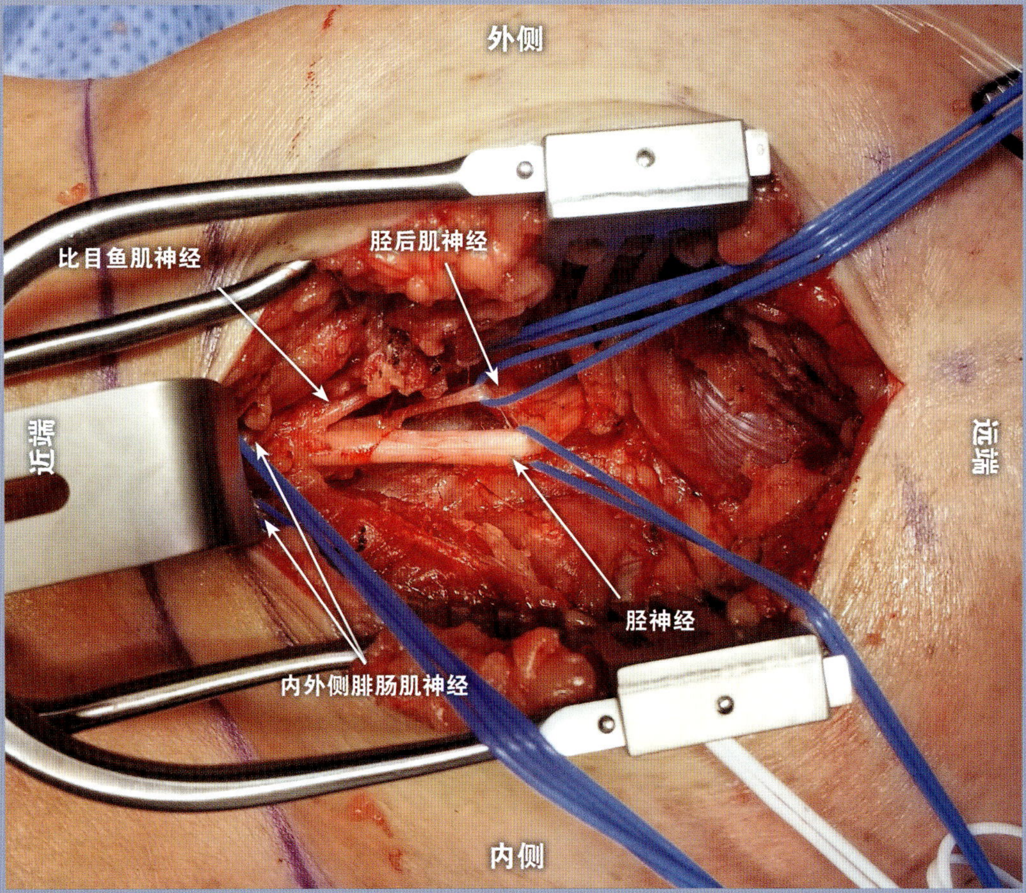

图6.4　马蹄内翻足高度选择性部分神经切除术的准备工作显示了神经分支彼此之间的距离。（由Mark A. Mahan医生提供）

6.16 胫神经的主干和分支

痉挛性马蹄内翻足、马蹄足和痉挛性爪状趾是最具挑战性的难治性痉挛性畸形。除矫形支具和物理治疗外，还有许多药物治疗、手术治疗和介入治疗的选择。诊断性神经阻滞（DNB）评估和基于结果的治疗是关键。许多神经系统疾病患者会伴有感觉减退，因此不会感到麻木（图6.5～图6.13）。

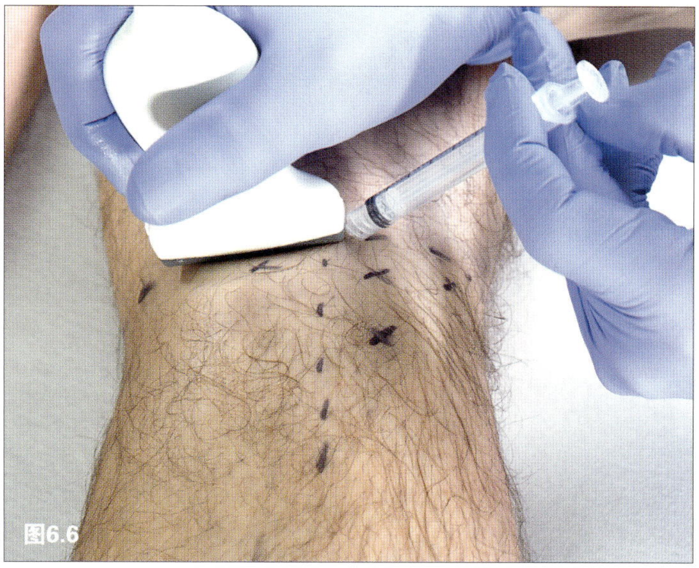

图6.6

图6.5 基于腓骨头上极水平线和从腘窝中部延伸至跟腱止点的垂直线的坐标系。

图6.6 在此水平进行DNB会影响所有远端肌肉。在痉挛性马蹄内翻足中这个水平进行DNB是必要的。感觉减退的患者（例如卒中患者）通常无法感受到感觉障碍。

图6.7 胫骨神经非常大。在痉挛患者中，纤维和血管结构可以投射阴影。刺激是分辨胫神经最重要的手段。在这种情况下，只需靶向胫骨后肌。

图6.8 神经干结构较大，毗邻胫动脉。彩色增强多普勒超声可预防刺破血管。

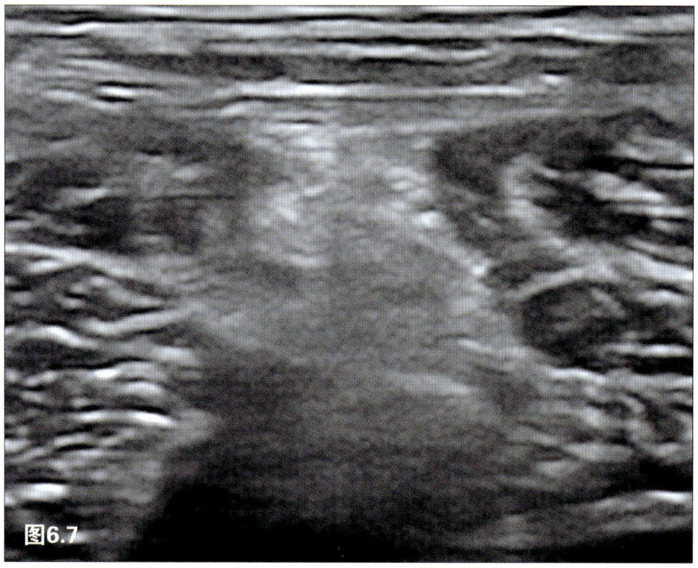

图6.7

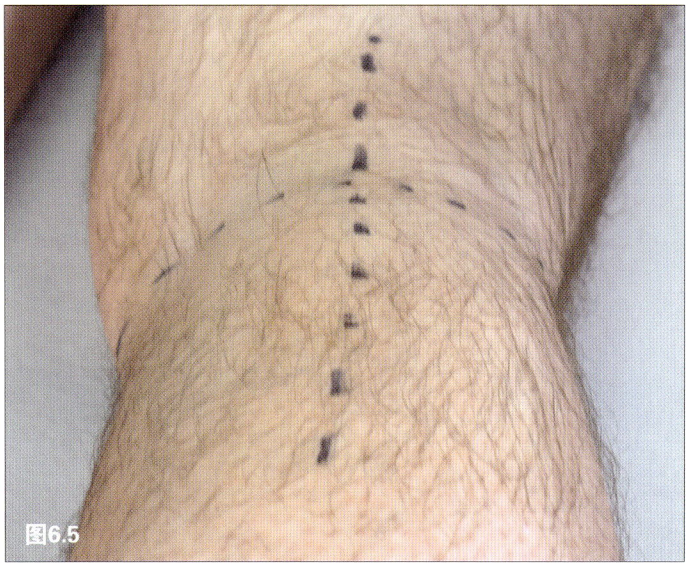

图6.5

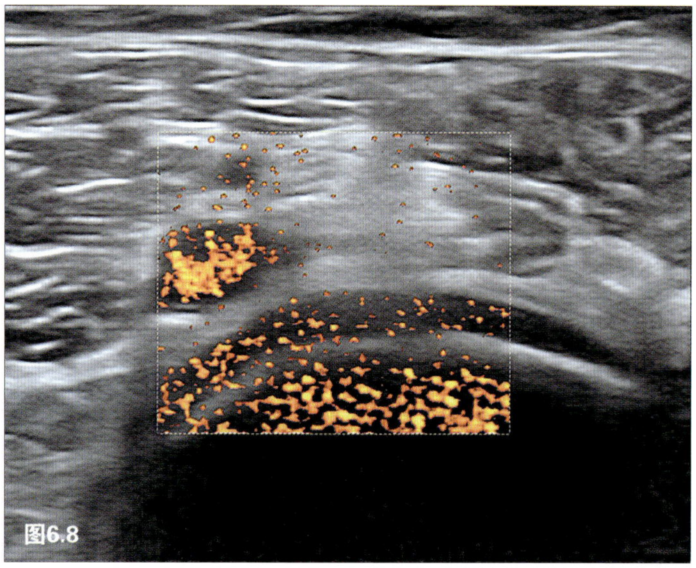

图6.8

6

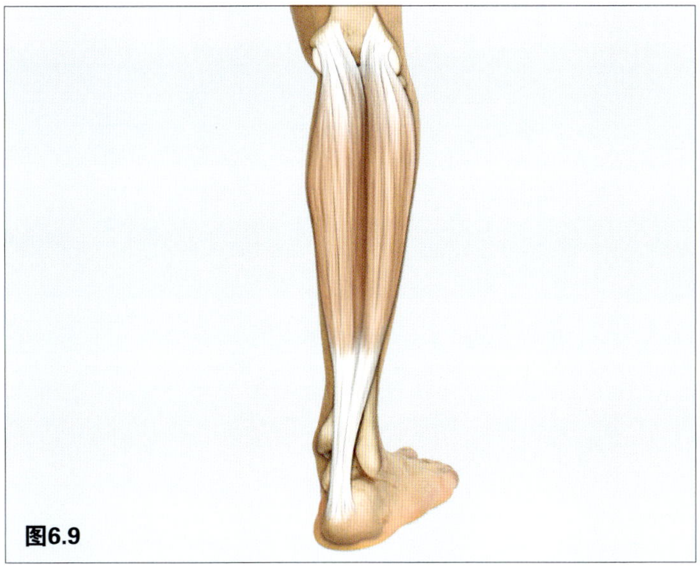
图6.9

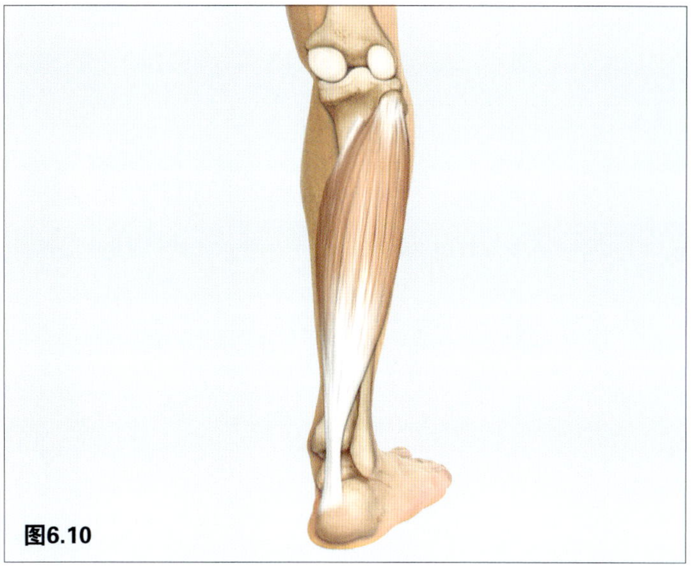
图6.10

图6.9 腓肠肌。

图6.10 比目鱼肌。

图6.11 胫后肌。

图6.12 踇长屈肌。

图6.13 趾长屈肌。

视频1. 胫神经干阻滞

视频2. 全胫神经冷冻神经溶解术治疗马蹄内翻足

视频3. 冷冻神经溶解术对全胫神经干的即时效应

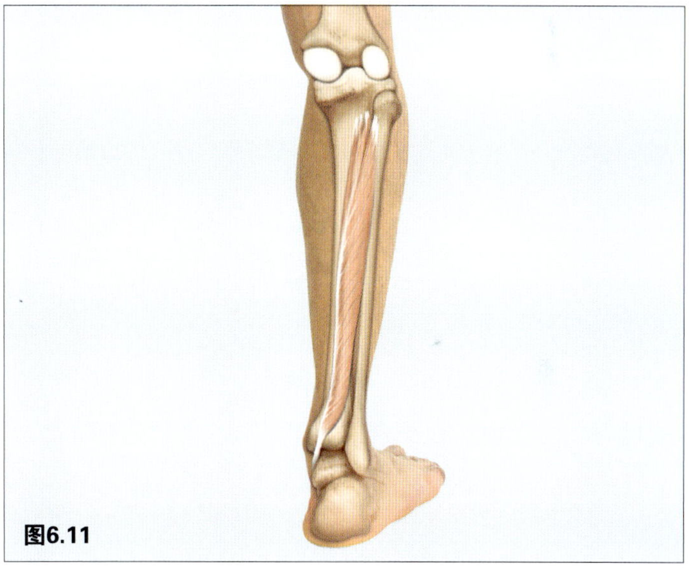
图6.11

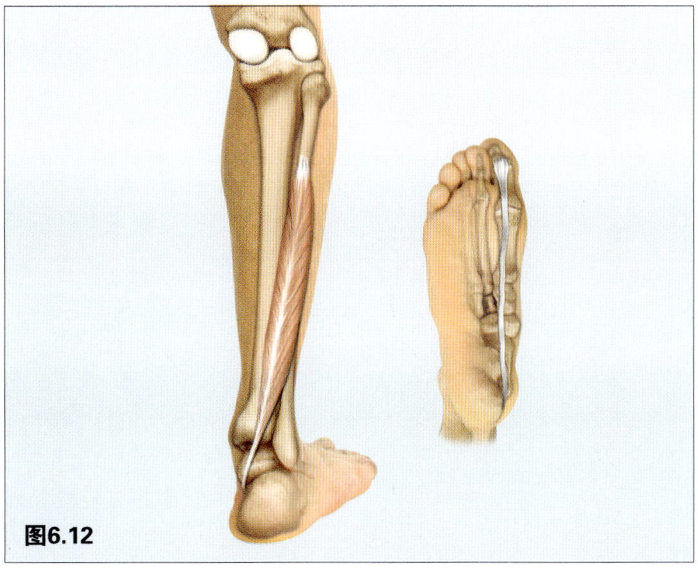
图6.12

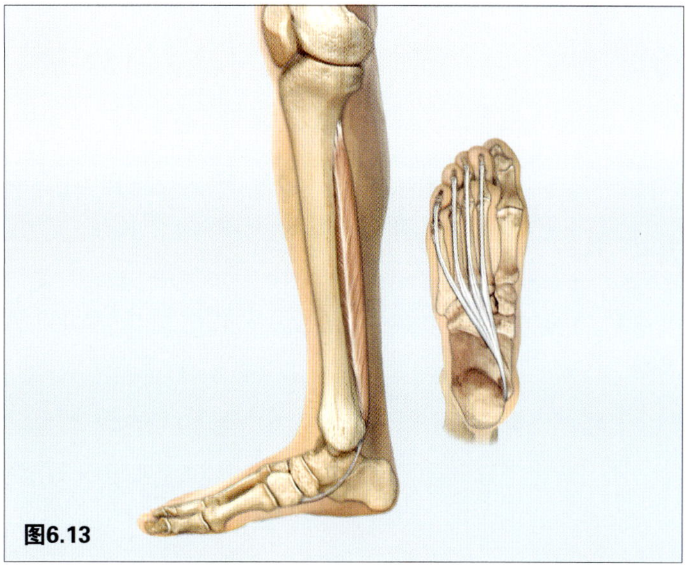
图6.13

6.17 胫神经：腓肠肌

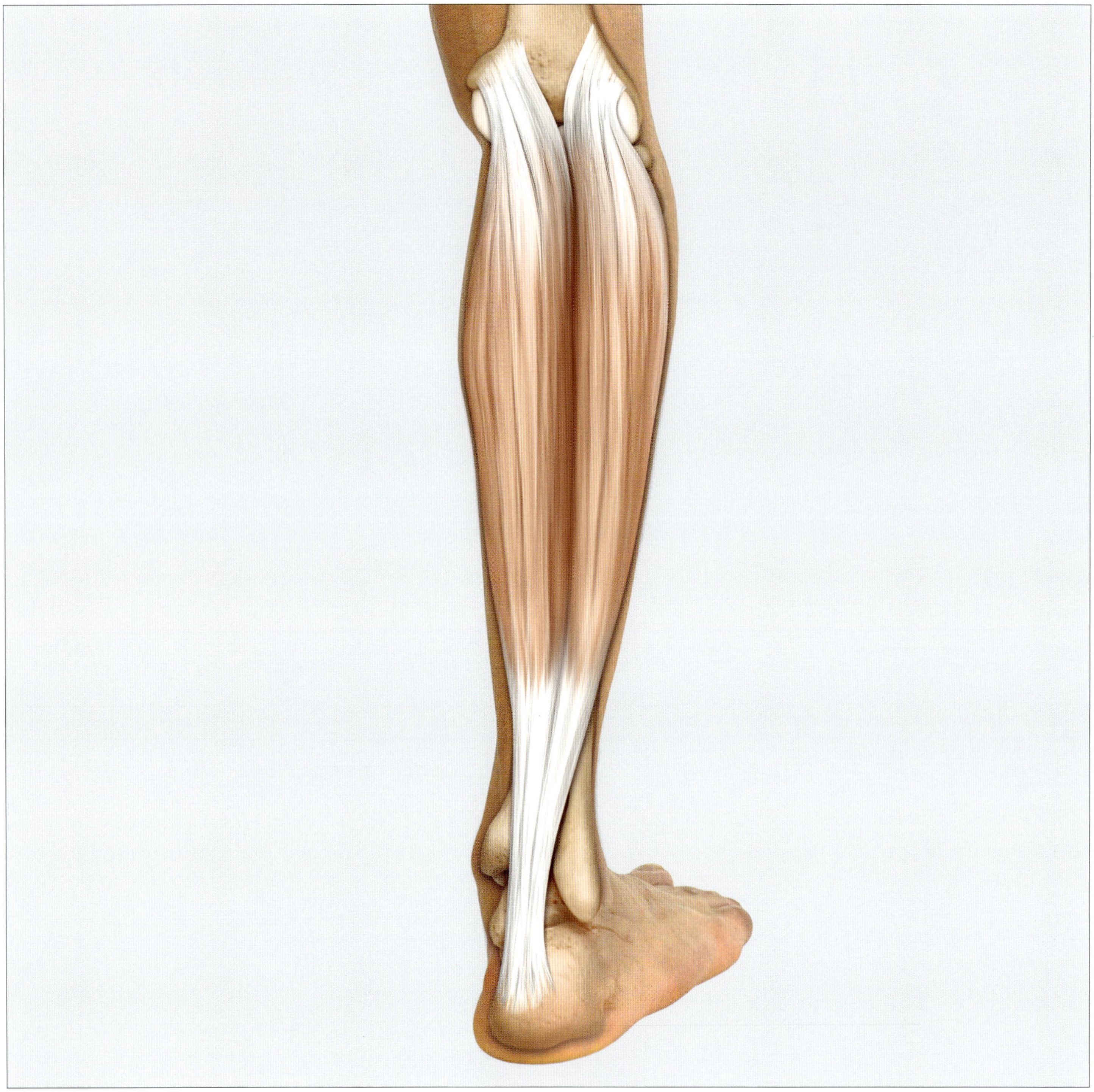

神经支配

胫神经，S1–S2。

起点

内侧头：股骨腘窝面，股骨内侧髁。

外侧头：股骨外侧踝的腘窝面。

止点

由足跟的肌腱（跟腱）止于跟骨结节。

学习要点

内侧和外侧分支可以被单独定位。对该部位进行诊断性神经阻滞是为了避免引起感觉障碍。关键的选择是膝关节弯曲时踝关节可以完全复原，但伸展时不能复原。

视频1. 腓肠肌外侧头的胫神经分支

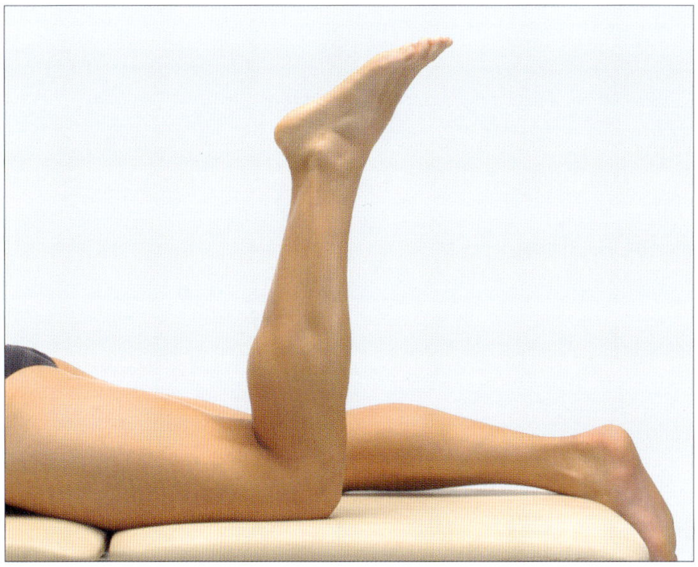

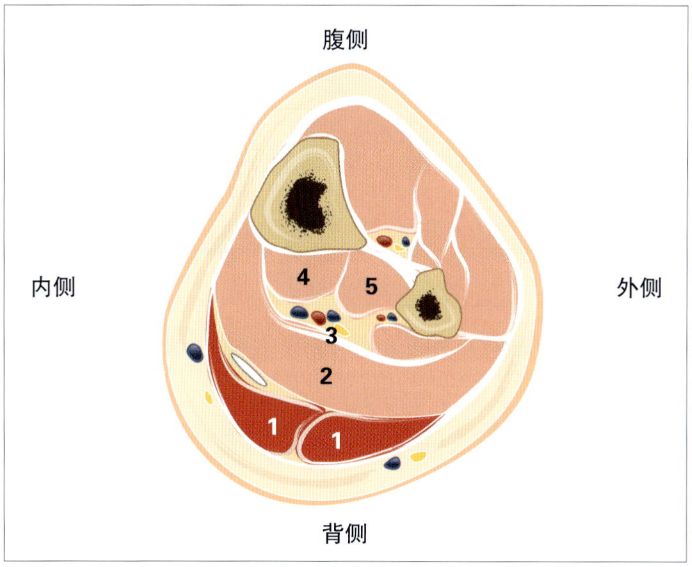

动作

腓肠肌是膝关节及踝关节的强有力屈肌。它在步行足趾离地阶段产生推进力的过程中发挥着重要作用。它通过跖骨关节翻转（上翘）足部，在踝关节屈曲时抬起足内侧。

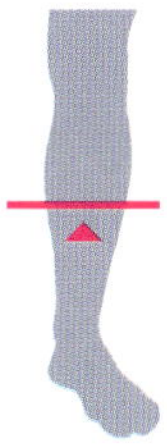

解剖图示

（1）腓肠肌。
（2）比目鱼肌。
（3）神经和血管（胫神经、胫后动脉和静脉）。
（4）趾长屈肌。
（5）胫骨后肌。

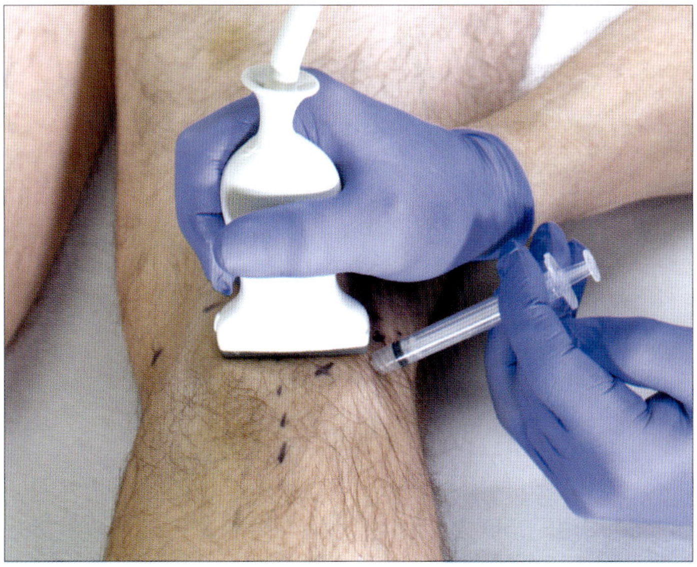

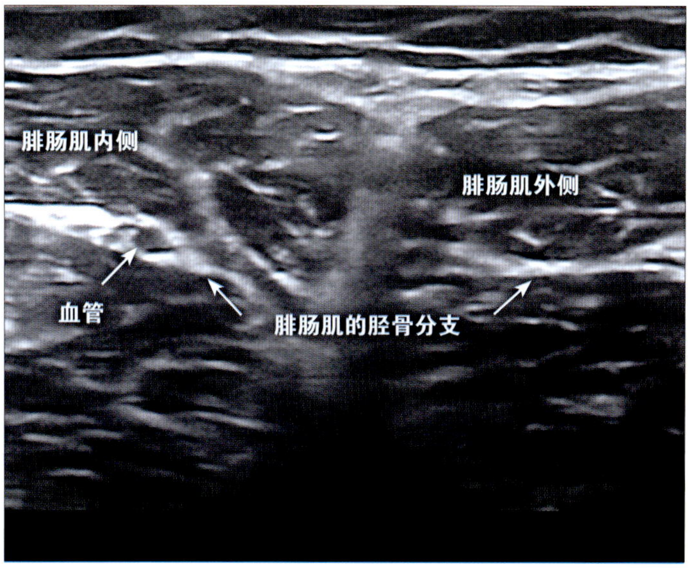

注射技术

找到胫骨分支，最好通过定位动脉找到胫神经，并向远处滑动找到这两个分支。

超声要点

注射由两部分完成：通过踝关节的跖屈找到腓肠肌外侧头；注射侧及探头位于内侧头部位。

6.18 胫神经：比目鱼肌

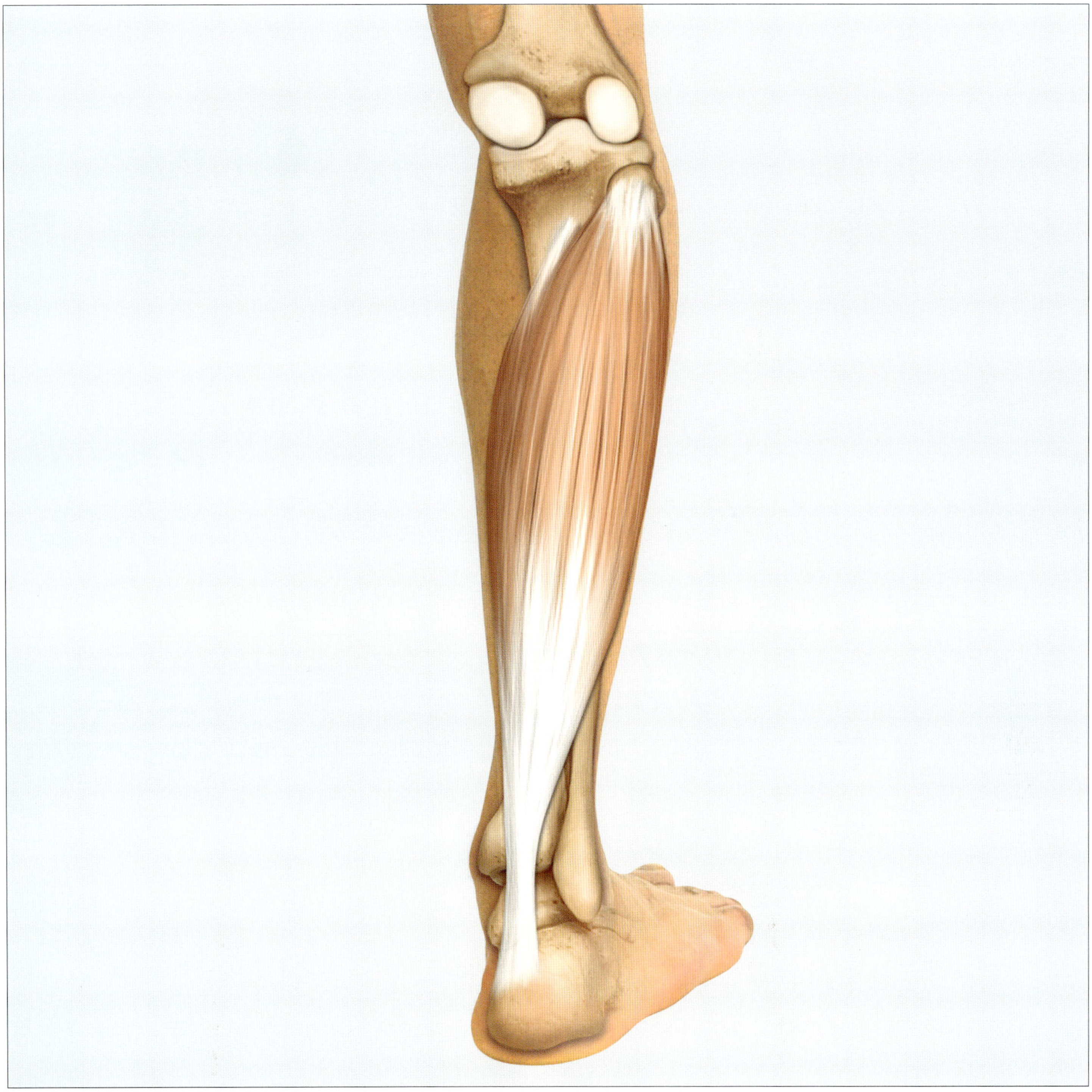

神经支配

胫神经，S1–S2。

起点

胫骨后表面（比目鱼肌线），胫骨后表面的上1/3，胫骨与腓骨之间的纤维弓。

止点

由足跟的肌腱（跟腱）止于跟骨结节。

学习要点

当膝关节屈伸过程中踝关节跖屈时比目鱼肌显现得很明显，单独对其进行神经阻滞，腓肠肌的肌力不受影响，同时膝关节僵硬也不会出现。

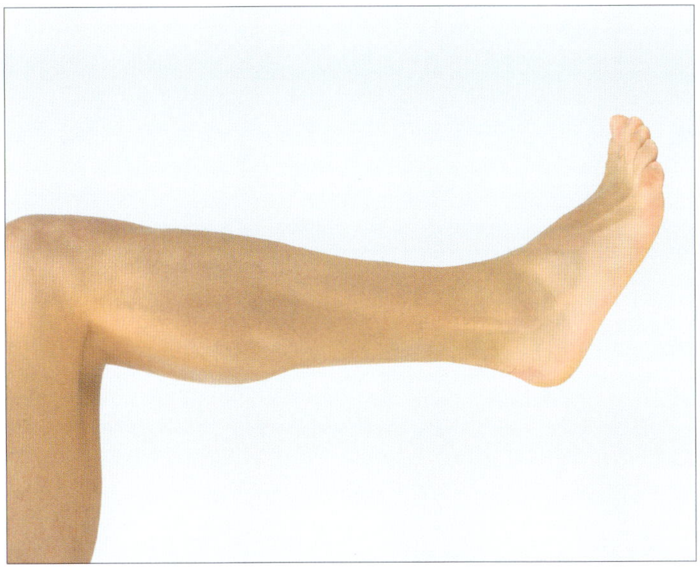

动作

比目鱼肌是踝关节的重要屈肌，同时也是距下关节的内翻（上翻）肌。比目鱼肌对于保持直立姿势和抵御踝关节处因身体重量而产生的塌陷尤为重要。在这种方式下，比目鱼肌通过踝关节保持身体的平衡。

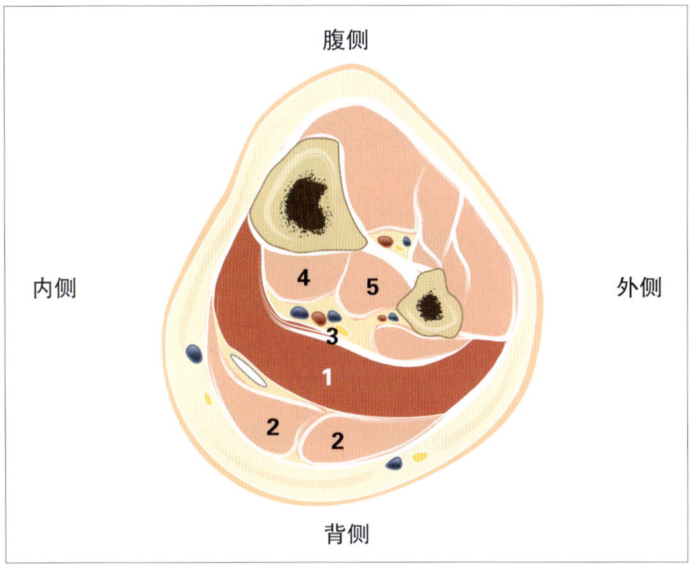

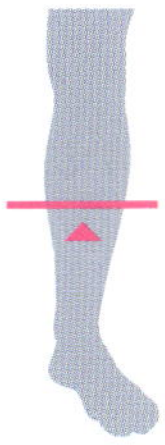

解剖图示

（1）比目鱼肌。
（2）腓肠肌。
（3）神经和血管（胫神经、胫后动脉和静脉）。
（4）趾长屈肌。
（5）胫骨后肌。

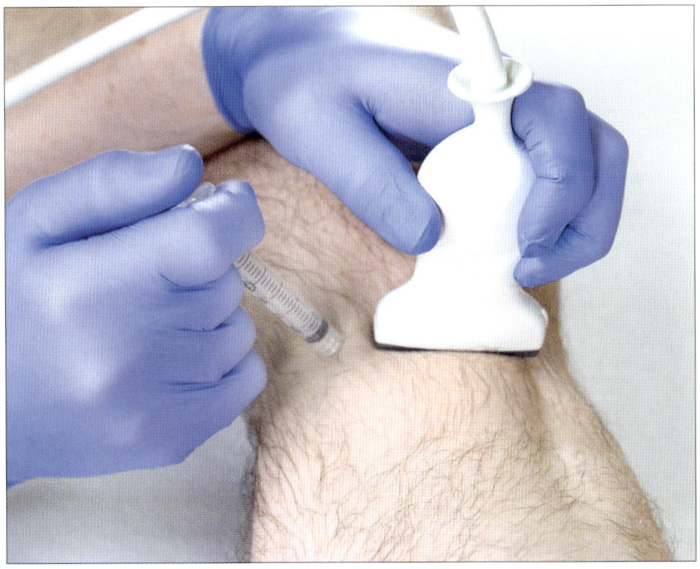

注射技术

通过扫描腓骨水平线下可以找到比目鱼肌分支。

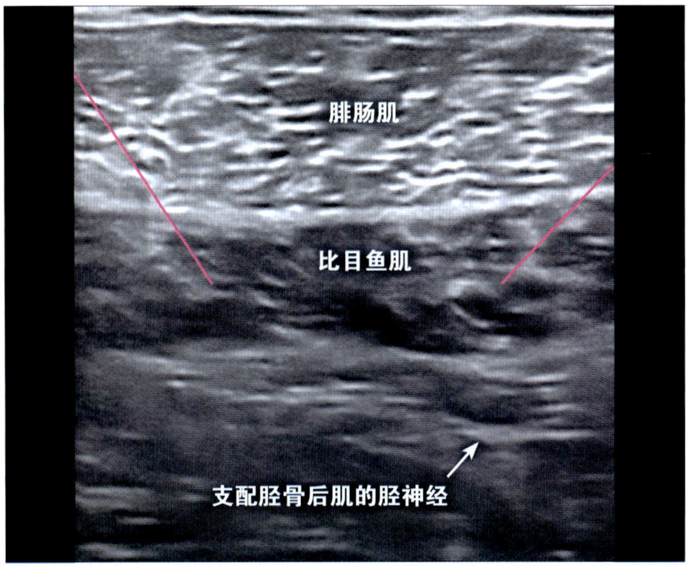

超声要点

腓肠肌深层的比目鱼肌可以通过内侧或外侧进行定位。

6.19 胫神经：胫骨后肌

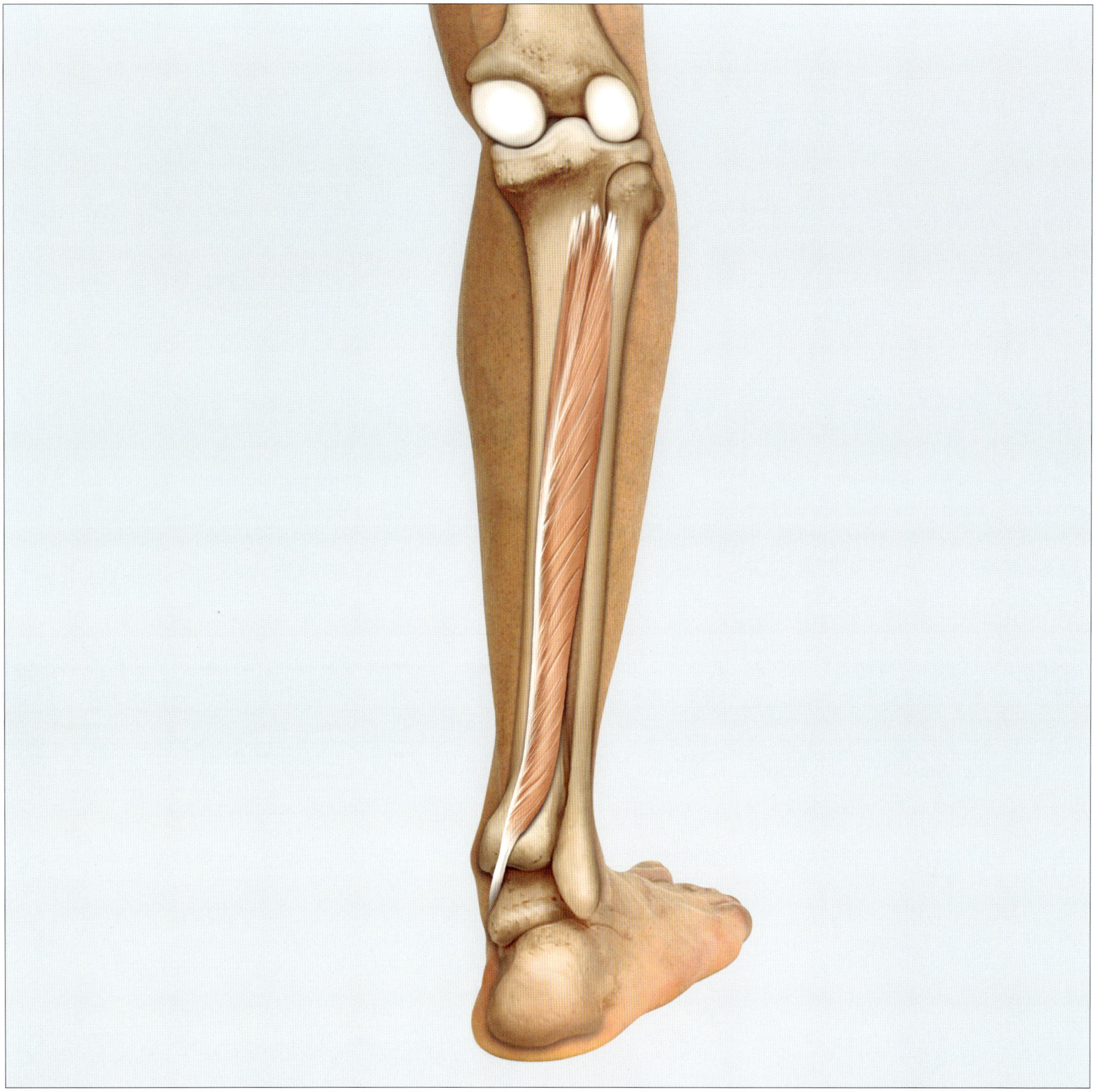

神经支配

胫神经，L5–S1。

起点

胫骨后表面的外侧部分，骨间膜，腓骨后表面的1/2。

止点

舟骨粗隆，骰骨，楔骨，第2、第3和第4跖骨，距骨突。

学习要点

这种肌力转换可以通过电刺激进行诊断性神经检查，以评估其步态。肉毒毒素、神经切除术及神经溶解术都是其治疗方法。

视频1. 腓总神经支配胫骨前肌引起难治性足内翻。胫神经治疗后可能无法解决这个问题，通过腓总神经阻滞治疗胫骨前肌可以解决

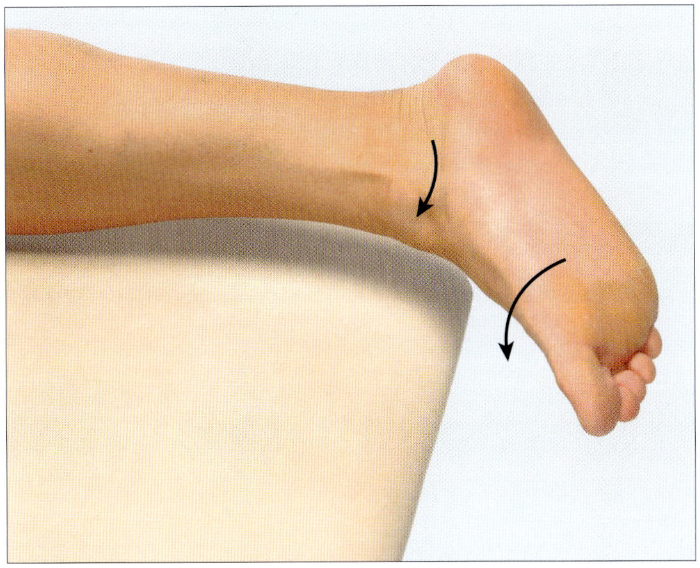

动作

跖屈及内翻（上翻）足部。由于其肌腱位于足底下方，因此它与腓骨长肌和胫骨前肌一起支撑足弓。

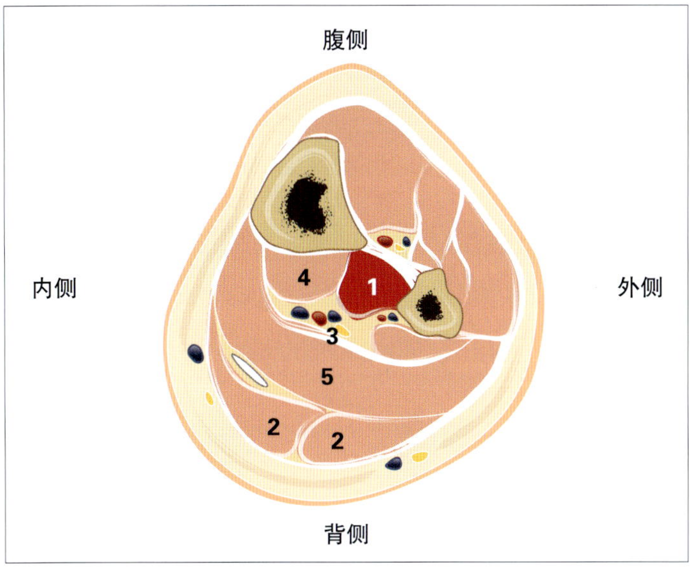

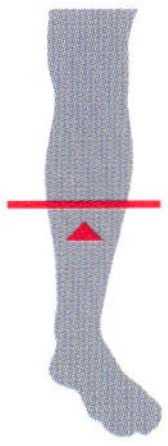

解剖图示

（1）胫骨后肌。
（2）腓肠肌。
（3）神经和血管（胫神经、胫骨后动脉和静脉）。
（4）趾长屈肌。
（5）比目鱼肌。

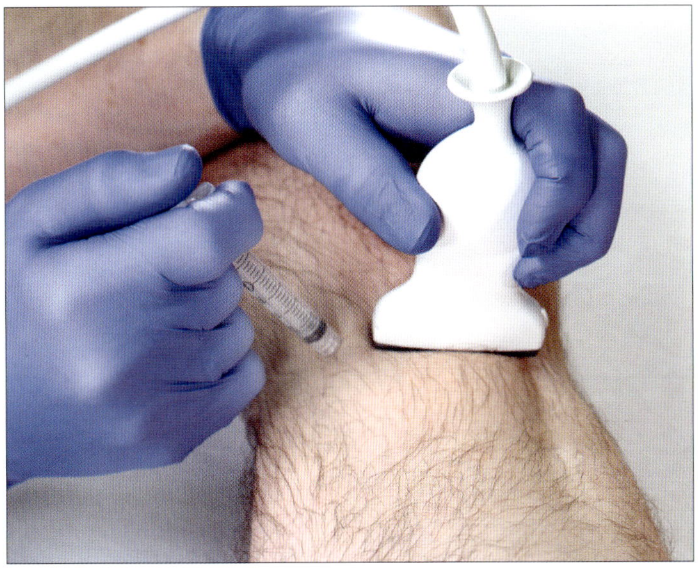

注射技术

可以通过向下扫描小腿部及刺激后出现足内翻找到这个小分支。

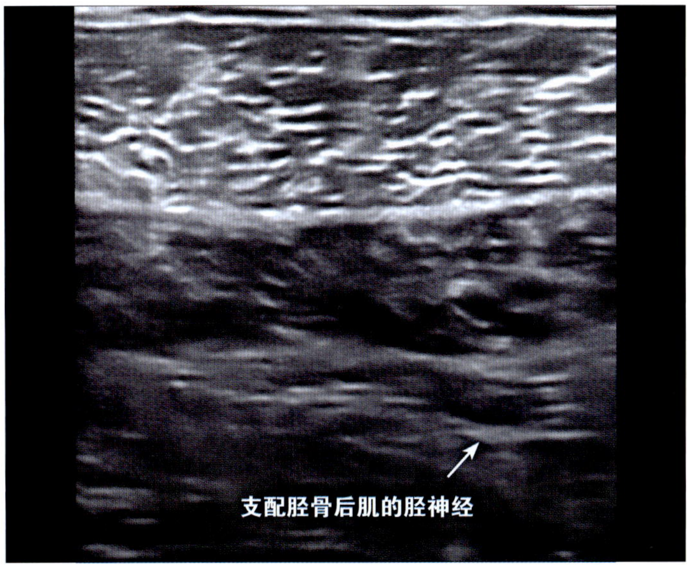

超声要点

这是一个非常小的分支，可以用非常低的刺激就能轻易刺激到。

6.20 胫神经：趾长屈肌

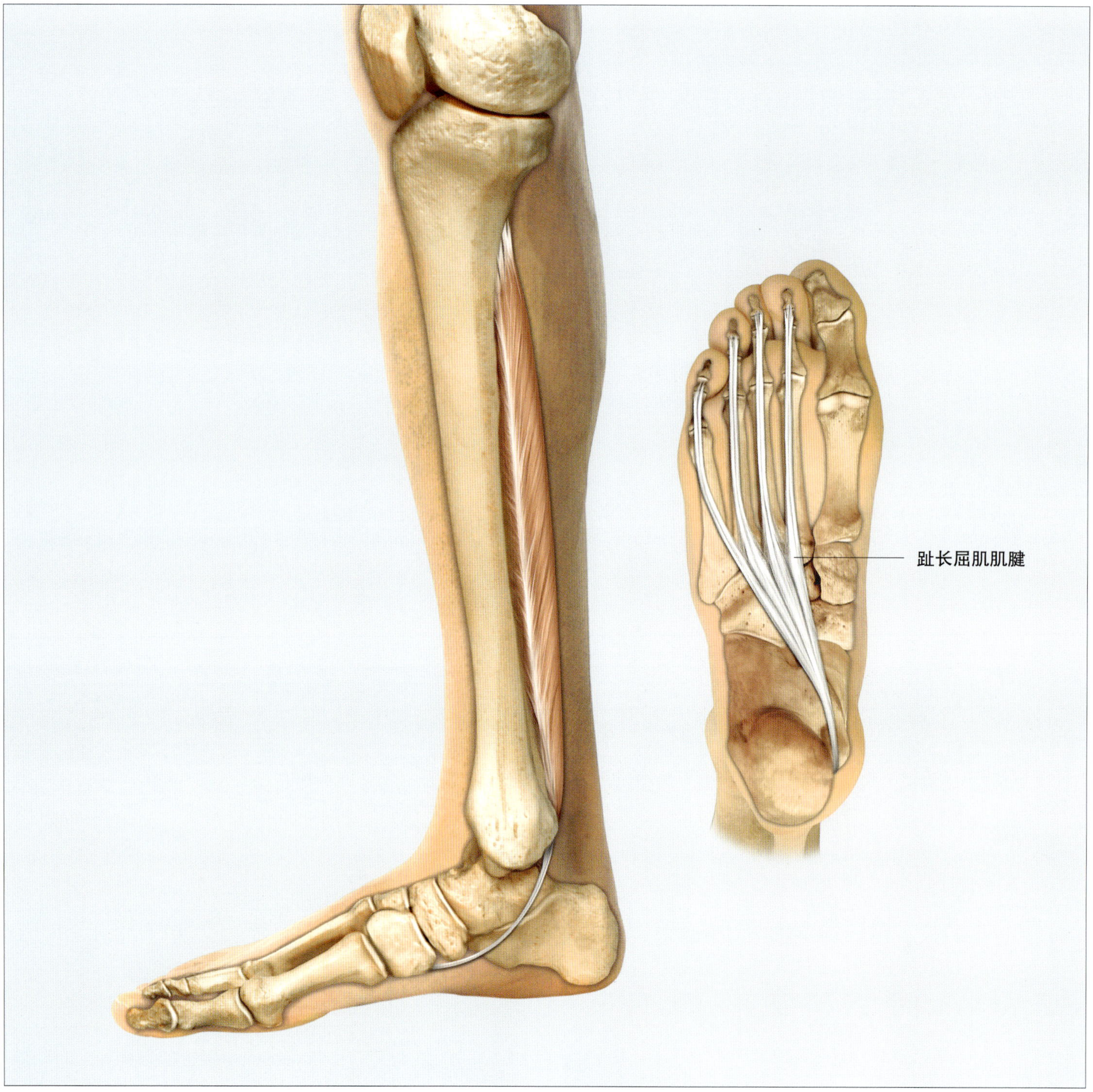

神经支配

胫神经，L5-S2。

起点

胫骨后表面。

止点

第2～第5趾的远端趾骨基底部。

学习要点

多见于爪状趾畸形（这种畸形通常在运动时发生），是神经切除术、肌腱延长术或神经切断术的关键点，足趾可以在静止情况下全范围活动。

视频1. 爪状趾提示痉挛肌张力障碍，诊断性神经阻滞可以改善爪状趾。2年的随访发现，冷冻神经溶解术可以改善爪状趾

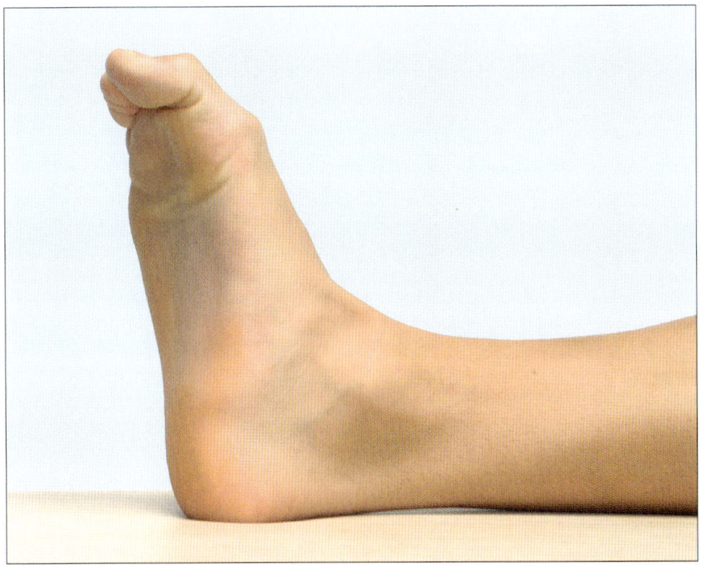

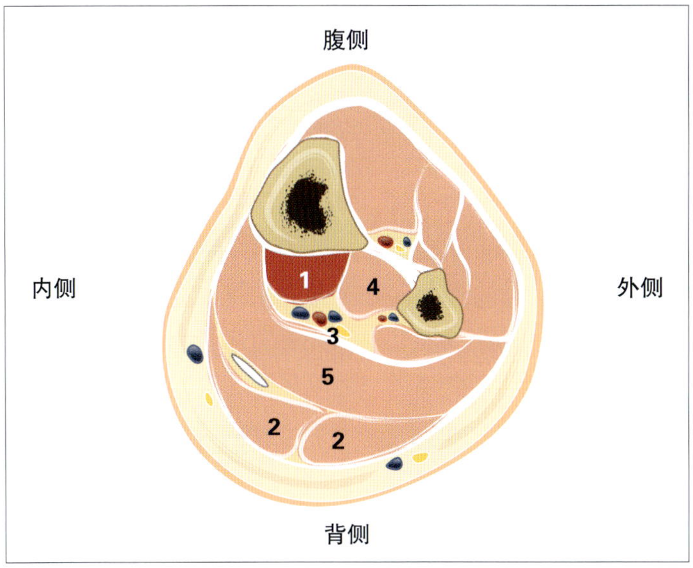

动作

趾长屈肌能屈曲足趾及脚掌，它对于步行阶段足趾蹬地非常重要，同时又对维持站立时的平衡起到作用。

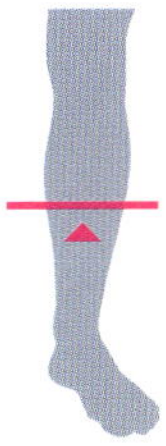

解剖图示

（1）趾长屈肌。

（2）腓肠肌。

（3）神经和血管（胫神经、胫后动脉和静脉）。

（4）胫骨后肌。

（5）比目鱼肌。

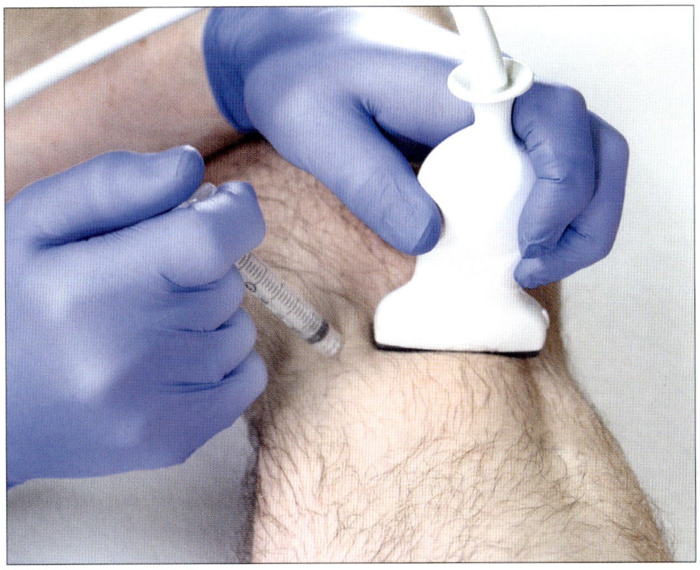

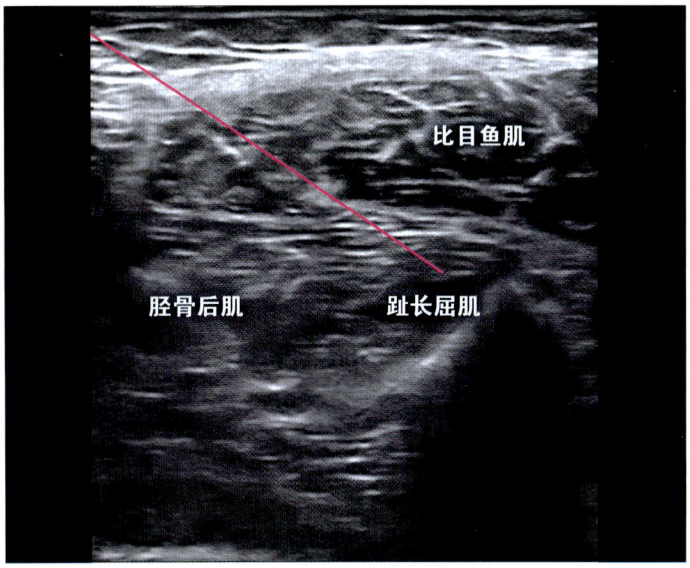

注射技术

该分支与胫骨后肌非常接近，通过刺激可以被找到。

超声要点

趾长屈肌可以在比目鱼肌下方沿胫骨触及。当患者处于仰卧位时，也可以通过胫骨的内侧入路来触及它。

6.21 胫神经转向内侧：内侧和外侧足底神经

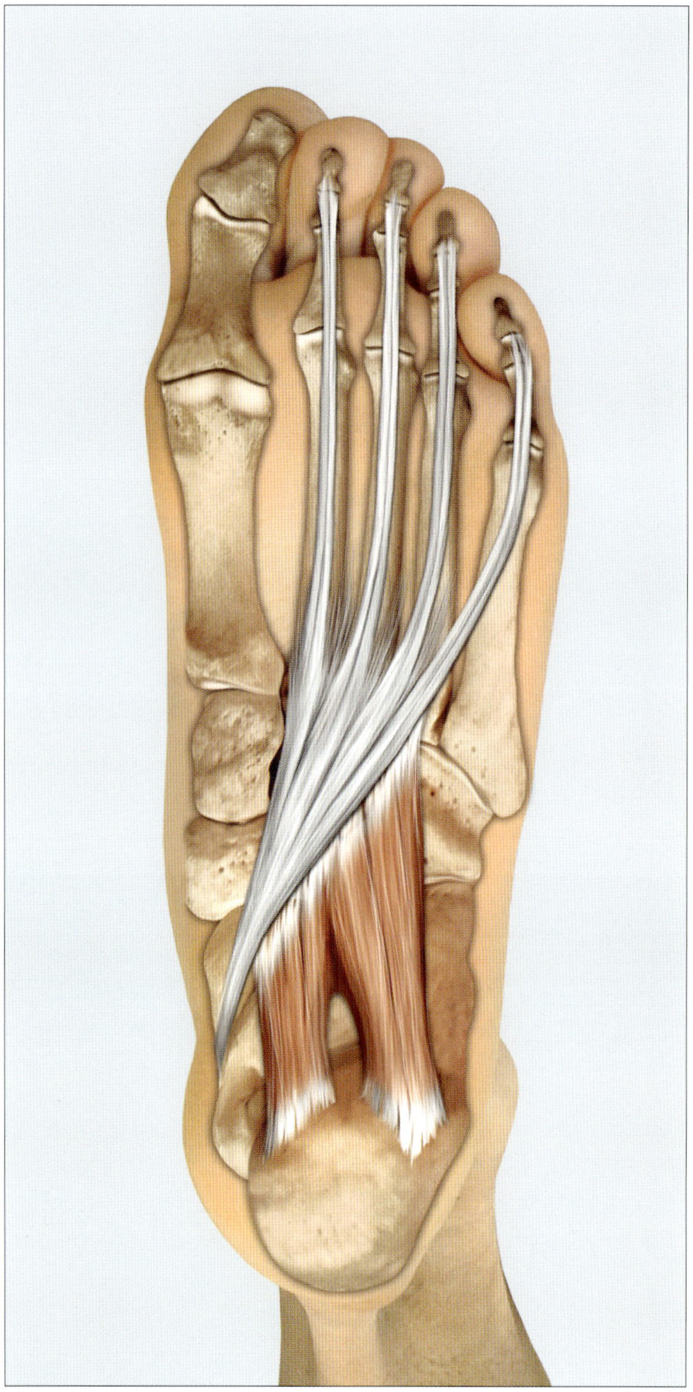

神经支配–跖方肌

足底外侧神经，S2–S3 。

起点

跟骨的内侧和外侧表面，足底长韧带。

止点

在分成单独分支之前附着于趾长屈肌的外侧缘。

学习要点

踝关节跗骨水平的诊断性神经阻滞会影响到内侧和外侧的足底神经，进而影响不同的内在肌肉。这些肌肉包括趾短屈肌、踇短屈肌、跖方肌、蚓状肌、骨间肌、踇展肌、小趾屈肌、小趾展肌和踇收肌。

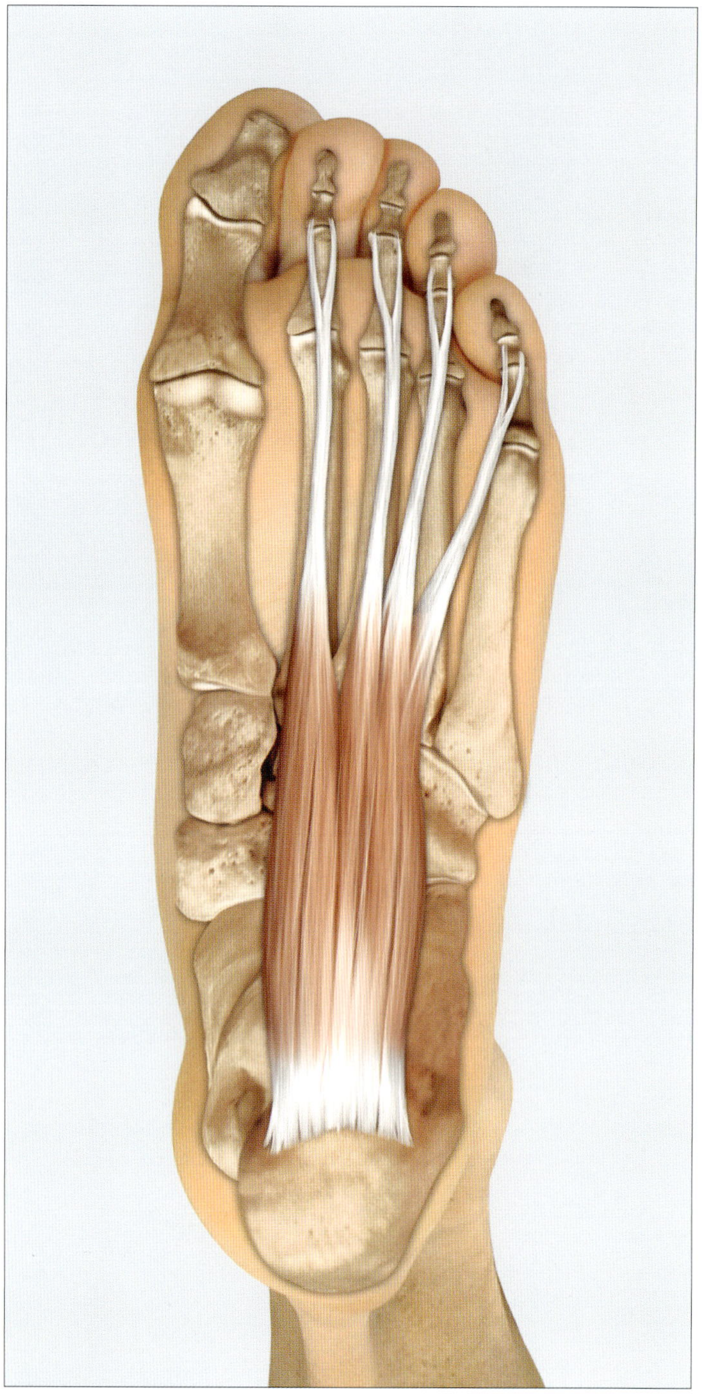

神经支配–趾短屈肌

足底内侧神经，S1–S2。

起点

跟骨结节的足底表面，足底腱膜。

止点

第2～第5趾的中间趾骨。

学习要点

这个区域的神经阻滞可用于区分挛缩、痉挛及肌张力障碍。肌腱切断术或开放性手术经常用来治疗肌张力障碍及挛缩。肉毒毒素治疗常作为首选治疗。要注意感觉障碍患者存在感知觉障碍干扰。

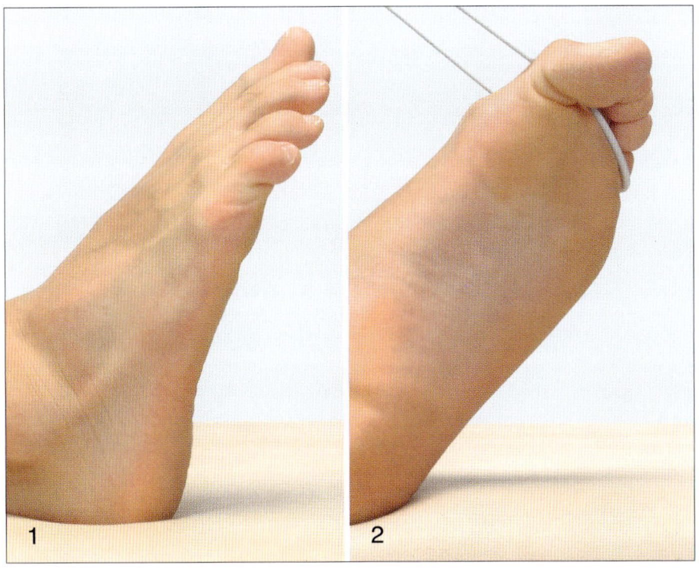

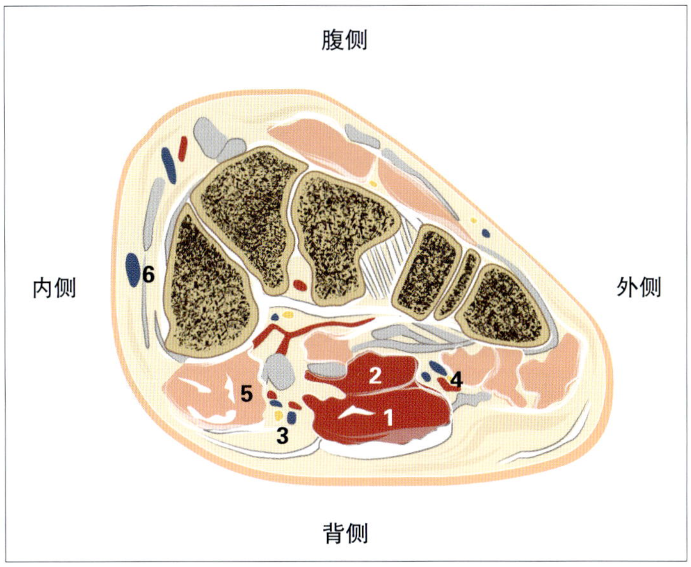

动作

跖方肌（1）：牵拉从足底内侧延伸至外侧的趾屈肌腱，因此，脚趾可以向脚跟方向弯曲。跖方肌的作用与趾长屈肌相辅相成，从而使脚趾更有力地弯曲，特别是在踝关节已经屈曲的情况下。

趾短屈肌（2）：辅助趾长屈肌屈曲足趾。作为短肌，它可以让趾长屈肌集中于踝关节和距跗关节的屈曲。

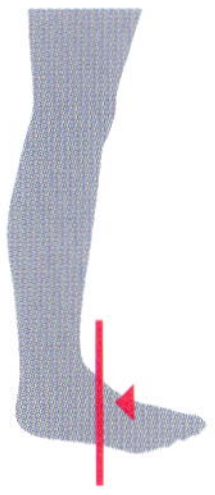

解剖图示

（1）趾短屈肌。

（2）跖方肌。

（3）足底内侧神经、动脉和静脉。

（4）足底外侧神经、动脉和静脉。

（5）踇展肌。

（6）大隐静脉。

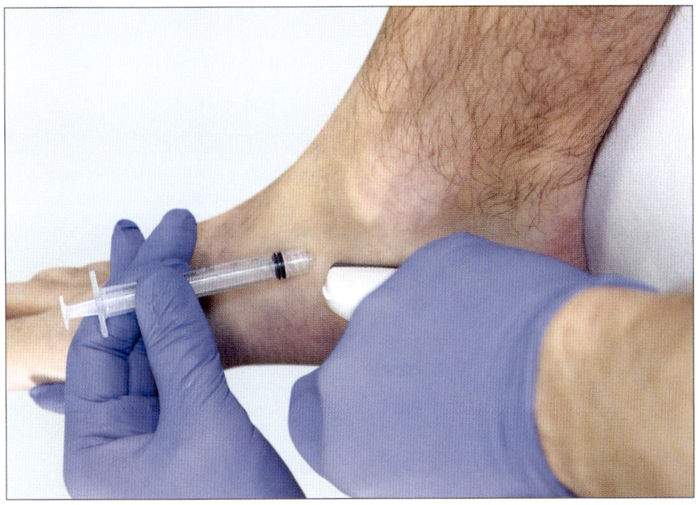

注射技术

注射会影响足底神经的内侧和足底分支。注意与血管紧邻。

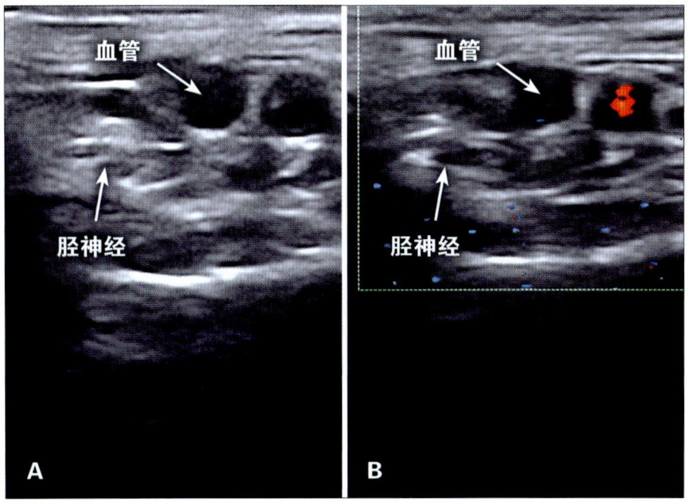

超声要点

A，该部位也常用于踝管注射，两个分支都会有影响。B，彩色多普勒可帮助纤维化患者确定神经的位置，避免刺伤。